发现本草之旅·贰

Inheriting Travel of Materia Medica

丁兆平 / 著

中国健康传媒集团

中国医药科技出版社

图书在版编目（CIP）数据

发现本草之旅·贰/丁兆平著 . —— 北京：中国医药科技出版社 , 2019.1

ISBN 978-7-5214-0562-0

Ⅰ . ①发…　Ⅱ . ①丁…　Ⅲ . ①中草药 – 基本知识　Ⅳ . ① R282.7

中国版本图书馆 CIP 数据核字 (2018) 第 265195 号

发现本草之旅·贰

Inheriting Travel of Materia Medica

美术编辑　陈君杞

版式设计　大隐设计

出版　中国健康传媒集团 | 中国医药科技出版社

地址　北京市海淀区文慧园北路甲 22 号

邮编　100082

电话　发行：010-62227427　邮购：010-62236938

网址　www.cmstp.com

规格　880×1230mm $^1/_{32}$

印张　13 $^1/_8$

字数　292 千字

版次　2019 年 1 月第 1 版

印次　2019 年 1 月第 1 次印刷

印刷　北京盛通印刷股份有限公司

经销　全国各地新华书店

书号　ISBN 978-7-5214-0562-0

定价　49.00 元

内容提要

Summary

　　读本草，识药物。本草是专门的学问，是古老的学问，更是博学的学问，它极易入门而且极为实用。本草的学问，实用而又视角广阔。研读本草，简易如惹草拈花，识果寻根，物我互观，取类比象；研读本草，有用如广闻博见，尝药知味，涉医辨病，养亲奉老；研读本草，更或可有助哲思睿智，从而得以"闻天下之道，察万物之本，知阴阳之化。"本书的每一卷展示十八味中药的各种武艺与精彩，"春天梅花开，秋天菊花开"是第壹卷的内容。而"甘草味甜，黄连味苦"，却未能在第壹卷中同时展现，于是在此第贰卷中又推出了包括甘草、川芎、薏苡仁、桔梗、桃仁等在内的十八味中药，展示它们的武艺与精彩。它们有：黄芪补气见长，丹参活血有功；益母草必能益母，决明子自可明目；山药补虚之品，百合和合之药；东方睡果酸枣仁，药以寄情有当归；甘草为药中国老忒常见，麻黄能发汗解表敢用否？内容精彩纷呈，还需一味味的道来。开卷有益，启程再一次的本草之旅。

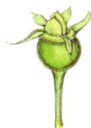

研读本草入戏深

翻翻《神农本草经》《本草纲目》这些经典的本草著作，了解一些本草知识，绝对称得上是观看历史最为悠久又最为现实、最具有特色而且又最富有意蕴的、优秀的中国传统文化精彩篇章！

翻开《发现本草之旅》一书，一味味的中药，鲜活的主角，分别登场，各显才能。在此简要回答以下三问。

本草是什么？

本草是一门专门的学问，是一门古老的学问，是一门博学的学问。

如此说来，会不会令涉猎本草的门槛儿很高呀？

这儿给出肯定的回答：不是的，绝对不是的！这是一门极易入门的学问。古人在吃不饱、穿不暖、生存极其不易的极端艰苦生活状态下，认识自然，认识人体，认识疾病，以"人学"的大视野，慢慢、慢慢地发展了这门学问。如果有太高门槛儿的话，该等待、又等待，直到社会、生活、科技、文化等发展到具备相当条件后产生才对。那令我们充满自豪的中医学、中药学的悠久历史又该从何处走来呢？真实的历史情形显然不是这样的。原始、简朴的条件，直观、类比等方法，是它产生的前提与条件，谁都不能否认，它就是从极简单开始的。那它能有多高的门槛儿呢？

那么，我们现在就定义，本草是一门生活需要的学问。是的，你只需对生活充满认识的希望，就可超越关注本草学的门槛儿。你说，这样的门槛儿是高还是低呀？

四季寒暑交替，物我生长壮老；花草树木，根叶花实；生活中方方面面的常识，物我互观，取类比象，构成了本草学的认识对象与说理工具。懂一点博物学有助学本草，或学本草有助博学多识，这是一而二、二而一的关系。

可以从一些极普通而又常见的对象，开启发现本草之旅的首站：春天梅花开，秋天菊花开；甘草味甜，黄连味苦；白芷白，枸杞红；人参补，大黄泻；乌梅果，白及根；杏仁苦，栀子香……举例的这些"角色"构成了《发现本草之旅》首卷的内容。

诸君又怎能不得识这本草的学问呢？那可是极好玩儿而又极有趣的。实用而又视角广阔，它是文化极其深刻，

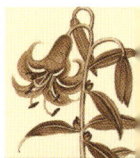

它是生活极其实用，它就是这么一门专门而又跨学科的知识体系。入门不难，开卷有益。你不用有任何的怀疑，翻开它吧，这会是一次轻松的文化之旅。

第一卷中哪里有甘草啊？没关系的，让它随后出场好了。第二卷的内容承继了首卷的格局，介绍了18味中药。卷壹中的角色其中有《神农本草经》上品药8味、中品药5味、下品药5味，第二卷中则介绍了上品药10味、中品药4味、下品药4味。它们全部来自于植物，是最常见与最常用的植物中药材。

甘草甜，酸枣酸；巴豆性峻泻，山药缓补中；黄芪补气，麻黄发汗，薏苡渗湿，茅根利水；青葙与决明皆明目，丹参与当归能活血；从来川芎是香药，草有益母人皆识……这些"角色"构成了《发现本草之旅》第二卷的内容。

研读本草为什么？

有人说走出去，是为了诗与远方。

这应当是远大的理想。不仅要有诗与远方，也要有生活的苟且。

本草学中有诗与远方吗？有的，但它更有"生活的苟且"！研读本草，完全可使它成为生活中密不可分的一部分。

生长壮老已，物我两相宜，最该是人在生活中的"苟且"。与生命中的疾病做斗争，是至为重要的人生"苟且"。人类认识疾病，基于人类认识自然与认识人类自身的方方面面。由之，本草学从容易起始，又需要从易走向难。需要从认识表象到认识本质，需要从感性上升到理性，需要从普遍上升到哲思。

如此说来，研读本草，可以让我们从近处的"生活苟且"走向"诗与远方"。而从本草的辨识上升到治病祛疾，寻求健康，完备人生，进而得求哲学的思考而得闻天下大道。我们沿着古人的认识之路，重走本草之旅，既有助实用，也能获得最深刻的哲思。

"天下之道不可不闻也，万物之本不可不察也，阴阳之化不可不知也。"

这是 1977 年在安徽阜阳双古堆第二代汝阴侯夏侯灶墓中出土的汉代竹简《万物》之所言。

阜阳出土汉简《万物》，内容是古人讨论药物的药性、疗效及采药方法。文章一开头讨论的不是药物本身，而是人类认识终极的问题——

"闻天下之道，察万物之本，知阴阳之化。"

本草是实用的，它能够为人类解决一定的难题。本草又是精神的。它像一篇篇亘古的日记，记录下古人与后世或同或不同的奇思妙想。里面或有大智慧与大哲理。研读本草可以无用，更可以有用或有大用。其大用，在这儿值得强调，"闻天下之道，察万物之本，知阴阳之化"，这也是我们研读本草的深刻目的所在！

为什么要开启我的本草之旅？

出生于 20 世纪 60 年代的笔者，在 80 年代初进入中医药高等院校，系统学习了中医药学专业知识。完成基础的本科学习后，未曾跨出过学府的大门，而是成为了一名中医药学术期刊的出版工作者，得以一直从事中医药文化与学术的交流与传播工作，少有旁骛。

既以中医药学术出版为本业，自需翻阅三坟五典，拜读大医明言，聆听高层论坛，细悟硕博论文，详参硕导、博导们的教诲。非师一人，难专一点。师法多为学博，浸淫久求入深。致力于中医药传统文化及本草学等的继承与发扬，三十余载，持之以恒，所学所识，也是基于积累使然。回想起来，当年的《劝学》篇给予我的激励仍在耳边念念不忘：积跬步以致千里！

时逢盛世，民族复兴。大国崛起，文化昌明。中医药文化的自信，使我满怀信心，开启这播撒中国优秀传统文化燎原之火的本草之旅。

"人皆言梦我亦有，愿为中药代言人。"我欲为较常用的那些中药品种，逐味为其立传万言。此目标不可谓不大，不可谓不巨，不可谓不难，不可谓不艰。然而通过这些年的起步与坚持，已经有了一个可见的基础，既已迈步，终不回头。我不把其视为终点、磨难与辉煌，而是视为过程、享受与充实。如此则可不急不躁，就慢慢地来做它好啦。

这些常用的中药，也是一片江湖天地。匡扶正气，驱逐病魔，这些药材中的天罡星、地煞星们，有将有相，有阴有阳，有刚烈似火者，有阴柔如水者，有急性子有慢脾气，如果给它们排出一百单八将的名号，不是也很好吗？我慢慢写来，读者诸君慢慢地读，甚至我更需要贤达之士的指教批谬。这些传承几千年的中药，在中医人的手中被驯服如烈马变骏马，让它们继续得到传承与发扬，从而延续我

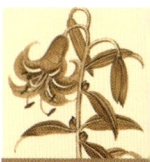

Inheriting
Travel of
Materia Medica

发现本草之旅

们的文化，延续我们的实用，不仅为我们所用，更为全人类所用。

这样的愿景，这样的大梦，可好？

但是，矛盾的普遍性令我始终是清醒的。我深知：本草学是一门太过于高深的学问！而我的学识尚无比的肤浅与浅薄。我虽然不惜将习作奉于贤达以求教，或者就让我回到起始，陪刚入门的新人再次出发。但书中究竟有哪些是我"以己昏昏，使人昭昭"的败笔呢？对此，我个人无法给出答案。路曼曼其修远兮，吾将上下而求索。面对千古学问中那些一时难决的疑问，在前行的征途中，我有时竟有与诗人一样的感慨——

"千古是非无处问，夕阳西去水东流。"

第二卷内容完成于丁酉夏日芒种时

——丁兆平于山东

目录

Contents

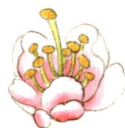

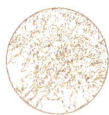

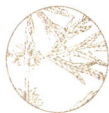

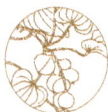

山药（薯蓣）：山芋似薯 / 44

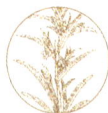

薏苡仁：药有簳珠 / 65

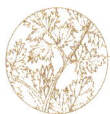

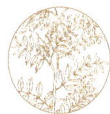

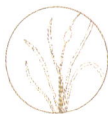

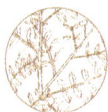

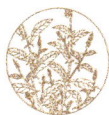

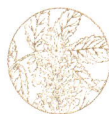

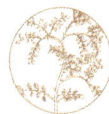

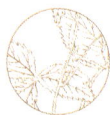

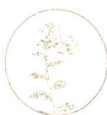

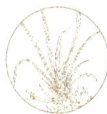

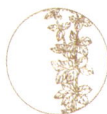

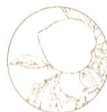

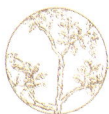

甘　草

药 中 国 老

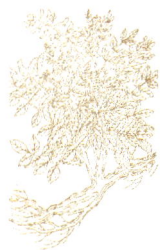

Glycyrrhiza uralensis Fisch. 甘草
Glycyrrhiza glabra L. 光果甘草
Glycyrrhiza inflata Bat. 胀果甘草

世间药院，只爱大黄甘草贱。

急急加工，更靠硫黄与鹿茸。

鹿茸吃了，却恨世间凉药少。

冷热平均，须是松根白茯苓。

——宋·陈瓘《减字木兰花·世间药院》

现代人也可以编古代神话。有个神农尝甘草的神话，讲给你听一听。可好？

神农氏举着赭鞭，攀登三山五岳，云游五湖四海，穿越七沟八岭，查看草木诸药。遇到花卉百草，他都要仔细看看，入口尝尝。一切皆为了辨别五味，探知寒热，通晓性能，备以为用。每天尝百草滋味，时遇各种药毒。当得尝人参，倍觉头脑清醒，体力大增，就封它为"百草之王"。他在西岳之西，发现一种枝

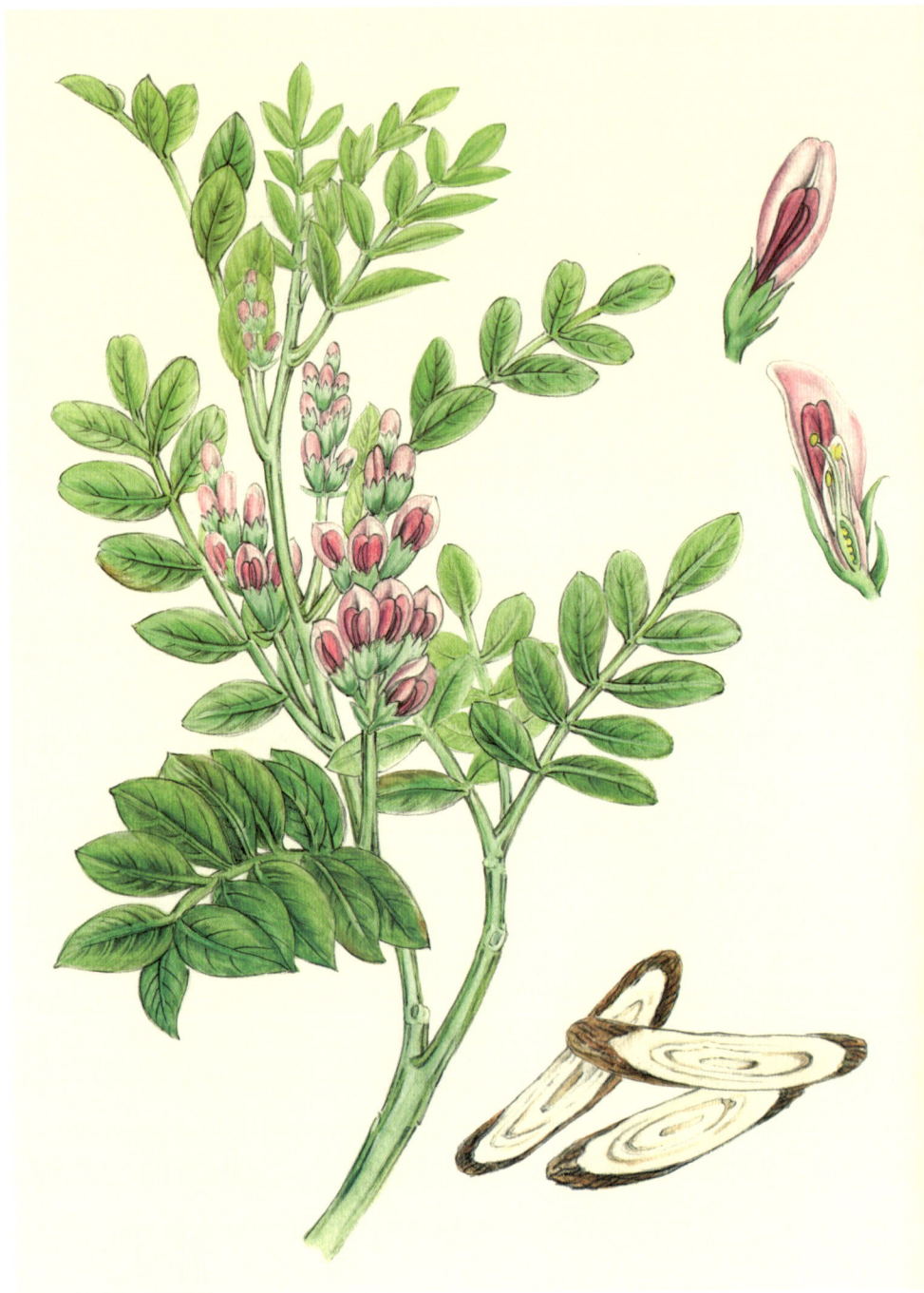

条如槐的奇草，七月开花，色紫而美，花后结荚，有籽如豆，根长三四尺，根皮赤色。神农口尝草根，顿觉甘甜，味道纯正，绝无苦、涩、麻、辣。"真甜呀。是味甘草！"得神农一赞，甘草得名，后来它还被叫作甜草、蜜草、美草等。神农取了一根粗壮的甘草根，拄以为杖，继续云游尝药去了……

十方九草誉称"国老"

甘草不苦口。

甘草正如它的名字，它的味道是甘甜的，是天然的甜味剂。甘草中含有甘草甜素，是甘草甜味的有效成分，它可是纯天然的甜味剂。甘草甜素的甜度约为蔗糖的80倍至300倍。甜如蜜？所以，甘草还有另一个名字，"蜜草"。

甘草被用作甜味剂，在当今日常生活中仍然非常多见，如糖果、梅子、陈皮、橄榄之类的零食，好多都用甘草赋予甜味，甘草在其中是甘于作潜隐的奉献者。只有名如"甘草话梅"者，不埋没甘草的功劳，也正是甘草的甜与梅子的酸之间的绝配，才构成了那独特的酸酸甜甜的滋味。

甘草的食用固然重要，而更重要的，甘草还是一味最最常用的中药，没有之一。

甘草入药的历史十分悠久，并且被东西方人共同青睐：早在公元前2100年，世界上最早的法典《汉谟拉比法典》中就有关于甘草的记载。公元前400年《希波克拉底全集》中已记载了甘草的使用。从1820年起甘草被列入《美国药典》的法定药物，在英、法、俄、德等许多国家的现代药典中也都有甘草，更不用说历版的《中华人民共和国药典》，那是不可能缺少甘草的了。

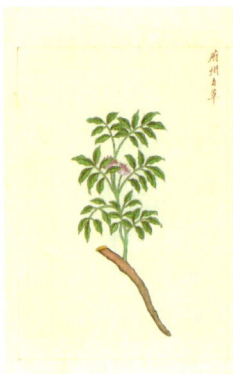

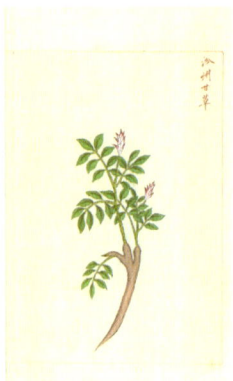

《金石昆虫草木状》中甘草绘图

在中药处方中，没有哪一味中药的用药频率能够比得上甘草，因而甘草有"十方九草"的美誉。甘草除了广泛应用于中医临床，在其他各种用途诸如在食品、保健品、化妆品、轻工、石油、消防甚至烟草等众多行业都受到青睐。国际市场对甘草的需求也日益增长。

我国应用甘草历史悠久。由于历代帝王建都中原，所以使常用的甘草资源耗用已久，原主产甘草的山西、陕西、山东及东北三省，现已绝迹或分布甚少，目前能提供野生商品药材的省区仅内蒙古、新疆、宁夏、甘肃、青海和陕西的榆林地区等地了。

甘草药用载入本草著作始自《神农本草经》，列为上品。而后，甘草成为使用频率最高的一味中药。东汉张仲景《伤寒杂病论》中记载的 256 个处方，其中有 154 个处方用到了甘草，占 60% 以上。名医陶弘景这样说甘草：

"此草最为众药之主，经方中少有不用者，犹如香中有沉香也，国老即帝师之称，虽非君而为君所宗，是以能安和草石而解诸毒也。"

甘草有"国老"的别名，其意即皇帝之师，那起源远溯陶弘景。唐代医家甄权说："诸药中甘草为君，治七十二种乳石毒，解一千二百般草木毒，调和众药有功，故有国老之号"。国老，国老，怎能没有诗句的咏吟。北宋著名的现实主义诗人梅尧臣在得到司马光赠送的一根甘草杖后，十分感激地写下了《司马君实遗甘草杖》诗，其中就包含了甘草早被秦人采用、在《神农本草经》中有记述且有国老之号等典故。

> "美草将为杖，孤生马岭危。
>
> 难从荷蓧叟，宁入化龙陂。
>
> 去与秦人采，来扶楚客衰。
>
> 药中称国老，我懒岂能医？"

明代李时珍引用了陶弘景对甘草赞为"国老"的话语，他自己也不忘对甘草给以"元老""王道""帝力""良相"等赞美词：

> "甘草外赤中黄，色兼坤离，味浓气薄，资全土德，和群品，有元老之功，普治百邪，得王道之化，赞帝力而人不知，敛神功而己不与，可谓药中之良相也。"

明代张介宾（号景岳）《本草正》对甘草既有称赞，也有告诫。他特别对不宜使用甘草的情况进行了说明：

> "甘草味至甘，得中和之性，有调补之功，故毒药得之解其毒，刚药得之和其性，表药得之助其外，下药得之缓其速。助参成气虚之功，人所知也；助熟地疗阴虚之危，谁其晓焉？祛邪热，坚筋骨，健脾胃，长肌肉，随气药入气，随血药入血，无往不可，故称国老。惟中满者勿加，恐其作胀；速下者勿入，恐其缓功，不可不知也。"

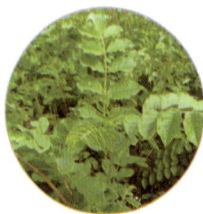

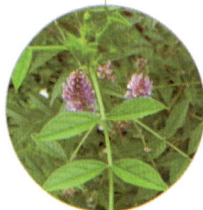

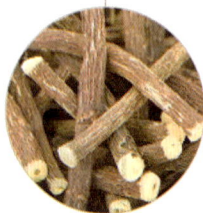

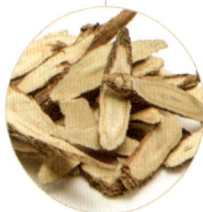

生用炙用功用不同

当今《中国药典》规定，甘草药材来源于豆科植物甘草 *Glycyrrhiza uralensis* Fisch.、光果甘草 *Glycyrrhiza glabra* L. 或胀果甘草 *Glycyrrhiza inflata* Bat. 的干燥根及根茎。药材主产于内蒙古、甘肃、新疆等地，在春秋二季采挖后入药。

甘草在临床上有生、炙两个炮制品种。将甘草干燥根茎除去杂质，洗净，润透切成饮片，供入药者称生甘草。将生甘草饮片用蜂蜜拌匀，再炒至不粘手，取出摊晾，然后供入药者，称炙甘草或蜜炙甘草。

生甘草和炙甘草有不同的功用：生甘草味甘性平，入心、肺、脾、胃经，有补脾益气、清热解毒、祛痰止咳、缓急止痛、调和诸药等功效。用于脾胃虚弱，倦怠乏力，心悸气短，咳嗽痰多，脘腹或四肢挛急疼痛，痈肿疮毒，缓解药物毒性烈性。炙甘草功能补脾和胃、益气复脉；用于脾胃虚弱，倦怠乏力，心动悸，脉结代。其一般规律可总结为：其生者偏于清热，炙者则偏于补中。热证、实证需清热时要使用生甘草，虚寒证需补益时则使用炙甘草。

炙甘草养心复脉，而用于治疗心气不足的

心动悸、脉结代。《伤寒论》中有一首以炙甘草为主药的名方炙甘草汤，由炙甘草、生地黄、麦冬、党参、桂枝、阿胶等组方，功能益气养血、滋阴复脉，用于气虚血少，心悸自汗，脉结代等症。

补中益气，用治脾胃气虚等，炙甘草可辅助党参、白术等，如组方四君子汤；祛痰止咳，用治风热咳嗽，可与桔梗、牛蒡子、前胡、桑叶等配用；缓急止痛，所谓"急"指筋骨拘急或挛急（即抽搐或痉挛），如治脘腹及小腿腓肠肌疼痛，常与白芍配伍，组成名方芍药甘草汤；清热解毒，如治肿毒，则可配伍金银花、连翘等。

生甘草还常用于治疗胃和十二指肠溃疡、艾迪生病、肝炎、肺结核、血小板减少性紫癜、血栓性静脉炎、疟疾等，具有类似西药抗炎、抗变态反应的作用。如现代制剂甘草锌系从甘草中提取有效成分与锌结合的一种含锌药物，剂型有片剂和颗粒剂。通过发挥甘草和锌二者之间药理作用的协同和互补，该药主要用于治疗口腔、胃、十二指肠及其他部位的溃疡症，还可用于促进刀口、创伤和烧伤的愈合。儿童厌食、异食癖、生长发育不良、肠病性肢端皮炎及其他儿童、成人锌缺乏症也可用其治疗。甘草对青春期痤疮也有治疗作用。

有人使用单味生甘草外洗、坐浴，用来治疗老年性阴道炎，疗效显著，并认为其取效的机制与甘草的抗炎、抑菌作用、女性激素样作用等有关。

甘草偶用愈病，也有重要启示。民间用药，民间故事，口耳相传之中，也有它的特殊价值。

曾有一农村老汉，不知何故得了热淋，茎中疼痛，小便淋沥，久未治好，虽吃药也不见效。有一次，他在村外拾粪，见有人拉着架子车赶路。遇到上坡，因物重坡陡，拉车人撅腚蹬腿，无论怎么使劲就是爬不上去坡。老汉主动跑过去帮拉车人推了一把。上坡后，拉车人非常感激，从车上麻包里抽出一大把甘草根，递给他说："天热！这些蜜草根子，您拿回去泡水喝。"他也不推辞，不便全拿，就从中拣了几根细小的根梢。因天热口燥，边走边把一根甘草梢塞进嘴里嚼了起来，甜滋滋的挺入口。谁知，正嚼着嚼着，小肚子一阵咕噜噜作响。他赶紧跑到庄稼地里，撒了一大泡尿，竟然异常通利。甘草好嚼，他就上了瘾，几根甘草梢很快嚼完了。以后渐渐养成嚼甘草梢的习惯，慢慢地他热淋的老毛病，也在不知不觉中痊愈了。他觉得很奇怪：以前吃的中药里，也有甘草，有时是"生甘草"，有时是"蜜甘草"，为啥不见效？他把这件事告诉了一位老大夫，老大夫参悟到：生甘草嚼服，才发挥了药物本来的药性。生甘草入煎剂后，也变成熟用，会失去生用的疗效。甘草梢生用，能行足厥阴、阳明二经污浊之血，善消痈疽肿痛之毒。上则宜上，属吐药；枝梢生用，治胸中积热、祛茎中之痛。由此可见，必善知其性，方能灵活运用。

《本经》功用细分解

《神农本草经》对甘草功效的记述，有些与后世的认识显得有些不同，诸如下述。

——疗"金创，肿"之效。对此功效的体现，如仲景方中用甘草为主治疮痈的有三方，桔梗汤（治肺痈吐脓之证）、王不留行散（治疮疡初起肿痛者）和排脓汤（用于疮疡成脓已溃者），三方适用症虽不尽相同，但用甘草的目的都是解毒疗痈。其实，甘草治"金创，肿"的功效也可视为甘草"解毒"作用的一部分。

甘草内服、外用治疮也有奇用。凡一切肿疔，用甘草节为末外敷，再用热酒服一二钱（3 ~ 6克）。生甘草内外合攻治发背，传有秘方："甘草三两捣为末，大麦面九两共和；取上好酥油少许，兑百沸水，捏成饼状，大于疮面一分，热敷肿上"，绸布隔，令透气，冷则换之。已化脓者水自出，未化脓者内消。配合服用黄芪粥效果更妙。

——"坚筋骨，长肌肉，倍力"与补虚益中气有关。补虚益气是甘草的重要功用，其补气作用的根源当即《神农本草经》"倍力"之说。仲景方有薯蓣丸治"虚劳诸不足，风气百疾"，小建中汤用治"心中悸而烦""虚劳里急"，桂枝人参汤用治脾气虚弱而表邪未解者，其中的甘草皆用其补益作用。尤其是甘草泻心汤方中，所治乃心下痞、痞利俱甚，兼有脾胃之气大虚，方中不用参芪而用炙甘草一两以补中和胃，消痞止利。是故《大明本草》谓甘草"补五劳七伤，一切虚损，惊悸。"甘草主生肌肉而能治体弱消瘦，《外台秘要》中有载："用甘草三两炙，每旦以小便煮三四沸，服之，可救消瘦疾。"甘草用于痹证治疗是其"坚筋骨，长肌肉"功效的体现，如仲景桂枝附子汤、白术附子汤、甘草附子汤三方均取甘草与附子配伍，辛甘化阳，使阳气恢复，气机流通，风寒湿痹而无存身之处。后世有甘草"通经脉，利血气"之说，是对甘草治痹功用的进一步阐发。

——治五脏，疗六腑，寒热邪气均除。据统计，《神农本草经》中提到治"寒热"的药物共68味，有治"筋骨间寒热"者，有治"寒热积聚"者，唯甘草"主五脏六腑寒热邪气"，可见甘草所用不同于他药。有研究指出，仲景方中今天经常运用的桂枝汤、麻杏甘石汤、理中汤、四逆汤、甘草干姜汤、泻白散、白虎汤、导赤散、银翘散等除寒热之方，虽作用各有不同，但方中以甘草除五脏六腑寒热邪气却是它们的共同点（张树生，马长武《神农本草经贯通》中国医药科技出版社，1997）。再如吴仪洛《伤寒分经》对甘草汤单方的解释，也是甘草除寒热功用的体现。他论述说：

"甘草一味单行，最能和阴而清冲任之热。每见生便痈（注：病名，又名便毒、血疝）者，骤煎四两顿服立愈，则其能清少阴客热可知。所以为咽痛专方也。"

甘草解毒之清热解毒

《神农本草经》明言甘草有"解毒"作用，其实包含"清热解毒"与"解药毒"两大方面，这是临床应用可以证实的。

在清热解毒方面，甘草是一味难得的良药，有人认为它可胜过熟知的清热解毒药金银花、连翘之类。这会不会是夸大之词呢？

对于甘草解邪气之毒，兹以仲景方为例说明之，典型的经方莫如甘草汤、桔梗汤。一味成方甘草汤。甘草的单方有见于医圣张仲景《伤寒论》中的甘草汤。甘草汤用生甘草是为清热解毒、消肿利咽，该方用于治疗咽痛症。对于一些口腔溃疡、舌溃疡患者，取生甘草50克，开水泡服代茶，卓有成效。桔梗汤中用生甘草配伍桔梗是为了清热解毒、辛开散结。

《金匮要略》中的甘草泻心汤，重用甘草四两折合今60克，治狐惑病即白塞综合征；桔梗汤中二两甘草折合今30克治肺痈；一味甘草二两折合今30克治咽痛即今咽炎等，仲景方中比比皆是。当今名医在这方面应用更是青出于蓝胜于蓝。

近代名医张锡纯认为，古方治肺痈初起，单用粉甘草60克，煮汤饮之，恒有效验。对此他又有发挥，经验是：对于肺结核初期，咳嗽吐痰，微带腥臭者，恒用生甘草为细末，每服钱半（5克），用金银花三钱（9克）煎汤送下，每日服用三次，屡屡获效。

蒲辅周先生有用"甘草油"治病的绝招：治一切火毒疮疖，以及溃久不愈之溃疡俱效。其法是选用大甘草，刮去皮切细晒干，勿用火焙，研成细粉末，经纯净芝麻油（纯净菜油亦可，花生油及其他杂油俱不可用），用磁缸或玻璃缸盛香油，再加入甘草粉，浸泡三昼夜，即可使用。如遇初起之疔疮，阴部溃疡，厚涂于上，干时再涂，能泻火消肿止痛。蒲老介绍说："我曾用数十年，颇有效。小儿暑天热疔疮，其效显著。经过数十年，用之满意，疗效好，价廉。"

借助甘草"清热解毒"作用，治疗疮疖瘰毒和脓肿，中国中医研究院阎孝诚对此颇有心得。1965年夏，阎孝诚在山西巡回医疗，治疗不少疖肿和瘰毒患儿，初用一般清热毒的黄柏、蒲公英、紫花地丁之类，虽获效于一时，但多反复。后改用生甘草30克，马齿苋30克，忍冬藤30克，生大黄30克，共研细末，每次服10克，每日三次，重者按上药剂量水煎服，每日1剂，一般5至7日获愈，很少复发。从此以后他应用上方治各种皮肤感染病，每每获效。对荨麻疹、湿疹、紫癜等过敏性疾病，重用甘草治疗，效果也很好，一般3至5岁儿童用量可达30克。

临床重用甘草可治疗诸多感染性疾病，类似于中医辨证的火盛热毒证，如痤疮、疔疮、口腔溃疡、泌尿系感染、咽喉肿痛、老年性阴

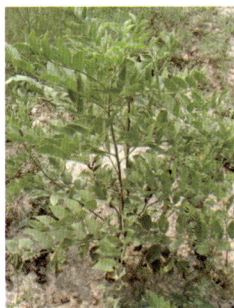

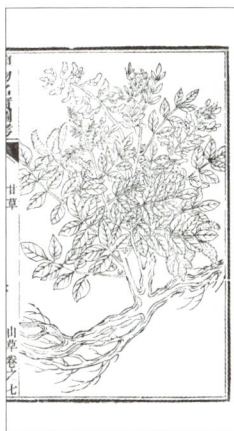

《植物名实图考》卷七中甘草图

道炎等，收效颇著。如治疗痤疮务必重用生甘草，轻则 30 克，重则 50 克，清热解毒，收效迅速。

甘草解药毒作用

甘草不仅能解人身之热毒，更能解百药毒性，绝非是一味无足轻重的调和之药。

治疗食物中毒及药物中毒，常常应用甘草来救治。单用生甘草水煎，或配绿豆或配防风煎汤，分数次服用，对食物中毒或药物中毒很有效。分析甘草的解毒作用，一为解邪气之毒，一为解药性之毒。

甘草解药物毒性，正如下面所引草泽医人治盛寅的著名医案，诸药物之中毒，以一味甘草煎汤可愈。炮制药物或处方配伍之时，用甘草缓和其他药物的寒热过偏之性及其他峻烈之性，也属于甘草解药物之毒的范围。仲景调胃承气汤中用甘草以缓和大黄、芒硝的峻下之性，使邪热缓缓排出；在四逆汤中用甘草缓解姜、附之燥烈之性，陈修园谓此"建功姜附如良将，将将从容藉草匡"。后世所谓甘草"调和诸药"，正是甘草缓和药性之谓。

重剂甘草，治重剂马钱子中毒，下面的案例极为少见，而疗效又令人极为惊叹。

山西柳林有一 56 岁男患，患高血压、脑动脉硬化等重症顽疾已十几年。有一次，经乡村医生治疗，处一方料药（麻黄 30 克，马钱子150 克，乳香 10 克，没药 10 克），要求粉碎成散，装入胶囊后，每次服用 5 粒胶囊，每日三次，温开水送服。病人或因宿疾数年求治心切，或因他误，竟于 1987 年 11 月 16 日 9 时，自行将药粉一次性冲服了一半。如此算来其吞服马钱子粉竟有 75 克之多。10 时 30 分，先出现周身战栗，憋气，继则面部潮红而抽搐，说话困难，下肢屈曲痉挛不能活动。如此紧急情况下，临诊医生阎念斌断其为马钱子中毒，当时生命指标体温 37.5℃，脉搏 110 次 / 分，呼吸 30 次 / 分，血压 180/120 毫米汞柱。嘱急以每剂生甘草四两（120 克），加水 1200 毫升，煎两次，煮 15 分钟后取汁，频频送服。40 分钟喝完第一剂 700 毫升后，症状见缓解。服完后再煎再服，至中午 12 时，已服完第二剂。面颈部肌肉抽筋感明显减轻，说话吞咽明显好转，下肢屈曲痉挛也缓解，能扶持上厕所自解小便。午后 4 时顺利服完第三剂，病人唯觉周身酸困无力，余无异常。在 24 小时内，日夜共连进四剂，终于脱险，翌日恢复如常。(《陕西中医函授》1989 年 6 期)

偶遇未必不能有新发现，内蒙古名医赵长立用"甘草解斑蝥毒"，野外处治，鲜用救急。

斑蝥有两种，一种是黄斑蝥，黄脊背上有黑斑点，可入药用；另一种是黑斑蝥，红头大肚体长，毒性最烈，不能入药。其遗下粪便，如落于人之皮肤，立起燎泡。

1951 年，我家所种马铃薯，正值秧叶肥茂期间，上面忽然出现了黑斑蝥。某日，我与爱人正在消灭斑蝥之际，斑蝥肠垢溅入爱人眼内，其睑即肿起水泡，疼痛难忍。我心急如焚，忽想到甘草能解百药之毒。家乡甘草，随手可得。我立刻顺手拔下一棵甘草苗，带有三四寸（约 10～13 厘米）长一条根茎，把外皮剥去，取甘草汁少许，涂在眼里，令她闭目片刻，肿痛很快消失，此后再未用他药而愈。甘草解毒之效，竟如此神速。若非体验，自不能真知也。(《黄河医话》)

真是解毒有奇遇。《奇症汇》中记载有一例头发有水珠而汗滴不止的奇案，用一味甘草煎汤治愈。寻因竟然是患者在少年时因服药过多中了药毒（按语中说明与服食药石有关，"少年性淫过服药石"）。

"一人发生水珠，如汗滴不止。用甘草一斤，煎汤三四碗，作三四服，其水即止。此症自幼年间，服药过多故也。"（《奇症汇》卷之一）

甘草解药毒的临床应用多矣。无独有偶，历史上一位草泽医人的发挥，使得甘草解毒医案青史留名，而这位草泽医生本人却没有留下名字。

草泽医人甘草解药毒

1402 年永乐皇帝朱棣（1360–1424 年）在南京称帝。永乐七年即公元 1409 年，他在当了皇帝后第一次回到北京，下令在北京昌平的黄土山开始动工修建长陵。当时江南有一位草泽医人盛寅（字启东，1375–1441 年），因犯错受到处罚，在昌平的长陵工地干活。

盛寅在江南行医的时候，曾经给一位到江南督办花鸟的太监治过病，太监到陵地监工时，见到了盛寅，于是引荐他为一位患久病顽症的大太监治病。盛寅诊病开方，大太监的病被治好了。这一年春天，朱棣在宫中举行射箭比赛活动，这位大太监久病初愈，并无值守，闲散中就跑去看比赛，被朱棣看到。朱棣感到奇怪，问他的重病是怎么好的呀。大太监于是讲到了治病的盛寅。朱棣因此将盛寅召进宫中，为他诊病。盛寅诊断后对皇帝说："从脉相看，应该风湿病。"朱棣觉得有道理，说："我年轻时北征出塞，整年在风寒之中，为阴寒所侵，所以会有这样的病。"

皇帝吃了盛寅开出的药，确实见效。朱棣下令赦免其罪，将他留在宫里，盛寅由原先的一位草泽医人成为了一名御医。他历经三朝得宠而不衰，亦证明其医术确实不凡。

盛御医善用甘草，据说在为皇帝治病的药中，也使用了甘草。经常用甘草为他人治病的盛寅，却被另一位草泽医人用甘草解救了一次危急。

有一天早晨，盛寅刚进御药房，就感到头痛眩晕，突然昏倒不省人事。太医院的医生都不知他病从何起，束手无策。皇帝命令急速救治。有一草泽医人自荐为盛寅治病，他配药一剂煎汤给盛寅服下，过了片刻果然苏醒。皇帝很惊奇，问用了什么药方。这位医生回答说："盛御医因为没有吃早饭走进药房，他的胃气虚弱，不能抵御药气郁蒸，中了诸药之毒，故而昏仆。能调和诸药，解百药之毒的，唯有甘草。所以我仅选用了一味甘草，浓煎后给他顿服。并不是什么奇方妙药。"皇帝当即询问盛寅，果如此人所说没有吃早饭。于是皇帝厚赠了这位草泽医人。

盛御医寅，字启东，吴江人。……他日，寅晨入御药房，忽头痛昏眩欲绝，群医束手，莫知何疾。敕募人疗治，有草泽医请见，投药一服，逡巡却愈。上奇之，召问所用何方，对曰："寅空心入药室，卒中诸药之毒。能和诸药者，甘草也。用是为汤以进耳，非有他术。"上讯寅，果未晨飨而入，乃厚劳其人云。

——明·陆粲《庚巳编》卷九

初寅晨直御医房，忽昏眩欲死，募人疗寅，莫能应。一草泽医人应之，一服而愈。帝问状，其人曰："寅空心入药房，猝中药毒，能和解诸药者，甘草也。"帝问寅果空腹入，乃厚赐草泽医人。

——《明史·盛寅传》第一八七卷

现代临床用甘草妙解药物中毒，举例南方名医邹孟诚的医案，以资参考：

晚辈阿明，年甫十岁时，忽患外症。外科以青链霉素连续注射二十余日，外症得愈。数日后，四肢现红色丘疹。大如蚕豆瓣，略高于皮肤，色红而紫，形如小丘，中心高周围低，疹面无皮，故红紫而光亮。初起仅见数枚，以后逐渐增多，竟至数十枚，痒不可忍。屡就专科治疗，经数月后，仍然未有好转，及至第二年春，始问治于余。余为仔细推究，虑为慢性药物中毒所致，非解毒之品久服不为功。嘱以绿豆十份，生甘草一份之比例，各取适量慢火煮汤，日日与服之，服后疹渐隐退，以至全消。计服绿豆十余斤，甘草亦将盈斤矣。

——邹孟城《三十年临证经验集》

除了解药毒，甘草更能调和诸药。甘草调和药性的作用如：与当归、白芍、地黄、党参、茯苓等补药同用，可使补药作用和缓而持久；与大黄、芒硝、枳实等泻下药同用，可以缓和泻下药的猛烈之性而使泻而不速，发挥药力而不伤胃气；与附子、干姜等热性药物同用，可以缓和其热性，防止药性伤及阴气；与生石膏、知母等寒性药物同用，可以缓和药之寒性，防止药性伤及阳气；与麻黄、桂枝等辛温发散药同用，可以防止汗多伤及津液；等等。

甘草内服常用量为 3 ~ 9 克，但作主药使用时用量为 10 ~ 30 克。其用量大小之诀窍在于：大量 30 克以上缓急止痛并能解毒，中量 6 ~ 10 克益气补中，小量 3 ~ 6 克调和药性。

甘草虽应用广泛，但也不能任意使用。在中药配伍禁忌"十八反"中明言"藻戟遂芫俱战草"，即甘草与海藻、大戟、甘遂、芫花属于配伍禁忌，不宜同用。如同时煎汤服用，会出现中毒反应。而对中焦湿邪内盛、胸闷胀满、恶心呕吐、舌苔厚腻的患者，服用甘草会加重病情；长期使用甘草，还会出现心悸、眩晕、浮肿等症状。对正在接受洋地黄苷类强心药治疗的患者，不宜与大剂量的甘草（包括煎剂、粉、浸膏等）同用，或与小剂量的甘草长期使用。若使用排钾利尿剂，也应严格控制甘草的使用，因为甘草有导致水钠潴留的作用。

"倍力"是否因护肝

《神农本草经》明言甘草是有"坚筋骨，长肌肉，倍力"功效的，前已解说与补虚益中气作用相关，《神农本草经》中有"倍力"功效的药物有甘草、远志、蒲陶（葡萄）和蓬蘽，甘草的"倍力"功效应当体现在哪儿呢？

现代对甘草的成分进行分析，进而又对其成分进行药理研究与临床应用，我们发现了一些宝贵的线索，如果把它们进行联系的话，不能不得到惊人的结论。

在甘草甜素的抗艾滋病病毒和保肝应用方面，我们是否可以与《神农本草经》记载的甘草这一功效产生一些联想呢？艾滋病是获得性免疫缺陷综合征，甘草甜素能杀灭其病毒，挽救被打垮的人体免疫力，在表面上看来是不是在患者身上产生了"倍力"的作用？而从保肝入手，中医学认识"肝为罢极之本"，对此"罢极"，有如此解者："肝者，将军之官，如熊罴之任劳，故为罢极之本。"此高士宗说。李今庸指出："罢"原作"罷"，当作"能"字而读作"耐"；"极"字则训为"疲困"。故"能极"即"耐受疲劳"，盖人之运动，在于筋力，肝主筋，而司人体运动，故肝为"能极之本"。笔者认为是说诚可信。由是思考甘草甜素的保肝作用，肝病则人体之"力"大失，由此则《神农本草经》之"倍力"功效亦可证。此笔者对《神农本草经》甘草"倍力"功效之另一新解。或许它的这一功效在中医临床中失传失用，而在用成分为指标的现代研究阐释之下被挖掘了出来。

甘草的"倍力"功效，其实也可与"长肌肉"功效相联系。甘草能治体弱消瘦，故有"甘草主生肌肉"之说。《外台秘要》有载："用甘草三两炙，每旦以小便煮三四沸，服之，可救消瘦疾。"前已述及。

甘草药膳有良方

充分利用甘草的药食两用特性，可以做出各种美味的药膳佳肴。一般来说在加入甘草之后，它释放出自己的甜味，是这些药膳的共同点。在充分研讨学习了甘草的药用功效之后，不妨介绍一些简便的甘草药膳良方。

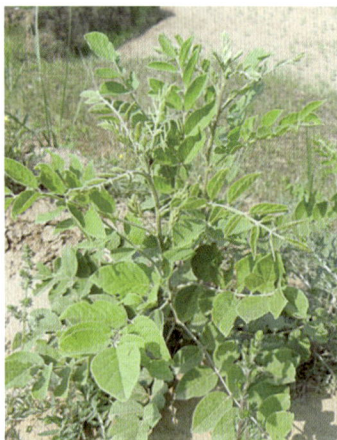

甘草植株苗期

甘草蜜枣汤。配方：蜜枣 10 枚，生甘草 6 克。将蜜枣、生甘草放入砂锅内，加水两碗，煎煮至一碗约 300 毫升，去渣饮服，每日两次。此蜜枣甜汤具有补中益气、润肺止咳的作用，适用于慢性支气管炎患者咳嗽、咽干喉痛及肺结核患者咳嗽等症调理饮用。

绿豆甘草汤。配方：绿豆 100 克，生甘草 6 克。上两味加水适量，文火煎煮，取汁任意饮用。此绿豆甜汤具有清热、解毒、利湿的作用，夏季可作为清凉饮料。

甘桔汤（本于《伤寒论》桔梗汤）。配方：生甘草 6 克，桔梗 6 克。加沙糖少许，加水适量，煎煮 20 分钟，滤汁。再加水煎煮，滤汁。将两次药汁混合，频频饮用。此桔梗甜汤具有清热解毒、利咽止咳的作用，可以作为教师、演员等特殊用嗓职业人的保健利咽饮料，亦可减轻急慢性支气管炎时的临床症状。

甘草藕汁饮。配方：甘草 6 克，藕 500 克。把藕洗净，切成细丝，用纱布绞取汁液；把甘草洗净，放入锅内，加水 200 毫升，煎煮 25 分钟，滤去甘草，留药液；把藕汁与甘草液混合均匀即成。具有清肺润燥、生津凉血的作用。适用于上中消型糖尿病患者饮用。

胖大海甘草汤。配方：胖大海 3 枚，甘草 3 克。把胖大海、甘草放入锅内，加水 200 毫升，置于火上煮 10 分钟即成。胖大海甘草汤具有清热、润肺、解毒的作用。适用于上下消型糖尿病患者饮用。

甘菊饮。配方：菊花 6 克，甘草 3 克，白糖 30 克。把菊花洗净，去杂质；甘草洗净，切成薄片。把菊花、甘草放入锅内，加清水 300 毫升，将锅置于中火上烧沸，再用文火煮 15 分钟，过滤去除药渣，在药汁内加入白糖，搅匀即成。甘菊饮具有滋补心肝、理气明目的作用。适用于心肝失调型冠心病患者饮用。

大麦甘草茶。配方：大麦 20 克，甘草 6 克。将大麦、甘草放入清水中大火煮开，再中小火煮上 15 分钟，最后加入适量冰糖煮至融化，关火即好。大麦甘草茶可以清暑安神，健脾助消化等。

酸梅汤。**配方：** 乌梅、甘草、山楂、洛神花（或玫瑰花）。将以上原料清洗干净，放到水里烧开后，再小火煮半小时左右，根据口味加糖后，再煮数分钟即可。酸梅汤可以清暑热，降血脂，开胃活血，解酒排毒等，是夏季解暑降温良饮。

为甘草立传。熟知了甘草的药性，甘草篇的结束，自可轻松地理解并欣赏清代赵瑾叔的《本草诗·甘草》：

> 九土精英色正黄，药中甘草入诸方。
> 部分上下俱无犯，性适寒温两不妨。
> 梢止阴茎频作痛，节医痈肿苦为殃。
> 呕家酒客均当忌，炙则微温生便凉。

神农本草经 上品

甘草

甘草 味甘，平。主五脏六腑寒热邪气①，坚筋骨②，长肌肉，倍力③，金创④，𪔂⑤，解毒⑥。久服轻身延年（《御览》引云，**一名美草，一名密甘。**大观本作黑字）。**生川谷⑦。**

《名医》曰：一名密甘，一名美草，一名蜜草，一名蕗（当作藉）草。生河西积沙山，及上郡，二月八日除日，采根暴干，十日成。

案《说文》云：苷，甘草也。藉，大苦也。苦，大苦苓也。《广雅》云：美草，甘草也。《毛诗》云：隰有苓。《传》云，苓，大苦。《尔雅》云：藉，大苦。郭璞云：今甘草，蔓延生，叶似荷，青黄，茎赤黄，有节，节有枝相当，或云藉似地黄，此作甘，省字，藉，苓通。

——清·孙星衍、孙冯翼辑本《神农本草经》

〖注释〗

① 五脏六腑：五脏即肝、心、脾、肺、肾，六腑即胃、大肠、小肠、膀胱、胆、三焦。中医对脏腑的合称。

② 寒热：其一，寒证和热证的合称。《灵枢·禁服》："必审按其本末，察其寒热，以验其脏腑之病。"联系到前有五脏六腑之病位所指，故其应为病证名。其二，用指邪气之寒热性质，与后面"邪气"相联系。同义者如《灵枢·寒热》："此鼠瘘寒热之毒气也。"其三，指寒热相兼的病证。《素问·皮部论》："黄赤则热，多白则寒，五色皆见，则寒热也。"

"寒热"还可用指病状，系发冷发热之症状表现。《素问·风论》："其寒也则衰食饮，其热也则消肌肉，故使人怢栗不能食，名曰寒热。"《诸病源候论·寒热候》有："因于露风，乃生寒热。凡小骨弱肉者，善病寒热。"《神农本草经》此处非此义。

③ 长肌肉：增长肌肉或增强肌力的作用。长，增多；生长。《淮南子·览冥训》言"甘草主生肉之药"。《神农本草经》主"长肌肉"者尚见于地黄（干地黄）、山药（薯蓣）等。

④ 倍力：使力量增加。《本草纲目》卷十二引作"倍气力"。《神农本草经》中有"倍力"功效者尚见于远志条目下，可资互参。

⑤ 金创：本义指金属之利器伤人感染所成疮肿。如崔元亮之《海上方》用甘草治发背，可佐证其功效。"金创"同"金疮"，可参金疮、金疡。

⑥ 𬂩：下肢部浮肿。自膝至踝及趾俱肿名"𬂩"，见《诸病源候论》。同"肿"。其他辑本有作"肿"。

⑦ 生川谷：谓生于丘陵地区两山或两高地中间地带，或广指为丘陵地区。

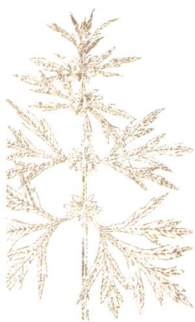

益母草

功宜妇女

Leonurus japonicus Houtt. 益母草

茺蔚何缘益母名，女科专用自分明。

乳头敷上痛俱散，面上涂来刺不生。

利产按时能速下，调经过月可徐行。

若还求嗣须常服，子叶花根并用精。

——清·赵瑾叔《本草诗·益母》

《诗经》有说推草木

题目有点儿怪，"推草木"是什么意思呢？

只不过是玩个文字游戏而已。草头"艸"（艹）加"推"字组成一个字，即"萑"（tuī，音推）。"萑"是个单义词，是一种植物名，曾出现在《诗经》中。孔子向自己的学生提倡"多识于草木虫兽之名"，其中当包括多读《诗经》。

"中谷有萑，暵（hàn，音汉，干枯意）其干矣。"

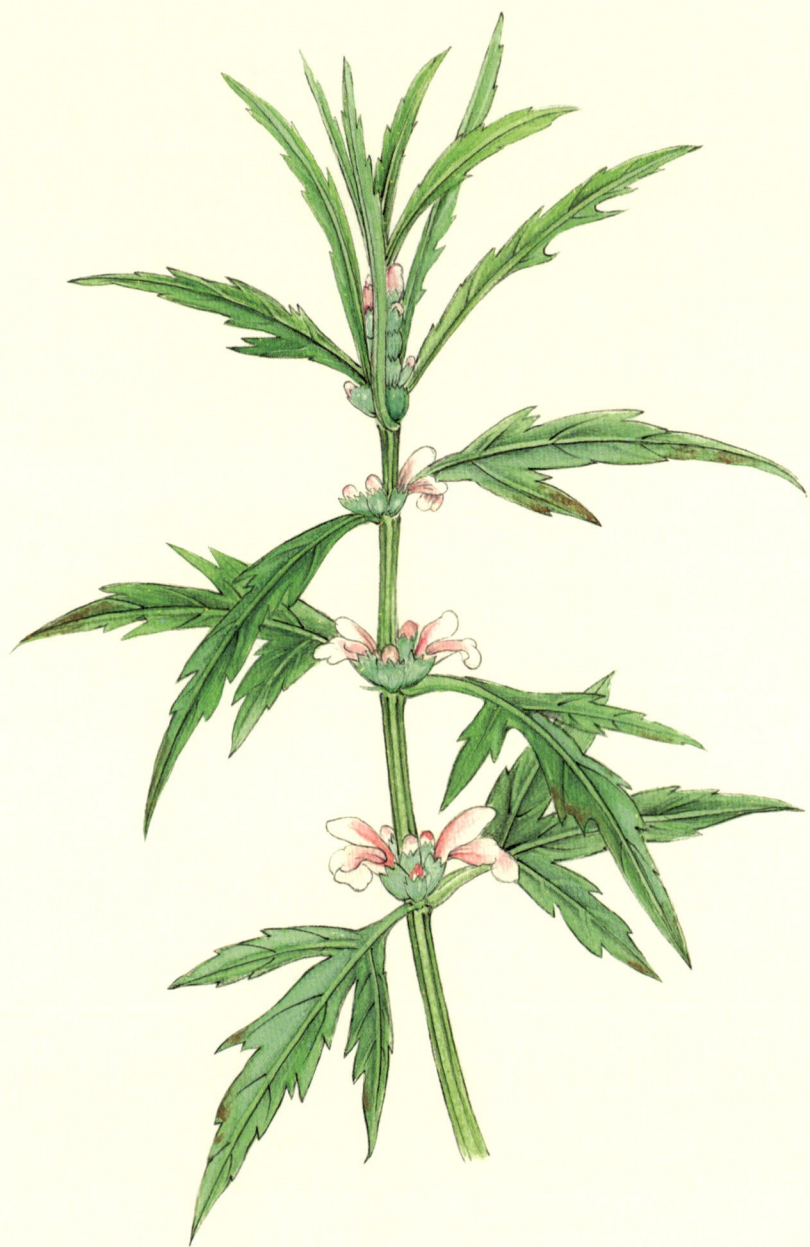

诗句是说，山中一棵益母草，根儿叶儿都枯槁。据考证，"蓷"即常见植物益母草，是一味大名鼎鼎的中药材，尤以治疗妇科疾病见长。

"看我们中医学多伟大！"先慢着感叹为好。其实，益母草不只是中医在用它，据说全世界很多地方民间都用益母草治疗妇科疾病，比如这种植物的英文名叫做"motherwort"，你把它译作母亲草？不如就统一作益母草罢了——不分彼此更好。

《诗经·中谷有蓷》记录了这样一幅画面：一位女子因遇人不淑，择偶不慎，最终被抛弃。在她伤心失意、万念俱灰时，突然看到了山谷中的益母草。寒冷的山谷中，野草都已零落，唯独那一株株的益母草，虽然枝叶都已风干枯萎，却依然坚韧，瘦骨伶仃的身躯迎风挺立。此情此景，直令她发出叹息。

中谷有蓷，暵其干矣。

有女仳离，慨其叹矣。

慨其叹矣，遇人之艰难矣。

中谷有蓷，暵其修矣。

有女仳离，条其啸矣。

条其啸矣，遇人之不淑矣。

中谷有蓷，暵其湿矣。

有女仳离，啜其泣矣。

啜其泣矣，何嗟及矣。

——《诗经·中谷有蓷》

释文：山谷有棵益母草，根儿叶儿都枯槁。有个女子被抛弃，一声叹息一声号。一声叹息一声号，嫁人艰难谁知道！／山谷有棵益母草，根儿叶儿都干燥。有个女子被抛弃，长长叹息声声叫。长长叹息声声叫，嫁个恶人真懊恼！／山谷有棵益母草，干黄根叶似火烤。有个女子被抛弃，一阵抽泣双泪掉。一阵抽泣双泪掉，追悔莫及向谁告！

原来，"遇人不淑"的成语，其来源于此！

《诗经》篇章中，《中谷有蓷》的涵义是历来争论最少的。从《毛诗序》到现代学者，绝大多数论者都同意：这是一首被离弃妇女自哀自悼的怨歌。全诗三章，每章的意思都差不多，反复吟咏，突出主题：女子遇人不淑，最终痛苦、悲伤、愤怒。只是《毛诗序》以为是"夫妇日以衰薄，凶年饥馑，室家相弃尔"，今人也有以为是荒年中一位弃妇的哀叹之诗。但诗中似乎看不出荒年的意思，益母草干枯不过是起兴而已。

有人就这样说了："蓷"字古人用它专指益母草，草下部的"推"字，是否暗含了益母草具有的催生作用呢？

充盛密蔚，此草益母

我是想把我的家乡说成是琅琊古郡的。在渤海之滨，胶东半岛丘陵地区，益母草长得高高大大的，可比人还高，又往往密集成丛而生。在我的家乡把它叫成"千把棵"。

说益母草有古名叫"蓷"，它还有一个古名"茺蔚"呢，就是"茂盛"的意思。《本草纲目》中李时珍如此释其名：

"此草及子皆充盛密蔚，故名茺蔚。其功宜于妇人及明目益精，故有益母、益明之称。"

《说文》中有"蒮,萑也"的解释。而"萑"（huán）字，从艸（cǎo）、隹（zhuī）声。萑在古代指芦苇一类的植物。如此说来，益母草也像芦苇一样密密生、密密长。看到此处，我理解了家乡把益母草叫成"千把棵"的意思。

益母草药材来源于唇形科益母草属一年生或二年生草本植物益母草 *Leonurus japonicus* Houtt. 的地上部分。此草分布甚广，野生于山野荒地、田埂、草地、溪边等处，全国大部分地区均有分布与出产。鲜品春季幼苗期至初夏花前期采割；干品夏季茎叶茂盛、花未开或初开时采割，晒干，或切段晒干，生用或熬膏用。

益母草植株茎直立，梗方形，高约五六十厘米甚至一米上下，叶交互对生，有柄；叶片青绿色，质鲜嫩，揉之有汁；下部茎生叶掌状三裂，上部叶羽状深裂或浅裂成三片，裂片全缘或具少数锯齿。每节对生，夏日节上开唇形的淡红花或紫红色小花，秋后结褐色小坚果，三棱状。

益母草的特征如此鲜明，许多人也都认识它。可遇到益母草的幼苗却不易辨识。因为苗期的益母草，无茎，基生叶呈圆心形，边缘 5 ~ 9 浅裂。这与它长大后的样子，差别那是一个大。

益母草入药在本草著作中首载于《神农本草经》，列为上品，名"充蔚子"，以其生长充

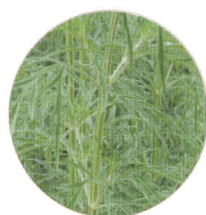

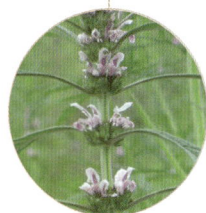

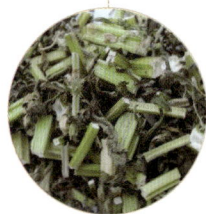

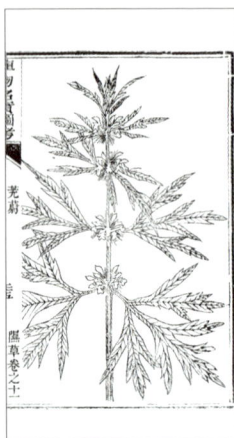

《植物名实图考》卷十一
中益母草图

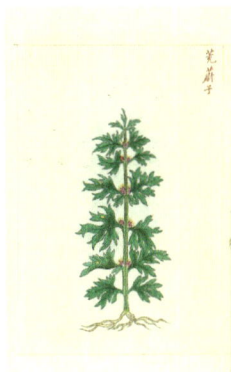

《金石昆虫草木状》中茺蔚子
绘图

盛密蔚而名，别称为"益母"。记载"茺蔚子味辛，微温。主明目益精，除水气。久服轻身。茎主瘾疹痒，可作浴汤。"可见，最初药用是用其种子，其"轻身"说有强壮补益的作用。虽有益母的别称，功用最初其实与益母草治妇科病有异，其茎治皮肤瘙痒的记述，已经体现了益母草的功效，其用治妇科病当是后来的发展。《名医别录》称其为"贞蔚"。此草功宜于妇女，到了宋代《本草图经》，"益母草"成为了正名。

在中医历史发展的长河中，益母草在妇科的应用逐步发展并成为普遍功用。如在北宋寇宗奭《本草衍义》中，所记载的益母草功效已经充分显示了它在妇科的重要作用："治产前产后诸疾，行血养血；难产作膏服。"明朝《本草纲目》对此解释为"其功宜于妇人及明目益精，故有益母之称。"母性有坤顺之德，故益母草又得名"坤草"。

在中医药典籍，包括现代专门的医药（部颁）标准中，曾有以益母草组成的保胎药方，诸如保胎益母丸、千金保胎丸、千金保胎膏等。但后世逐渐将益母草列为孕妇用药的禁忌，《中国药典》明确将益母草标记为"孕妇禁用"，因为研究证明其有兴奋子宫平滑肌的作用，可导致强烈宫缩，易引致流产。古人将益母草方剂多用于难产、胞衣不下、死胎等产科危症，说明古代临床的实践与现代药理研究的结果是基本相符的。将益母草用于产后则是极为适宜的，收入《中国药典》的益母草成药品种有产复康颗粒、八宝坤顺丸、八珍益母丸、女金丸、痛经丸、益母草口服液等。

经产诸症要药

益母草味苦、辛，性微寒，归肝、心包经、膀胱经，功能活血调经，利尿消肿，散风解毒。主治月经不调，痛经，经闭，恶露不尽，水肿尿少；急性肾炎水肿。根据历代方书进行归纳，益母草功效主要有三方面：一是化瘀生新，二是利水消肿，三是散风解毒。

益母草是妇科经产诸症常用要药，有"行血而不伤新血"的特点。益母草对血脉瘀滞之月经不调、痛经、闭经、产后瘀滞腹痛或恶露不尽、崩漏下血等症最为适宜。可单用鲜者绞汁冲服，或加红糖熬膏冲服（如益母草膏），或配伍当归、川芎、白芍、赤芍、丹参等同用（如益母丸）。正如《本草求真》所云：

"益母草，消水行血，去瘀生新，调经解毒，为胎前胎后要剂。盖味辛则于风可散，血可活，味苦则于瘀可消，结可除。加以气寒，则于热可疗，并能临证酌施，则于母自有益耳。"

据内蒙古郑伟医师介绍，其在临床中应用内蒙古医学院李凤祥教授之验方，"重用益母草治疗功能性子宫出血"多例，疗效显著。举例验案：

裴某某，女，44 岁，1999 年 10 月 2 日初诊。患者于 1 年前未值经期，忽然出现阴道出血，量多，历久不去，经用激素治疗始去。从此，每次月经来潮，辄漏下淋漓，量多色紫，并见少腹胀痛，食纳呆滞，做妇科检查未见异常，在当地医院诊为"功能失调性子宫出血"。此次自 8 月 22 日月经来潮，迄今未止，经量时多时少，血色紫黑有块，余症如前。曾肌注缩宫素、黄体酮不效，亦曾服中药数剂，多以参芪等益气摄血，或以炭剂止血，亦无效。忆起李老一首方歌歌诀："功能出血无专方，多用归脾补血汤，不如四两益母草，归芍甘草佐木香。"遂疏方：益母草 120 克，白芍 12 克，当归 9 克，木香 3 克，甘草 6 克，3 剂，水煎服，每日 1 剂，分两次服。服药 2 剂后经量明显减少，服完 3 剂后，血止。为巩固疗效又服 3 剂，以后每值月经来潮的前一周服药 6 剂，如是三个周期后，月经每隔 30 至 32 天来潮一次，经期 8 天，色淡，量适中，周身无不适。随访至 2000 年 12 月 20 日未复发。

郑伟体会，现代药理研究证实，益母草有增强子宫收缩力的作用，这与垂体后叶素、麦角新碱相似。更有白芍伍当归，一张一弛，稳定子宫，少佐木香，疏肝开郁，和胃健脾，临床用于久漏不止，或反复发作，经年不愈者屡有效验。

由于益母草治疗崩漏下血并无止血作用，而是取其祛瘀生新之效，故下血而无瘀滞者，不宜用益母草治疗。

益母草利尿消肿，能治疗小便不利、血尿、水肿等症。如治疗急慢性肾炎水肿，轻症可单味煎服，但多与白茅根、茯苓、冬瓜皮、车前子、泽泻等利水药同用，有使大小便排出量增多、水肿迅速消退的效果，以对急性肾炎效果较好，宜使用较大剂量。对小便不利的高血压患者更为适宜。现今临床常用于治疗急慢性肾盂肾炎。

主瘾疹痒散风解毒

益母草具有清热散风解毒作用，对跌打损伤、疮疡肿痛、皮肤痒疹等症的治疗，可配伍其他药物内服或外敷。其活血作用有助于消散疮肿，缓和疼痛。

遵《神农本草经》中益母草"主瘾疹痒"之明示，现代临床运用益母草治疗过敏性紫癜，从其属于中医学血证、斑疹、肌衄等病症范畴出发，发病系因风热之邪侵袭肌肤，入营伤络，导致血溢脉外而成。取益母草活血化瘀、清热解毒之功效，收到较好疗效。

再如治疗荨麻疹，其属于中医学瘾疹的范畴，俗称风疹块，因皮肤出现鲜红色或苍白风团，时隐时现而得名，无外感症状者多责之血热血虚，生燥生风。临床上从血论治。可重用益母草以活血化瘀，临床使用单方益母草 60 ~ 100 克，或根据病情酌加生地黄等，每日 1 剂，水煎服，治疗单纯性荨麻疹，每获良效。

至于将益母草配入复方中，治疗风疹、湿疹所致的皮肤瘙痒，有助于湿毒清散，疹消痒止。皮肤风疹、湿疹瘙痒乃风湿之毒结于皮肤，郁而不散。益母草活血祛瘀，滑利善走，助散风除湿，血行则风自灭。

在宋代朱端章《卫生家宝方》中，辑方有以益母草配伍乌梅炭，治疗赤白杂痢困重者。益母草治痢应当是其清热解毒功效的体现。著名中医丁光迪（1918–2003 年）对赤白痢诸药效差者,治以益母草单味重用，每获良效。

重用可利水消肿

中药有"不传之秘在用量"的说法。对于益母草，它的用量上有没有不传之秘呢？确实有。早在《神农本草经》时代益母草即已有明示的功效，后世却被忽视了，为什么？因为没有掌握其恰当的用量——需要重剂！这就是国医大师朱良春先生所指出的益母草利水消肿（"除水气"）作用：

虽然《神农本草经》曾提到"除水气"的功效，但后世应用者甚少，或认为"消水之功，并不显著"，这是没有掌握其用量的缘故。

朱老指出，益母草用作"活血调经"时，用量一般为 9 ~ 15 克。倘作"利水消肿"之用，则需量大，始能奏效。即益母草小量使用活血调经，大量使用消水肿、降血压。益母草的利尿作用，据朱老临床验证观察，每日用 30 ~ 45 克时，利尿作用尚不明显，后来加量至 60 ~ 120 克时（儿童酌减），始奏明显之效。在其 2010 年补充修订的《国医大师朱良春全集·临证治验卷》中，有如下成方论述：

尝用（益母草）治急性肾炎之尿少、浮肿之候，恒一剂知，二剂已。

处方：益母草 60 克，泽兰叶 20 克，白槿花 12 克，甘草 3 克。

随症加味：风水型者加麻黄 2 ~ 4.5 克；实热型者加大黄 5 ~ 8 克，生槐角 15 克；气血虚弱者加当归 10 克，黄芪皮 20 克。此外，对于单腹胀（肝硬化腹水）或其他水肿，均可用本品 90 克加入辨证论治方中，以增强"利水消肿"之作用。

——朱良春《国医大师朱良春全集·临证治验卷》

鉴于益母草具有活血、利水的双重作用，故对于水、血同病，或血瘀水阻导致的肿胀，堪称对证之佳品。在应用于肝硬化腹水时，朱老认为此症与肝、脾、肾关系最为密切，乃气血水相因为患，其病位在肝，恒多"瘀积化水"之候。朱老治疗腹大如鼓、腹壁青筋显露之臌胀，在辨证论治的前提下，恒以益母草120克（煎汤代水煎药）加入辨证方药中，常可减缓胀势，消退腹水。

应用于其他原因的水肿时，如临床可见一种浮肿，尿常规检查无异常发现，一般肿势不剧，以面部和下肢较为明显，常伴见面色少华、头晕乏力等症状。朱老认为，此种浮肿基于气血亏虚，肝脾失和。盖气虚则鼓荡无力，血涩运迟，络脉瘀滞，以致水湿留着。故此乃虚中夹瘀的症候。朱老习用生黄芪30克与益母草60克相伍，以扶正气、化瘀滞、行水湿。配合茯苓、白术健脾，当归、白芍养肝；天仙藤、木瓜舒筋化湿，收效较显著。

男科病用益母草

谁又固执于益母草专为女性之药？其实它可用治典型的男性病症。

如用益母草治疗前列腺增生症颇有效验。前列腺增生症是老年男性的多发病，其主要病机为气虚夹瘀、痰浊阻滞与水湿停聚。治疗应气（虚、滞）、血（瘀）、痰（结）、水（湿聚）同治。明代倪朱谟在《本草汇言》中论述："益母草，行血而不伤新血，养血而不致瘀血，诚为血家之圣药，然性善行走，能行气通经，消瘀逐滞甚捷"。说明益母草具有活血祛瘀、利水消癥之功效。据现代药理研究证明，益母草多能促进人体血液循环和组织新陈代谢，从而改善前列腺体的血液循环，促进腺体组织炎症的消散和吸收，故益母草成为治疗前列腺增生症的良药。

著名中医男科专家王琦治疗男科慢性前列腺炎与良性前列腺增生，采用有创新自拟的五草汤（车前草、鱼腥草、白花蛇舌草、益母草、茜草各 15 克），其功效清热利湿、活血通淋，针对慢性泌尿系统感染为治。方中益母草与茜草发挥其凉血祛瘀、利水消肿功效。该方用药辨证依据有三：其一明显的尿路刺激症状；其二舌苔黄或黄腻；其三尿常规检查符合泌尿系感染。

男性痤疮、不育或肾病治疗时也可用到益母草，发挥其行血、消瘀、祛滞的作用。

益母草单方：功效不同治用不同

益母草很常用。它有单方，并且较好地体现了益母草活血、止痒、润泽三大功效。

妇科良药——益母散、益母草膏或煎剂

益母散：治赤白带下，恶露不止，单用益母草（开花时采）。上为细末。每服二钱（6 克），空心温酒下，每日三次。方见《证治准绳·女科》卷一。

从功效考查，益母草适宜于治疗血瘀所致的赤白带下。

益母草膏：出自明代《近效方》，既能行血又能止血，养血而不留滞。妇人产前、产后诸证均宜使用。益母草煎剂是用干益母草 500

克，加水煎成 1000 毫升，日服 3 次，每次 20 毫升，产后连服 3 日；益母草膏一般取新鲜益母草，按比例 500 克加糖 200 克收膏，每日约服 80 克。

治折伤内损有瘀血，每天阴则疼痛，兼疗产妇产后诸疾：三月采益母草一重担，以新水净洗，晒令水尽，用手掋断，可长五寸，勿用刀切，即置镬中，量水两石，令水高草三二寸，纵火煎，候益母草糜烂，水三分减二，滤去草，以绵滤取清汁，于小釜中慢火煎，取一斗如稀饧。每取梨许大，暖酒和服之，日再服，和羹粥吃并得。如远行不能，将稀煎去，即更炼令稠硬，停作小九服之。或有产妇恶露不尽及血运，一两服即瘥。其药辣疗风益力。无所忌。（《近效方》）。

为减少药物流产后阴道出血量，缩短出血时间，门诊时常规加用益母草膏治疗，收到较好的效果（黄列国，钟贤莲：益母草膏减少药物流产后出血的临床应用。《衡阳医学院学报》1996 年 4 期）。

在中药注射剂的现代化尝试中，曾研制出单方益母草注射液。

边振考等报道，益母草用于冠心病、高血压、高黏血症的治疗，可单独煎汤内服，一般 100 克左右，每天 1 剂；为增加药效，常将益母草配入复方中（边振考、吕晓顺：益母草的新用途。《药学实践杂志》1998 年 5 期）。现代药理研究已证明益母草对心血管系统的作用：有强心、增加冠脉血流量的作用，并能相应地减慢心率；能增加股动脉血流量和降低血管阻力，对血管壁有直接扩张作用；益母草对血小板聚集、血小板血栓形成、纤维蛋白血栓形成及红细胞的聚集均有抑制作用。

活血止痒——治遍身痛痒方、益母草膏

治遍身痛痒方：益母草熬浓汤服，并洗浴数次。方见《验方新编》卷十。

在《神农本草经》中早有记载，益母草"茎，主瘾疹痒，可作汤浴"。《本草纲目》中更忠实地复述了益母草"主瘾疹痒，可作浴汤"功效，说明此功效以外治取效更好。此方内服加外洗，疗效较为可靠。国医大师朱良春认为："益母草的消风止痒作用，全在其能入血行血，盖血活风自散也。"

现今用益母草治疗荨麻疹是该功效的体现。荨麻疹是一种常见的皮肤病，蔡文科等采用单味益母草内服外洗治疗30例。内服：益母草30克，水煎分服，2周为1疗程；外洗：益母草120克，洗刷淘清，水浸2小时后，加水至3000毫升，煎15分钟，待稍凉后全身沐浴，每日1次。结果：25例痊愈，5例有效。益母草内服外洗能消除过敏原、抗组织胺、改善皮肤血流。（《浙江中医杂志》2001年3期）

再如治疗皮肤瘙痒症。据陈红英报道（益母草膏治疗女性皮肤瘙痒症21例。《中国乡村医生杂志》2000年6期），用益母草膏治疗21例女性皮肤瘙痒患者，采用市售益母草膏，每次20克，每日3次口服，20天为一疗程。结果21例均获痊愈。皮肤瘙痒属中医学"痒风"范畴。病机变化多为风、湿、热三气之邪，阻滞肌肤，日久血燥生风，皮肤失于滋养所成。女性患者其生理特点以血为基本，采用益母草味辛则风可散，血可活，行血而祛风，风去痒自除。

美容佳品——益母草涂方、炼益母草泽面法

益母草涂方：治面黚黯黯，用益母草灰一升，以醋和为团。以炭火煅七度后，入乳钵中研细，用蜜和匀，入盒中。每至临卧时，先浆水洗面，

后涂之。方见《圣济总录》卷一百零一。面黚黠黯，当指面部黧黑斑。

唐则天大皇后炼益母草泽面法：五月五日采根苗具者，勿令着土，暴干捣罗，以面水和成团，如鸡子大，再暴干。仍作一炉，四旁开窍，上下置火，安药中央。大火烧一炊久，即去大火，留小火养之，勿令火绝。经一复时出之，瓷器中研制，筛再研，三日收用。如澡豆法，日用。一方，每十两加滑石一两，胭脂一钱。

武则天所用"炼益母草泽面法"见于《本草纲目》卷十五引"苏颂曰"，其出处自当指宋代《本草图经》。"一复时"，亦作一伏时，即一昼夜。澡豆，为古代供洗涤用的粉剂，用豆末合诸药制成，以洗手面，令皮肤光润。其实，早在唐代陈藏器《本草拾遗》中就已记载益母草"苗、子入面药，令人光泽。"

用益母草治疗痤疮亦是其作为面药的进一步应用。唐代《新修本草》中有益母草"敷疔肿，服汁使疔肿毒内消"的记载。宋代《太平圣惠方》有"治疔肿至甚：益母草茎叶，烂捣敷疮上，又绞取汁五合服之，即内消。"

益母草可制面膜用于治疗面部痤疮。据许文红报道，用益母草面膜外敷治疗面部痤疮 78 例。治疗方法：面部皮肤经洁肤、负离子喷雾同时按摩 10 分钟后，去除粉刺及成熟脓头，取益母草浓缩颗粒剂 1 包（含生药 15 克），用清水溶解后，加入面膜粉中调成糊状，涂敷于面部皮肤，约 2 毫米厚，露出口眼鼻，30 分钟后洗去，每周 2 次，4 周为 1 疗程。结果基本痊愈 40 例，显效 24 例，有效 12 例，无效 2 例，总有效率 97.5%（《浙江中医学院学报》2004 年 5 期）。痤疮属"肺风粉刺"范畴，发病主要为先天肾阴不足，相火天癸过旺；后天肺胃火热上蒸，以致血浊瘀滞头面所致，治当滋阴泻火、清热解毒、凉血活血。益母草凉血解毒中兼存活血行血消肿的功效，对痤疮日久，局部血热瘀滞疗效明显。

则天皇后美容留颜方

上面已经提到了"唐则天大皇后炼益母草泽面法"，在此将展开一番考证。

据史籍记载，武则天（624–705 年）长期注重保养容颜，除了内服延缓衰老的药物外，还天天不忘外涂美容药。她善于保养，并且效果很好，令周围的人都觉察不到年事已高的皇后有急剧衰老的迹象。《新唐书》记载晚年的武则天说："太后虽春秋高，善自涂泽，虽左右不悟其衰。"至于所涂是何药物，《新唐书》未载。

编撰于公元 657–659 年的《新修本草》，记载有益母草面药，制法如下：农历五月初五，采收益母草全株，晒干研细，加入适量水和面粉，调和成团。然后用一个黄泥炉子，底层铺炭，中间置药，武火烧约一顿饭时，再改用文火煨一昼夜。把药取出后研末，加入适量滑石粉与胭脂调匀备用。用时每日早晚以此药擦洗脸面、双手。

这种办法得到则天皇后的沿用？《新修本草》编撰之时，武则天年仅三十多岁。所以，《新修本草》中的记述是否得到武则天在年轻时应用，并不明确，它是不是因此而成为了后来的"武则天留颜方"，也不得而知。

益母草的美容功效，较早在唐代陈藏器《本草拾遗》（公元 739 年）中有所记载："（益母草）苗、子入面药，令人光泽，治粉刺。"如果这种认识本于"武则天留颜方"，则至少从时间先后上是合理的。

在武则天去世四十多年后，王焘在《外台秘要》（撰成于天宝十一年即 752 年）中专门记载了武则天曾经长期用过的一首外涂美容药方，内中的主要药物是益母草，称之为"近效则天大圣皇后炼益母草留颜方"，其功效特异："此药洗面，觉面皮手滑润，颜色光泽"，使用后"经月余生血色，红鲜光泽，异于寻常。如经年用之，朝暮不绝，年四五十妇人，如十五女子。"

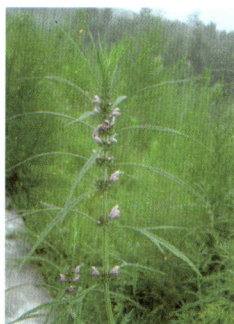

现代研究并茺蔚子证治

益母草中主要含有益母草碱和水苏碱，前者为主要的有效成分，后者的含量最高。此外尚含有月桂酸、氯化钾、维生素 A 类物质。益母草对子宫有兴奋作用，能使子宫的振幅增大，收缩率、紧张度均增加；还能增加冠状动脉阻力，对心肌有保护作用；对血小板聚集、血小板血栓形成以及红细胞聚集生长均有抑制作用，可降低血液黏度；直接兴奋呼吸中枢，并有利尿、降压、抑菌等作用。

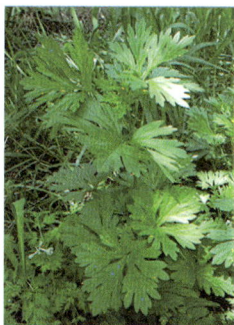

益母草植株

益母草具有降压作用，已被现代药理研究所证实，但它主要适用于高血压之肝阳偏亢证。国医大师朱良春指出："益母草有显著的清肝降逆作用，对产后高血压症尤验，但用量必须增至 60 克，药效始宏。"

益母草入汤剂的常用剂量为 9 ~ 30 克，鲜品 12 ~ 40 克。由于对子宫有直接兴奋作用，孕妇应慎用。

益母草的种子即中药茺蔚子，呈三棱形，又名三角小胡麻。味辛、苦，性微寒，归心包、肝经，功能活血调经，清肝明目。常用于月经不调，经闭，痛经，目赤翳障，头晕胀痛等。常用量5～9克。对于瞳孔散大者慎用。其明目作用在《神农本草经》中有明确记述。

河南名医毛德西曾撰文"活血降压茺蔚子"，重点论述茺蔚子有活血行滞的功效。

余在年青时，曾随登封中岳名医耿彝斋先生（时年74岁）学习数月。先生善治杂病，常用茺蔚子治疗高血压病，问其作用，他仅言四字：却瘀导滞。后在临床实践中逐渐体会到此言凿凿。却瘀者，退瘀也；导滞者，使"滞"有疏通之机。换言之，即可使上部瘀滞下行消散。后又读朱师墨先生所编著的《施今墨医案验方合编注笺》一书，更使我深信茺蔚子的"却瘀导滞"之功，具体到临床功效，以活血降压尤为突出。

茺蔚子，即益母草之子。味辛甘、性凉，无毒，入心、肝二经。明代李时珍《本草纲目》说此物"顺气活血，养肝益心，安魂定魄""行血甚捷"。清代何本立《务中药性》明确指出，本品"去瘀生新"。施今墨先生善用茺蔚子治疗高血压病，他所拟制的"高血压速效丸"，主药即是茺蔚子。

施今墨治疗高血压主一"通"字，认为使用茺蔚子、牛膝之类药物，可"顺而导之，使血液不致上壅。脉络贯通，上下血液分布均衡，血压自然恢复正常。"笔者受前辈经验启发，常用茺蔚子治疗高血压病。凡高血压出现心肝火旺、脉络不和证，见头痛、目胀、视物昏花、心烦失眠，可采用之。加减：头痛者加夏枯草、川芎；目胀者加菊花、昆布；眼生翳膜者加青箱子、石决明；心烦失眠者加栀子、炒酸枣仁。并拟茺蔚子汤：茺蔚子 15～30 克，炒川芎 5 克，赤芍 15 克，怀牛膝 10 克，夏枯草 15～30 克。用于高血压病，每获良效。

曾治谢某，女性，44 岁，1996 年 7 月就诊。高血压病史 8 年。经常头痛目胀，面部烘热，失眠，舌质暗红，舌苔薄白偏干，脉弦细紧。血压 148/98 毫米汞柱。辨证属心肝血热、脉络瘀阻。治则：清心凉肝，通络降压。处方：茺蔚子 25 克，炒川芎 5 克，赤芍 15 克，丝瓜络 30 克，怀牛膝 15 克，夏枯草 25 克，女贞子 30 克，旱莲草 30 克。3 剂后，头痛目胀明显减轻，血压 130/90 毫米汞柱。上方加焦栀子 5 克、杭菊花 30 克、炒酸枣仁 15 克，又服 8 剂，症状基本消失，血压 125/83 毫米汞柱。

注意事项：前人认为茺蔚子于瞳孔散大者不宜服用，妊娠期慎用。

神农本草经

上品

充蔚子

充蔚子 味辛，微温。主明目益精，除水气。久服轻身。茎，主瘾疹痒，可作汤浴。一名益母，一名益明，一名大札。生池泽。

《名医》曰：一名贞蔚，生海滨，五月采。

案《说文》云：萑，萑也。《广雅》云：益母，充蔚也。《尔雅》云：萑，萑。郭璞云：今茺蔚也。《毛诗》云：中谷有蓷。陆玑云：旧说及魏博士济阴周元明，皆云蓷即是也。《韩诗》及三苍说，悉云益母，故曾子见益母而感。刘歆曰：蓷，臭秽。臭秽，即茺蔚也。旧作芜，非。

—— 清·孙星衍、孙冯翼辑本《神农本草经》

〖注释〗

① 明目益精：明目，指使眼睛看得清楚。益精，指补益精气。益，有利于、有益于。

② 水气：其一，中医病机概念，即中医所称寒水之气，谓人体之水气因受寒而凝滞不化；其二，中医病症名，指水肿。

③ 轻身：指身体轻盈。尚有另意，一意道教谓使身体轻健而能轻举，一意指飞升，登仙。

④ 瘾疹：中医病症名，属于常见的皮肤病。中医亦有称其为风疹块、风痦（bei）瘟、风瘙瘾疹、赤白游风。因皮肤上出现鲜红色或苍白色风团，时隐时现，故名。与西医所称荨麻疹临床表现类似，以瘙痒性风团，突然发生，迅速消退，不留任何痕迹为特征，有急性、慢性两类，急性者骤发速愈，慢性者反复发作达数月或更久。可发生在任何年龄、季节，男女皆可患病。中医文献对瘾疹的记载，较早的如汉代《金匮要略》指出："邪气中经，则身痒而瘾疹。""风气相搏，风强则为瘾疹，身体发痒。"对病名、病因、症状都有简略叙述。

⑤ 生池泽：指药材生境为池塘水域。"泽"即零小的洼地，如湖泽、沼泽等；"池"即池塘。

山　药
（薯　蓣）

山　芋　似　薯

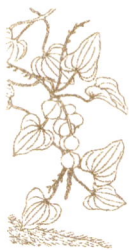

Dioscorea opposita Thunb. 山药

薯蓣傍篱寒引蔓，菖蒲络石瘦生根。

参差灯火茆檐晚，童稚相呼正候门。

——宋·陆游《游近村》节选

补虚神话充饥神效

薯蓣可是好东西，既食而饱腹，又药用祛疾，久负盛名。

薯蓣又作薯豫，是山药的古称。早在周朝时期山药就已有种植。中世纪时传入日本，后又传入朝鲜。据日本专家考证，中国的山药大约于 1848 年开始传入法国，从此欧洲人才吃到甘美如饴的山药。

从古之薯蓣到今之山药，其名称的衍变与两次避讳有关：唐代宗李豫（727–779 年，其 762 ~ 779

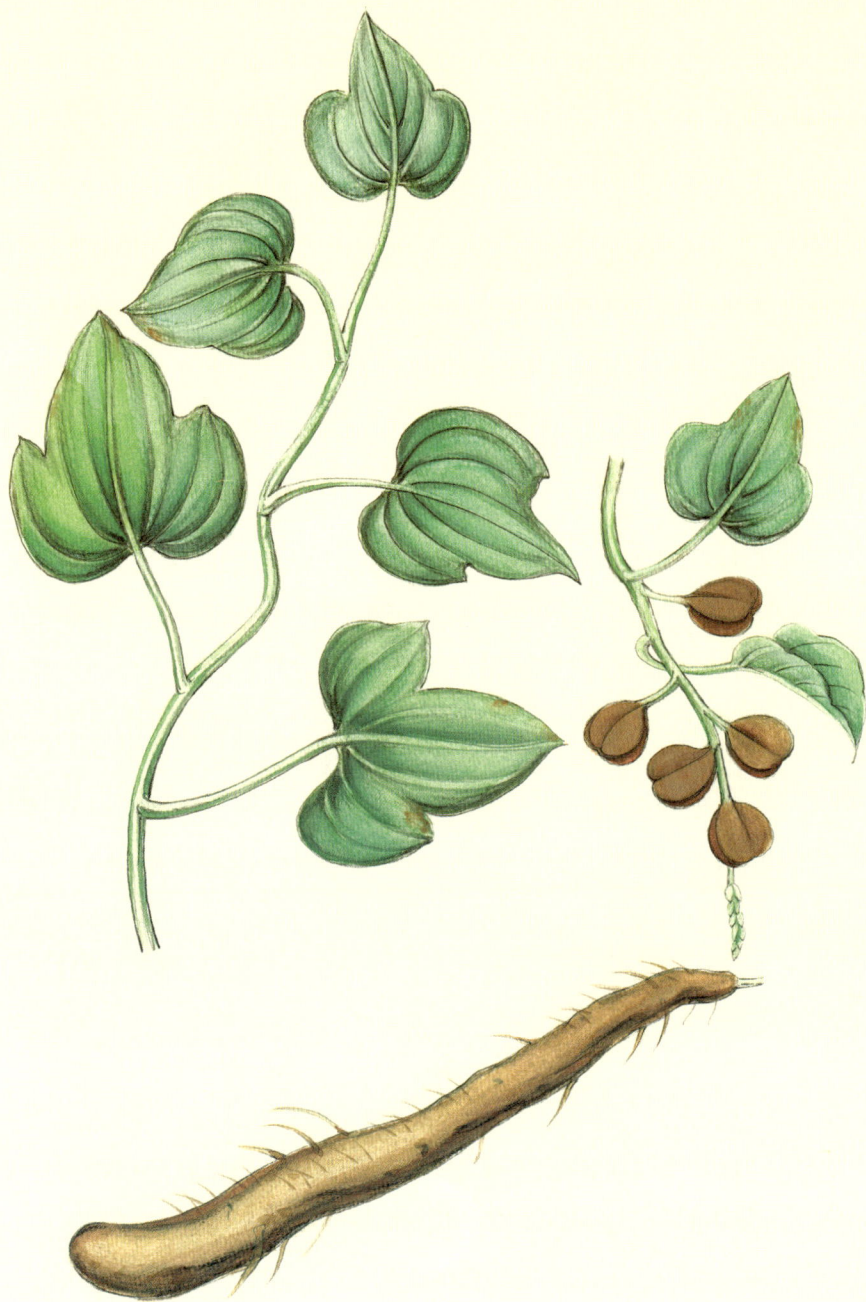

年在位）时，因避讳"豫"字而将署豫改称为薯药；后来到了宋英宗赵曙（1032–1067 年，其 1063 ~ 1067 年在位）时，因再犯避讳"曙"字而被改名为山药。

山药本为食物，其根形似芋，味甜如芋头，故也有称之为山芋的。

也有人说，山药的名称并无避讳的因素在其中，山药之名早已有之。东晋大书法家王羲之（321–379 年）就有草书《山药帖》。古时候它在不同的地方，名称是不一样的。唐代孙思邈在《备急千金要方》中指出："薯蓣生于山者，名为山药，秦楚之间名玉延。"唐代侯宁极《药谱》中也有山药之名。宋代诗人陈达叟有一首诗，名曰《玉延赞》："山有灵药，绿如仙方，削数片玉，清白花香。"借用的就是山药的别名"玉延"。即使薯蓣和山药两个名称在历史上曾经长期并存，但客观地说，到了犯避讳的时候，也只能采取回避的办法。

远在东汉永和初年时，有一采药人进入了衡山，因迷路而粮尽，只好到一山崖下休息。遇见了一位老翁，在教四五位少年读书。采药人告之以饥，老者给了他一些食物吃，这种食物就是薯蓣，并给他指出山的路径。采药人经六天才到家，还不知饥。由此采药人得知薯蓣功效神奇。

永和初，有采药衡山者，道迷粮尽，过息岩下，见一老公，四五年少，对执书。告之以饥，与其食物，如薯蓣。指教所去，六日至家，而不复饥。

——晋·罗含《湘中记》

其实，这是在借神话故事传播山药所具有的补虚功效。薯蓣野生，自可采来饱腹充饥。渴望温饱，就曾令杜甫颇向往"良田畴"丰产的薯蓣。唐乾元二年（759 年），杜甫从秦州（今甘肃天水）出发，经过礼县、西和、成县绕了一大圈，却处处解决不了一家人的温饱，所以盼望早点到达"良

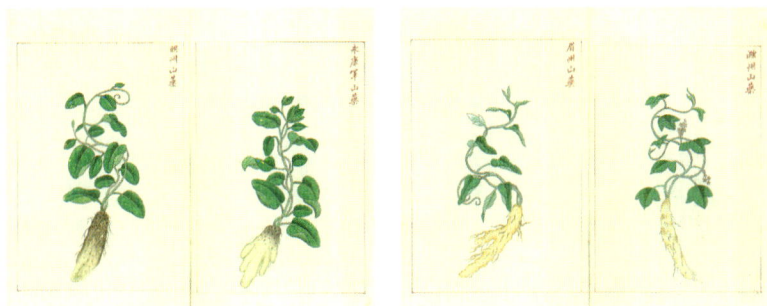

《金石昆虫草木状》中山药绘图

田畴"的栗亭。诗人多么希望在米粮之川的栗亭停下流浪的脚步，过上理想中吃饱穿暖、寄情山水的闲适生活。

栗亭名更佳，下有良田畴。充肠多薯蓣，崖蜜亦易求。密竹夏冬笋，清池可方舟。虽伤旅寓远，庶遂平生游。

——唐·杜甫《发秦州》

看看明代刘崧《尝山药》诗，就言传山药有补益丹田的功效。从《晋中记》到《尝山药》，前后对观，晋时并无避讳而称薯蓣，759 年杜甫写《发秦州》时因早于 762 年唐代宗即位（李豫公元 762 ~ 779 年在位共18 年），故尚未避讳仍称薯蓣。其后却称山药而不称薯蓣了，如唐代韦应物（737–786 年）"山药寒始华"、韩愈（768–824 年）"山药煮可掘"诗句。到明代也称它山药，可见避讳之说总不是空穴来风。

谁种山中玉，修圆故自匀，野人寻得惯，带雨屦来新。味益丹田暖，香凝石髓春，商芝亦何事，空负白头人。

——明·刘崧《尝山药》

《神农本草经》所载署豫即为当今药用的山药，为目前较常用中药，其药材来源为薯蓣科植物薯蓣 *Dioscorea opposita* Thunb. 的干燥根茎。

现今对山药药性的认识：味甘性平，归脾、肺、肾经。生山药功能补脾养胃、生津益肺、补肾涩精，常用于脾虚食少，久泻不止，肺虚喘咳，肾虚遗精，带下，尿频，虚热消渴；麸炒山药功能补脾健胃，常用于脾虚食少，泄泻便溏，白带过多。即补阴宜生用，健脾止泻宜炒用。有一首《山药歌》说的就是山药的功效：

"健脾止泻山药良，涩精止带赖滋养。外敷痈肿能消散，虚劳羸弱服之安。"

山药之道地产地

薯蓣为多年生缠绕草本植物，它的茎蔓表面为绿色、褐色或带紫色，茎长可达几十米，叶片沿蔓茎对生或互生，为网状叶脉，叶片形状变化很大，有心脏形的，也有戟形或箭形的，颜色从浓绿到浅绿。薯蓣茎上在一些叶柄基部可生长出一种小的块茎（珠芽），叫零余子，落入土中即可生芽繁殖。零余子或直呼其为山

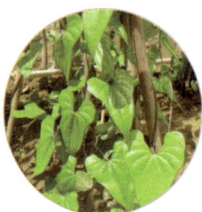

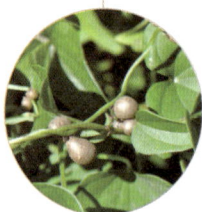

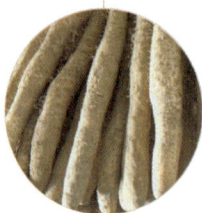

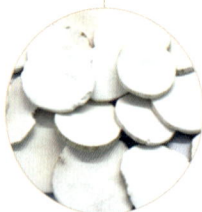

药豆，可以食用。

处方时，山药有时写为怀山药或淮山药，强调的是药材的道地性。称怀山药者，系指怀庆府（河南沁阳、博爱、武陟、孟县、温县等地）所出产者，为全国驰名的四大怀药（地黄、牛膝、菊花、山药）之一，栽培面积大，产量高，质量好。称淮山药者，指淮河流域即河南、江苏一带所出产者，质量较好。历史上称怀山药为佳者在本草中屡见，如《名医别录》有"薯蓣生嵩高山谷。"《本草品汇精要》有"今河南者佳"。清代《植物名实图考》："生怀庆山中者白细坚实，入药用之"。质优上等的山药具有粉性足、质坚实、颜色白、体粗直的特点。

文献记载中，公元前 734 年，卫桓公向周王室进贡怀山药，至今已近 3000 年。

河南温县人讲山药的故事，自然要说温县的山药最地道，最传奇。三国时期的司马懿，字仲达，是河内温县孝敬里即今日温县招贤镇人。司马懿在魏都任大将军，同乡绅士郭高升到许昌去拜访他，带去家乡的土特产——铁棍山药。将军看重来自家乡的礼物，以贵宾之礼相待郭高升，随后委任他为怀庆府尹。

中国中医科学院的罗大伦博士亲临考查过河南焦作地区（属怀庆府所辖）的怀山药的道地性。据他介绍：

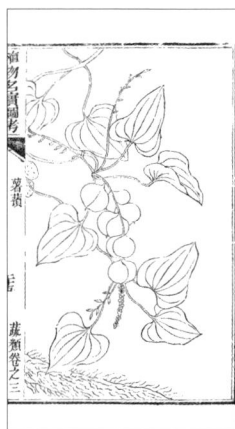

《植物名实图考》卷三中山药绘图

怀山药是产在焦作地区山药的统称，铁棍山药为怀山药中之上品，而温县的垆土铁棍山药，又是上品中之臻品。……我有幸来到了焦作温县，垆土怀山药的产地，青峰岭一带考察，看看到底什么是垆土怀山药。这一看，觉得学问多多。

　　原来，焦作一带产的山药，都叫怀山药，药效都很好。但是这里面还有细微的差异，在沙土里面长的，叫沙土怀山药，特点是笔直，粗细均匀，会长得很长，我们通常在市场上看到的，是这种怀山药。而怀山药里面的上品，叫垆土怀山药，这种垆土，我亲自看了，是一种非常特别的泥土，这种土干燥以后，非常坚硬，我觉得如同农村用来砌墙的泥坯干燥后的硬度，下雨润湿了，又很黏腻。垆土怀山药，就是在这样的地里生长的。……在地里，我看到农民开始挖山药了，一般是霜降过后开挖，他们要挖到一米来深的沟，才能把山药完整挖出来。

　　河南的铁棍山药因为其生长土质不同，又分为两种——垆土铁棍山药和沙土铁棍山药。

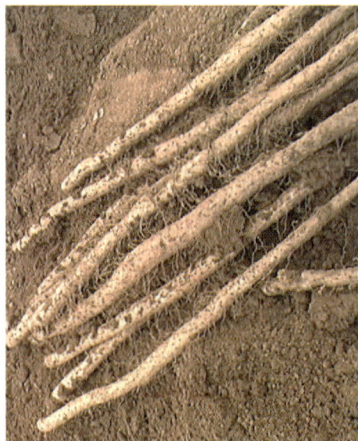

新采挖的铁棍山药

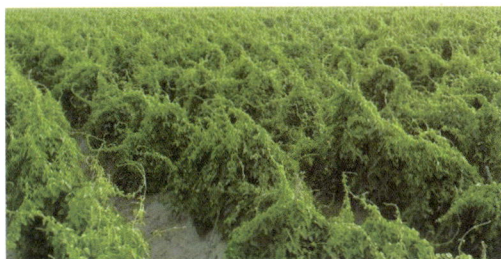

　　垆土铁棍山药又称翻地垆土山药，因为垆土的地质坚瓷硬实，黏性大，土质硬，所以它长得弯弯扭扭，虽然不好看，山药身短，外观不是很直，但属于铁棍山药中的极品，口感好，更瓷实一些，营养相对高。

　　沙土铁棍山药因种植在沙地里，长得一般比垆土山药长，外观也比较直。沙土地松软，所以沙土铁棍山药水气稍大。沙土铁棍山药呈圆柱形，表皮土褐色，密布细毛，有紫红色不光泽斑。肉极细腻，白里透黄，质坚粉足，黏液质少，久煮不散，味香、微甜、口感特好。

　　温县出产的垆土、沙土铁棍山药的皮都非常薄，尤其是煮熟后非常明显。

　　生长有其地，采收有其时，方能成就中药材的道地性。宝贵经验的延续犹如醇酒，历久弥珍。谁也不能否认，道地中药材真正是从实践中来到实践中去的认识。

"主伤中"能补脾养胃

　　《神农本草经》所载山药的功效，除了"除寒热邪气"之外皆与补虚有关，而其首言"主伤中，补虚羸"，在后世临床应用中则首推其补脾养胃之功。脾主肌肉、四肢，其"补中益气力，长肌肉"亦不外其补脾养胃之功。

临床用山药补脾止泻之功，而适用于治疗脾气虚弱，倦怠乏力，食欲不振，久泻不止。如名方参苓白术散（《太平惠民和剂局方》）用山药配党参、白术、茯苓等，共成益气健脾、渗湿止泻之剂。名医叶橘泉（1896—1989 年）擅用食治法，代表作有专著《叶橘泉食物中药与便方》。对参苓白术散，他的经验体会有：运用该方，以粉剂内服效果好，煎剂的效力大减；山药应生研而不用炒品，白扁豆、莲肉、薏苡仁宜炒熟后研粉。如果将本方加入等量糯米粉，再加入红枣泥、砂糖，可制作成糕点，是一种最为理想的制剂。他应用的案例如下。

曾治一患者患慢性腹泻一年余，原有肺结核病史，衰弱疲惫，腹泻晚间较甚，中西医药应用殆尽。后经上海某医院诊断为"肠结核"，用次硝酸铋，虽见效一时，但稍着寒，或偶吃了一点油脂类，又泻了。以致衰弱疲乏，面无血色，食欲不振，脉虚软无力。因嘱服参苓白术散粉剂，每日三次，每次二三钱（6～9 克），红枣汤调服。一方面吃红枣糯米粥，有时把药粉和入粥内吃。特别注意饮食，保温腹部，防止寒冷。这样，连续服食三个月，不仅腹泻症状消失了，而且改善消化和食欲，全身营养状况亦大为改善，获得了根本的治愈。（《叶橘泉论医药》）

明代王肯堂《证治准绳》有蔲莲饮，以干山药、石莲肉各等份，研为细末，生姜与茶煎汤调服，每次 6 克，能补气健脾，可治休息痢，形体消瘦。明代陈实功《外科正宗》有八珍糕，同用山药、党参、茯苓、芡实、莲肉等份，再加糯米和粳米，共研为细末，将白糖和白蜜于汤中炖化，再和药末，蒸条烘干，晨服数条。功能养脾胃，助元阳。此寓药治于食疗，可治痈疽，脾胃虚弱，食少神疲，或恶心呕吐泄泻。近代张锡纯《医学衷中参西录》扶中汤，用山药配白术、龙眼肉，治脾虚久泻，逐渐羸弱，乏气少力。

安徽淮南刘时尹有一典型治验，久服山药补助脾胃竟治愈顽固闭经，取效颇奇。

闭经原因不外虚实两端。虚者，或因肝肾不足，精血亏虚；或因素体气血虚弱。实者，或因气滞血瘀，或痰湿内阻，冲任不通之故。笔者曾治一闭经患者，用益气扶脾、养血调经；滋补肝肾、养血调经；理气行滞、活血化瘀诸法未效。余沉思，久羔之疾，非急于求成者可为，遂以毛山药（注：毛山药粉性强，光山药脆性大）每日30克，加食糖煮食，1个月为1个疗程，拟服3个疗程后，再以山楂30克加红糖蒸服。患者仅服2个疗程，月经即来潮。续服2个月，月经通调，体健神旺。

……张锡纯推崇山药液多质浓，强志育神，补脾土之功最捷，健脾补中气而不滞气，养肺肾之阴血不碍渗湿，温养中兼有收涩，用之虽功缓而效佳。《内经》云："脾主思""脾藏意"，闭经多因思虑劳苦，积郁日久而伤脾。今取山药补脾胃，功专力达，精充血旺，气郁可解。（《长江医话》）

虚羸能补可益肺肾

山药"色白入肺"而补肺止咳，适用于肺虚久嗽或虚嗽。如《金匮要略》薯蓣丸，用山药配伍人参、白术、当归、白芍、地黄、阿胶等，治疗虚劳咳嗽。单方可选用山药煮汁代茶常饮。

曾有位妇女，在生孩子十几天后发病，开始大喘大汗，身上发热，同时咳嗽。某医从虚而治，开了黄芪、熟地黄、白芍等补气血之药，服用后汗出不见减少反而越出越多了。后来请来了张锡纯。张锡纯从脉证来看，脉搏很快然而十分虚弱，亦觉虚极而难救。该用什么办法呢？张锡纯让其家人单取山药一味，每天用六两，熬水慢慢地喝，喝完了加水再熬，一天所饮用的都是这山药水。结果"三日后诸病皆愈"。仅仅是山药单方，为什么会有如此好的治疗效果呢？这正是充分发挥了山药补肺、补脾的功效，不但扶助正气，还可以止咳——药证相对。

一妇人，产后十余日，大喘大汗，身热劳嗽。医者用黄芪、熟地、白芍等药，汗出愈多。后延愚诊视，脉甚虚弱，数至七至，审证论脉，似在不治。俾其急用生山药六两，煮汁徐徐饮之，饮完添水重煮，一昼夜所饮之水，皆取于山药中。翌日又换山药六两，仍如此煮饮之。三日后诸病皆愈。

——张锡纯《医学衷中参西录》医方篇

"牛蒡子 – 山药"这一药对，也出自《医学衷中参西录》。张锡纯认为，山药可以补肺脾肾之气，多服久服或有壅滞，而牛蒡子性较滑利，又能降肺气之逆，二者相济为用，可以清痰涎、利肺气，为养肺止嗽的要药。"牛蒡子山药并用最善止嗽"，故张锡纯所拟治咳喘的方药多用到牛蒡子、山药药对。如：用此药对配伍玄参、白术、鸡内金，组成"资生汤"，治疗"劳瘵羸弱已甚，饮食减少，喘促咳嗽，身热脉虚数者"；此药对配伍大熟地、山萸肉、生杭芍、紫苏子、生龙骨、甘草，组成"薯蓣纳气汤"，治疗"阴虚不纳气做喘逆"；在滋培汤、清降汤等处方中也用到了牛蒡子、山药药对。《祝谌予临床经验辑要》中认为，山药、牛蒡子配伍具有补益脾肾、清热解毒、利咽喉之效，适用于喉中水鸣声，胸膈闷，但咳之不甚者。临床上依据二药的药性特点，可以应用于热邪、燥热、湿热、痰热、阴虚引起的咳喘而见咳嗽、气喘、痰黏难咯出者。

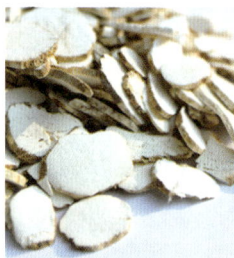

怀山药饮片

山药补肾固精，适用于肾虚不固所致的遗精、小便频数、妇女带下过多等。如《景岳全书》秘元煎，用山药配伍远志、芡实等，治疗肾虚遗精。《儒门事亲》用干山药（去皮，白矾水内渍过，慢火焙干）、白茯苓各等份，共研细末，稀米饮调服6克，治小便多，滑数不禁。

山药配伍党参、苍术等常用于治疗肾虚不固的白带过多。如《傅青主女科》完带汤，药用炒山药、炒白术、党参、白芍、车前子、苍术、炙甘草、陈皮、荆芥穗、柴胡，功能益气健脾、祛湿止带。现今临床常用此方治疗妇女生殖系统慢性炎症所引起的白带症。同书易黄汤，是健脾除湿、清热止带之剂，药用炒山药、炒芡实、盐黄柏、车前子、白果，可治脾虚湿热带下，色白兼黄，稠黏量多，其气腥臭，头晕且重，体倦乏力。亦是清热利湿止带的有效成方之一。

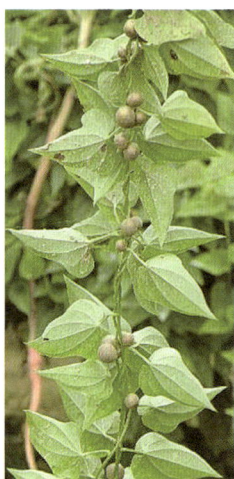

山药叶的反面与山药豆

山药补气养阴而止渴，是治疗消渴常用之药。用山药治疗消渴病，古今医家均很重视，一般与黄芪、生地黄、天花粉同用。如张锡纯的"玉液汤"方即以大剂量山药配伍黄芪为主药。

山药食疗调治奇效

调补脾胃，可资食疗。用山药粥食疗的方法既实用又治病。如明代刘天和《保寿堂经验方》有治泄泻、少进饮食方：用糯米一升，水浸一宿，沥干，慢火炒，令极热，磨细，罗过如飞面，将怀庆山药一两碾末，入米粉内，每日清晨用半盏；再入沙糖一茶匙、胡椒末少许，将极流滚汤调食。其味极佳，且不厌人。大有滋补，久服之，精寒不能成孕者亦孕。至清代陆以湉《冷庐医话》又传其方，并解说："盖有山药在内故也。此是一秘方，勿轻视也。"

近代名医张锡纯擅长用山药食疗法，其山药煮粥方（以山药代米）有珠玉二宝粥、薯蓣半夏粥、薯蓣粥、薯蓣鸡子黄粥、三宝粥、薯蓣苤苢（fúyǐ，古书上称车前草）粥等。如珠玉二宝粥用山药 60 克，生薏米 60 克，柿霜饼 24 克，先将山药、薏米捣成粗渣，煮至烂熟，再将柿霜饼切碎，调入溶化，随意食之，有清肺补脾、滋阴益气之效，对于因气阴亏损引起的不思饮食、午后潮热，甚或骨蒸盗汗，咳嗽夜重，服此有效。因生薏米如珠，而山药如玉，故得"珠玉二宝"之美名。

一妇人，年三十余。泄泻数月不止，病势垂危。倩人送信于其父母，其父将往瞻视，询方于愚。言从前屡次延医治疗，百药不效。因授以山药煮粥方，日服三次，两日全愈。又服数日，身亦康健。

——张锡纯《医学衷中参西录》医方篇

张锡纯对山药煮粥有专门的论述：

"惟山药脾肾双补，在上能清，在下能固，利小便而能止大便，且又为寻常之物，以之作粥，少加沙糖调和，小儿必喜食之。愚以此方治小儿多矣，甚勿以为寻常服食之物而忽之也。"

并且他强调煮山药粥"必以生者煮之，始能成粥，炒熟者则不能成粥矣。"对于多服久服而出现发闷现象，可配服西药胃蛋白酶一片（张氏时称之为"百布圣"），"更多进饮食"。用西药来抑制中药的不良反应，张锡纯不亏为中西汇通派的代表人物。

北京名医陈文伯（1936–2018 年）有"食补为先"的妙论，堪称深得孙思邈"不知食宜者，不足以存生"之真谛。他也有用山药食治的宝贵验案：

曾治一例老年痰喘病人，时年五十余岁，但喘症已有三十余年病史。患者诉说，每年间断服用中西药物，但痰喘之症，有日益加重之势，稍事活动喘促不安，虽服化痰之药而痰涎难去。近日每至夜间难以入寐。证属脾肾不足之虚喘。嘱其每日加服鲜山药 60 ~ 100 克以代食用，服后喘减痰少，一夜眠安。患者大喜，每日坚持进食鲜山药 100 克左右。月余再诊之时，精神转佳，夜寐则安，痰涎已少，喘息已平。致谢时，连连称赞，此为妙法！山药补而不滞，堪称健脾益肾之良药，脾健则痰源可去，肾充则纳气归元，痰去、肾充则神安，正复神安则喘症可平。

十几年前，治疗一例婚后十年流产四胎的中学教师，当时又已身孕二月。诊其脉细滑，尺脉弱，时有腰酸下坠，纳呆，食少，神疲，嗜卧，服数剂中药诸症稍有好转，但腰酸纳少之症未除，其脉如前。知其脾肾不足难以速效，当用健脾益肾安胎壮子之补法。嘱其每日以鲜山药进补，以饱为度，有时日进半斤许，服至数月后，饮食倍增，精力充沛，延期

半月余始生一男孩，体重七斤。时至今年已足 14 岁，体壮智聪，发育优良。(《燕山医话》)

山药入汤剂每剂常用量 10 ～ 30 克，大剂量可用至 60 ～ 250 克；研末吞服每次 6 ～ 10 克。山药养阴而能助湿，故湿盛中满或有积滞者宜慎用。

山药菜点风味独特

山药富含淀粉、淀粉酶、蛋白质、氨基酸、维生素、多糖、微量元素及矿物质，其新鲜根茎中含有盐酸多巴胺、四氢异喹啉、山药素、胆碱等。山药有调节免疫功能，对高血糖有降低作用，并有滋补、助消化、祛痰止咳、降血脂、延缓衰老等作用。

元代忽思慧《饮膳正要》中有山药面，还说它能补虚羸，益元气。从它的用料与做法上，不难看出这是一款滋补又美味的面食。

白面六斤，鸡子十个取白，生姜汁二合，豆粉四两。上件，用山药三斤，煮熟，研泥，同和面，羊肉二脚子，切丁头乞马，用好肉汤下炒，葱、盐调和。

——元·忽思慧《饮膳正要》

山药食用甚为普遍。食用山药粗加区分有脆山药与面山药两种。其中脆山药含水分高，更多供炒食，或与其他青菜搭配。而面山药含水分少，粉性强，供蒸食或炖煮食用。

食疗食补时，以选择面山药效果更好。用鲜山药制成山药扁豆糕或小米山药糕，蒸熟后食用，对消化吸收功能较差者，长期服用可改善脾胃功能，增强体质。

山药还被推荐为瘦身的健康食品。因为山药具有热量少、营养丰富的特点，食用后能增加饱腹感，通过健脾可以利水消肿，瘦身的同时又可养颜。山药富含黏液质成分，食用后可供给人体大量的黏液蛋白，作为一种多糖蛋白质的混合物，它对人体有特殊保健作用，并能减少皮下脂肪堆积。所以山药诚为理想的减肥健美食品。

既为药食两用的珍品，用山药为原料可制作出不同风味的名菜。

在江苏菜系中有："蜜枣扒山药"，主料山药加蜜枣，特点油润香甜；"炒三泥"，主料山药、熟枣泥、鲜豌豆，特点香甜酥松软糯；"双味素虾仁"，用熟山药泥制成虾仁形状，经氽水、油炸，分开炒成两色双味，分别为加番茄酱与不加番茄酱，成品鲜香滑嫩；"熘素桂鱼"，用熟山药泥包在豆腐皮中制成"桂鱼"，炸成金黄色，经勾芡后皮脆肉嫩，甜酸可口。

与之相辉映的是，鲁菜系中也有以山药为主料的名菜"蜜汁山药"，还有"蜜汁金枣"（用山药泥包入枣泥馅制成枣状），均以金黄油亮为特点，绵软可口，口感极佳。

好多菜系中都有一款"桂花山药"，它也是家庭中较易掌握的一款甜品。你可会做？

原料：山药、桂花蜜、白醋。

做法：把山药去皮，切成长条，浸泡在加了少许白醋的清水中。锅中烧适量清水，水开后，下入山药条煮约二三分钟至断生。捞出后马上浸入凉白开过凉后，捞出沥干水分。把处理好的山药条摆盘，淋上桂花蜜即可。

新鲜山药去皮后泡在加有少许白醋的清水里，是为了防止山药条遇空气极易氧化而变色变黑。

苏州怡园玉延亭

山药除了可供食用、药用，还有与山药深有渊源的名地，可供人们游览凭吊。

怡园是苏州园林中建造时间较晚的一座。它吸取了各家园林之长，造得极为精致。

怡园原为明代状元、官至礼部尚书吴宽（1435-1504 年）的故居旧址，故居大门朝南，在修竹巷，因吴宽居此而更名"尚书里"，后来才改称"怡园里"。吴宽于明成化八年（1472 年）中状元，在为官期间修建了其故居，曾名"复园"。迄今已有五百余年的历史了。时至今日，只要进入怡园的大门，就可见到那座"玉延亭"，这可是吴宽故居旧址中尚存的遗迹。

玉延亭内悬有"玉延亭"匾，并有小序云：

"艮庵主人雅志林壑，宦退后于居室之偏，因明吴尚书'复园'故址为'怡园'。既更拓园，东地筑小亭，割地植竹，仍'复园'旧榜曰'玉延'。主人友竹不俗，竹庇主人不孤。万竿夏玉，一笠延秋，洒然清风。不学涪翁咒笋巳。壬午孟夏萧山汤纪尚谨署。"

不了解玉延的人，单从序的文字内容上看，推测其与竹有缘，竹绕亭而植，亭为竹而建，故名"玉延"。因此就有文人在发表的文章或出版的书籍，将此亭之"玉延"视为竹子。实则误矣！"玉延"之名绝与竹无关。此处之"玉延",正是用了山药的别称。

如果读了吴宽《家藏集》中的《服山药汤》诗,其缘由就十分明了。这亭子正是因为怀庆府的山药而得名的啊!其长诗如下:

> 吾家玉延亭,人比铁炉步。
>
> 玉延久不栽,亭名只如故。
>
> 客从怀庆来,老守转相附。
>
> 土产细捣成,楮橐缄且固。
>
> 严冬早朝时,沸汤满瓯注,
>
> 举匙旋调饮,何物是寒具。
>
> 空腹觉温然,卯酒真可吐。
>
> 或复好饮茶,损耗疾终痼。
>
> 惟此能补中,医家言不误,
>
> 岂缘重服食,衰质合调护。
>
> 轻身与延年,神仙非所慕。
>
> 此药初得名,宋讳不敢呼。
>
> 更名仍加号,本草为笺注。
>
> 后来陈简斋,乃有玉延赋。
>
> 登亭须满饮,名实始相副,
>
> 苏公服胡麻,说梦几时寤。

诗的起句"吾家玉延亭",说明吴宽家"复园"原有玉延亭。"玉延久不栽",可见"玉延"是一种植物,已经好久不种了。适值从"怀庆"来的客人辗转捎来的"土产",不仅有"补中"功效,还能"轻身与延年"。这是一种药物,因"避讳"的关系,有名称已经好久不叫了。"此药初得名，宋讳不敢呼。"这种药本草中就有啊，宋朝诗人陈与义（号简斋，1090–1138年）还写过《玉延赋》呢。以此为线索，让我在《玉延赋》中读到了简斋先生赞美山药的绝句：

"擅人间之三绝，色味胜而香清"。

因此，吴宽亭名中的"玉延"，正是秦楚时名唤"玉延"的那种东西，也就是薯蓣、山药。吴宽曾长期服用"山药汤"，以求滋补健身。

吴宽长年在京城做官，曾做过弘治、正德两朝帝师，办事谨慎，恪尽职守，积劳成疾。年老后体衰多病，身体虚弱，他听从医生的劝告，长服山药汤，即使在早朝时也要喝上一瓯，以滋补身体，果然"空腹觉温然"，很有成效。在《服山药汤》诗中，对山药的作用与效果，写得较为恳切，"惟此能补中，医家言不误"。为此，他在家中园地上栽种山药，以备食用，并命名所筑之亭为"玉延亭"。吴宽则自号"玉延亭主"。

怡园主人顾文彬（1810–1889年）为清朝道光年间进士，曾官浙江宁绍台道员等职。艮庵既是他的字，也是书斋名。他在清朝光绪年间购下复园旧址，筑造了怡园。他出于对前辈的尊重和敬仰，复筑"玉延亭"以缅怀吴宽，更将吴宽在故居栽种山药以及服用山药保健的故事，借以流传。

此玉延亭故事，也成为中医药文化传承中的一则风雅轶事。

署豫

署豫（旧作薯蓣。《御览》作署豫，是。）**味甘，温。主伤中，补虚羸，除寒热邪气，补中，益气力，长肌肉。久服耳目聪明，轻身不饥，延年。一名山芋。生山谷。**

吴普曰：薯蓣，一名诸署（《御览》作署豫，作诸署《艺文类聚》亦作诸）。齐越名山芋，一名修脆，一名儿草（《御览》引云，秦楚名玉延，齐越名山芋，郑赵名山芋，一名玉延）。神农：甘，小温；桐君、雷公：甘（《御览》作苦），无毒。或生临朐钟山，始生，赤茎细蔓，五月华白，七月实青黄，八月熟落，根中白，皮黄，类芋（《御览》引云，二月八月采根。恶甘遂）。

《名医》曰：秦楚名玉延，郑越名土藷，生嵩高。二月八月采根，暴干。

案《广雅》云：玉延，藷藇，署预也。《北山经》云：景山草多藷藇。郭璞云：根似羊蹄可食，今江南单呼为藷，语有轻重耳。《范子计然》云：藷藇本出三辅，白色者善。《本草衍义》云：山药上一字犯宋英庙讳，下一字曰蓣，唐代宗名豫，故改下一字为药。

—— 清·孙星衍、孙冯翼辑本《神农本草经》

神农本草经 ｜ 上品

〖注释〗

① 伤中：指内脏（五脏）损伤，有时或可仅指脾胃损伤，因脾土又为五脏之"中"。杨上善注《太素·人迎脉口诊》"寸口主中"云："中谓五脏"。《神农本草经》中主"伤中"功效者尚见于地黄（干地黄）、石斛、麦门冬等。

② 虚羸：瘦薄虚弱。可视为"虚劳羸瘦"之省文。《诸病源候论·卷三·虚劳羸瘦候》："夫血气者，所以荣养身也。虚劳之人，精髓萎竭，血气虚弱，不能充肌肤，此故羸瘦也。"《神农本草经》中石斛项下主"虚劳羸瘦"，"虚劳羸瘦"可省文作"虚羸"。

③ 寒热邪气：甘草亦主"寒热邪气"。可参见甘草项下"寒热"注释，"邪气"可参见人参项下之"除邪气"。

④ 补中：滋补五脏。五脏又以脾土为"中"，而山药的功效尤以滋补脾胃为主，此"补中"又主要体现为滋补脾胃的功用。可与"伤中"对观。

⑤ 长肌肉：增长肌肉或增强肌力的作用。长，增多；生长。《神农本草经》中主"长肌肉"功效者尚见于甘草、地黄（干地黄）等。

薏苡仁

药有簳珠

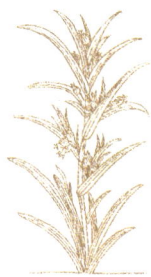

Coix lacryma-jobi L. var. *mayuen*
(Roman.) Stapf 薏苡

伏波饭薏苡，御瘴传神良。

能除五溪毒，不救谗言伤。

谗言风雨过，瘴疠久亦亡。

两俱不足治，但爱草木长。

草木各有宜，珍产骈南荒。

——宋·苏轼《小圃五咏·其五·薏苡》诗句

伏波将军载珠还

据《后汉书·马援列传》记载：

东汉时期，南方一带流行"瘴气"。感染瘴气往
往令人手足麻木无力、疼痛，下肢水肿，进而全身肿

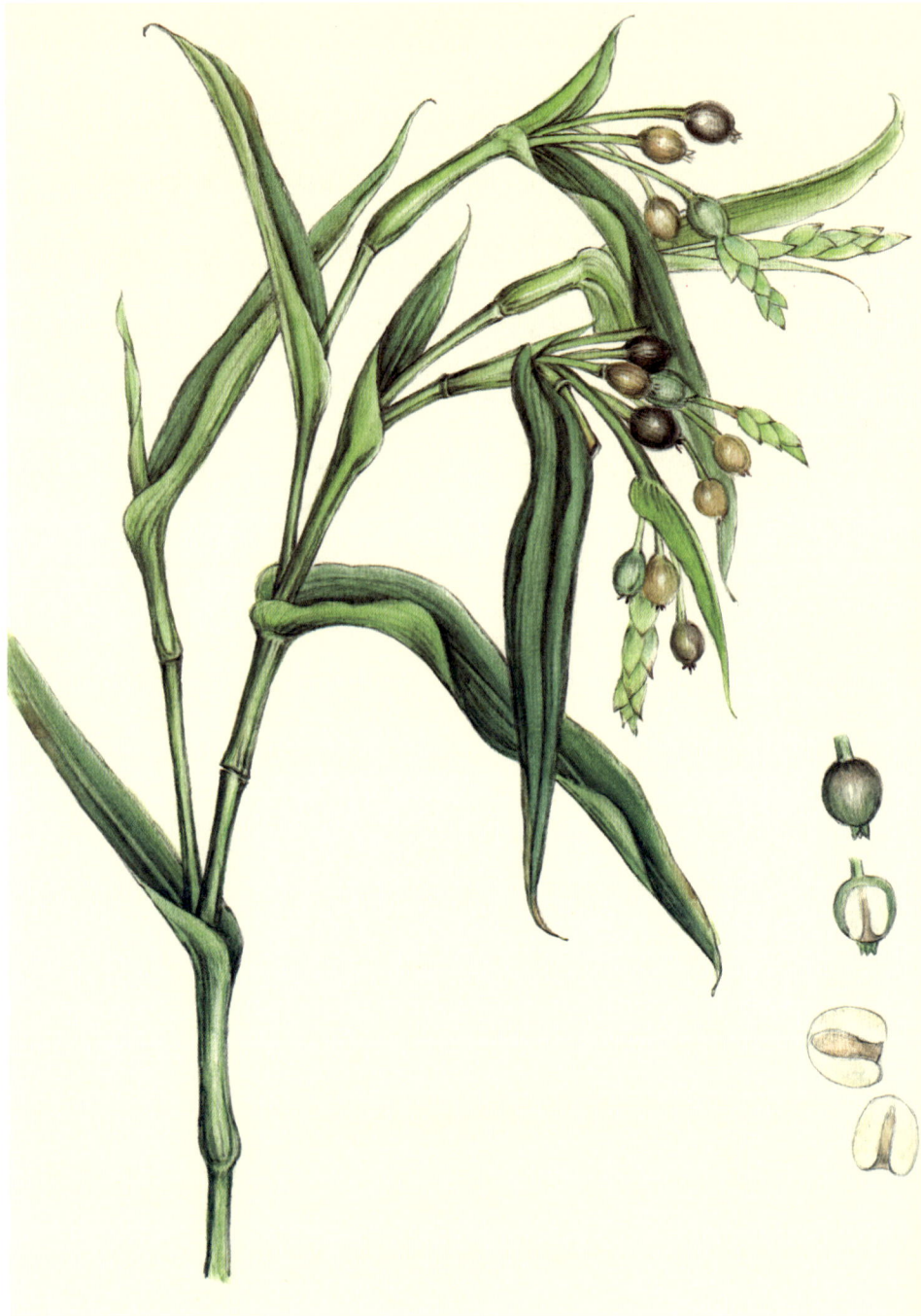

胀。由于本病多从下肢开始,故称为"脚气病"。号称伏波将军的马援(公元前 14 – 公元 49 年),奉汉光武帝刘秀之命,率军南征交趾(一名交阯,当时辖境相当于今两广一部分和越南的北部、中部),平定南疆叛乱。南征将士水土不服,多有染上脚气病者。马援采用当地民间食疗方,以薏苡仁煎水服用,治愈了该病,以后就经常服食,认为可以"以胜瘴气"。南征胜利后,马援将薏苡仁"载之一车",带回北方引种。此事被别人诬告为是他搜刮了大量"明珠文犀"——珍珠与犀角等宝物。南方人称薏苡仁为簳(gàn)珠,可能因此而讹传为明珠。文犀为有文彩之犀角,乃犀之上等佳药,汉朝时交趾为中国药用犀角之来源要地。广西桂林漓江边上的"伏波胜境"有伏波山和还珠洞,就与马援将军载回薏苡仁的典故有关。

《后汉书·马援列传》:援在交趾,常饵薏苡实,用能轻身省欲,以胜瘴气。南方薏苡实大,援欲以为种。军还,载之一车,时人以为南土珍怪,权贵皆望之。援时方有宠,故莫以闻。及卒,后有上书谮之者,以为前所载还皆明珠、文犀。帝怒。援妻孥惶惧不敢以丧还旧茔,裁买城西数亩地,藁葬而已。

———清·蒋廷锡等《古今图书集成·草木典》卷四十

马援由南方引进薏苡良药而遭诽谤,令英雄死后都不得安宁,如此境遇使人喟叹,为此而鸣不平者甚多。以借诗句咏吟薏苡为例,如《桂香室诗抄》有诗句:"清漓碧澱泛渔歌,龙隐宝珠夜浴波;词客英雄共不朽,咏吟不尽唱嘉禾。"宋代司马光薏苡诗曰:"佳实产南州,流传却山瘴。如何马伏波,坐取山丘谤。夫君道义白,复为神明相。厉气与流言,安能逗无状。"苏轼《薏苡》诗云:"伏波饭薏苡,御瘴传神良。能除五溪毒,不救谗言伤。……"

药食两用称薏米

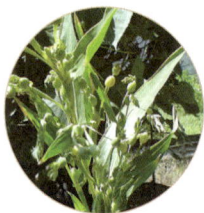

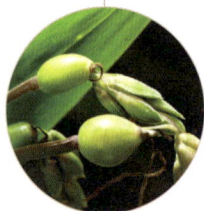

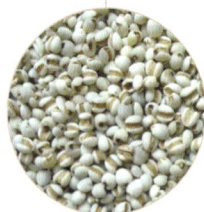

《神农本草经》首载薏苡仁，列为上品，释其别名"解蠡（lí）"。薏苡仁古今均为常用中药，其别名还有很多，如菩提珠、胶念珠、薏珠子、草珠儿、老雅珠、珍珠米等，名称体现其圆珠状的特点。

薏苡仁为禾本科一年生或多年生草本植物薏苡 *Coix lacryma-jobi* L. var. *mayuen* (Roman.) Stapf 的成熟种仁，简称薏米、苡仁，又称米仁、六谷米、薢珠，是药食两用的佳品。

薏苡的植株高大，茎秆粗壮，直立而丛生，高达一二米，基部节上生有不定根，分枝多。叶片线状披针形，叶鞘包茎，短于其节间。总状花序腋生成束，具长梗，花序上部为雄花穗，花序下部为雌花穗，它的雌花只有一枚结实。于是人们最常见的景象是：一条条伸出的薏苡长柄上只长成一颗绿色的薏苡果实，每一颗果实的顶端却连着一串吐露着米黄色花蕊的花序，同株籽粒成熟时间不一致。薏苡的果实在秋天枝叶转黄枯，全株珠粒大部分变黑灰时即可收获，一般收获期为 10 月中下旬。连秆

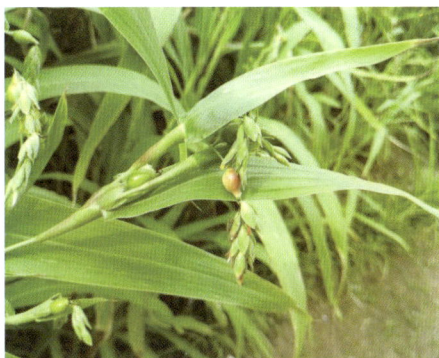
薏苡仁青果变色了

收割，整理成捆，堆放一二天后，用力摔打，薏米珠粒自行脱落，再晒干，除去外壳和黄褐色种皮及杂质，收集种仁。

薏苡是一种旱作植物，在我国从古至今都是把它当旱作栽培的，种植技术的推广多强调种植薏苡宜在排水良好的山坡上。虽然有一些资料说薏苡耐涝、耐湿，也只是把它作为一种有较高适应性的旱性植物来对待的。但在英国1974年出版的《世界水生植物淡水大型植物种属鉴定手册》一书中，明确地把薏苡列为淡水生植物。1978年日本学者报道指出，用栽培水稻的方法来栽培薏苡，产量可以大增。其实，薏苡的植物学特性上，就具有耐涝的"先天因素"。据南京药学院所进行的研究，解剖薏苡的根、茎、叶、叶鞘的结构，看到其中有大量的通气组织——排列为柱状的薄壁细胞相互分离，形成很大的气腔，这种气腔在刚发芽2～5天的幼苗根中就能明显地看到，与水稻根的结构十分相似。试验也证明，3个月积水栽培，不仅对薏苡的幼苗毫无不利影响，而且比旱地的长得好。1958年曾有报道，河南商水县遭受水灾，薏苡在水中没顶10天，以后又淹水39天，结果仍获得亩产255.5千克的收成，当时也只是把薏苡作为一种耐涝的"千里马"报道。20世纪70年代以来，江苏昆山县用水田栽培薏苡有亩产高达 458.6 千克的纪录。

若联系中医长久以来用薏苡仁来为人体"利水"，竟然与它的母体植株的"抗水"特性相合，也可以给大家产生出一些宝贵的启示。我们在赞叹中医药学发现之伟大的同时，宜再向更深处想一想，中医学可不可以进一步观察探讨一下：诸如是种植在旱地还是涝地的薏苡，其利水渗湿的作用更好呢（宁季子之问）。或者还有除痹止泻或清热排脓等作用的异同呢？若有不同，那又如何用取类比象以及更科学的理论来解释它。这更进一步的思考与考查，是不是也特别有实践意义呢？这种灵光一闪的思路，令人特别期待来日的验证。

成熟的薏苡仁呈卵圆形，白色或暗褐色，外壳硬，内部种仁白色。山东、浙江、广西等地均产。承接以上的追问，至于何者更道地更优异，也期待未来的答案。

现今对薏苡仁药性的认识：味甘、淡，性凉，归脾、胃、肺经，功能健脾渗湿、除痹止泻、清热排脓。常用于治疗水肿、脚气、小便不利、湿痹拘挛、脾虚泄泻、肺痈、肠痈；扁平疣。利湿热时一般用生薏苡仁，止泻时一般用炒薏苡仁。薏苡仁的药性比较缓和，使用时用量可大一些，且宜久服。

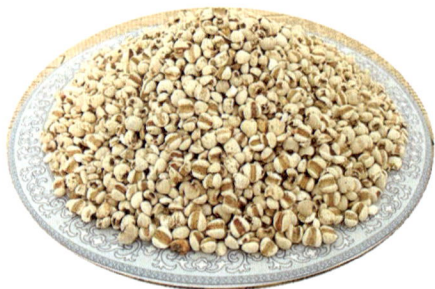

薏苡仁

最早认识除痹功效

《神农本草经》述薏苡仁首"主筋急拘挛，不可屈伸，风湿痹，下气"，正是它的缓急作用，而这正是马援将军用薏苡仁"以胜瘴气"治脚气的功效所在。

《食疗本草》记载，薏苡仁可"去干湿脚气"。脚气是过去岭南地区的一种流行病，病人手足麻木无力，疼痛，甚至下肢局部水肿或全身水肿，严重时出现心力衰竭症状（称为脚气冲心）。东汉马援将军用薏苡仁所治正是此病。唐代时该病从江南蔓延至长江以北，人们称为江南病，韩愈叫它软脚病。当时用薏苡仁治疗是有特效的，所以当时的人们将薏苡仁称为"灵药"。后来的研究阐明，脚气病即维生素 B_1 缺乏症，而薏苡仁中正好含有大量的维生素 B_1（每 100 克薏苡仁中所含维生素 B_1 高达 33 毫克），故能预防和治疗脚气病。

薏苡仁利湿而治风湿，与《神农本草经》主"筋急拘挛，不可屈伸，风湿痹"功效相合。对足胫肿痛、湿脚气，可用炒薏苡仁配木瓜、牛膝、防己、紫苏、槟榔等。

用薏苡仁治风湿的成方，首推《金匮要略》麻黄杏仁薏甘草汤。其治病者一身尽痛，发热，日晡所剧者，名风湿，此病伤于汗出当风，

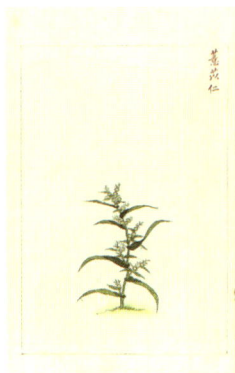

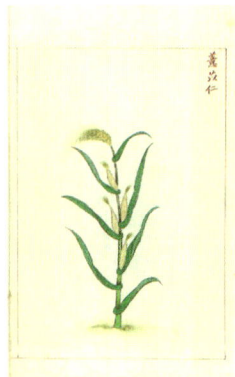

《金石昆虫草木状》薏苡仁绘图。同《本草品汇精要》均有玉米绘图（下图）且误注为薏苡的情况

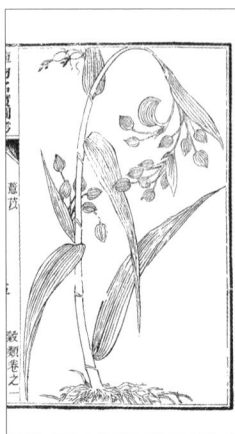

《植物名实图考》卷一薏苡仁绘图

或久伤取冷所致：麻黄（去节）半两（汤泡），甘草一两（炙），薏苡仁半两，杏仁十个（去皮、尖，炒）。上锉麻豆大，每服四钱，水一盏半，煮八分，去滓温服，有微汗避风。

《广济方》治风湿痹气，肢体痿痹，腰脊酸痛：薏苡仁一斤，真桑寄生、当归身、川续断、苍术（米泔水浸炒）各四两。分作十六剂，水煎服。

以下的药酒与煮饭，体现了薏苡仁食用食治的特点。《本草纲目》薏苡仁酒功可祛风湿，强筋骨，健脾胃：薏苡仁粉，同曲米酿酒，或袋盛煮酒饮之。《独行方》治水肿喘急：郁李仁二两。研，以水滤汁，煮薏苡仁饭，日二食之。

陕西名医王新午（1901–1964 年）对《神农本草经》中薏苡仁功效的认识可谓深刻，20 世纪 80 年代出版《黄河医话》时，刊载了他的遗作。王新午的宝贵认识与效验如下：

薏苡仁《本经》主"主筋急拘挛，不可屈伸，风湿痹，下气"。诸家本草，谓能利湿消水。西洋东洋学者，只分析其所含成分：蛋白质，脂肪，碳水化合物；其滋力较白米为优。仲景方治浮肿，排脓；《外台》方多因之；《唐本草》治肺痿肺气，积脓血，杀蛔虫，历验皆效；日人用以治疣，服之皆脱落；可知非但滋养料也。

惟本草治筋脉拘挛，人少用之。

1945 年秋，孙君之妻，产后 4 日，无寒热，四肢皆向外反折拘曲，壮妇四人按之不能直，稍定，诸如常人，移时复作，痛极啼号。注射西药镇静剂数日，迄无效，举室惶惶。余诊其无他病，嘱以薏苡仁五两（150 克）煎汤滋饮，饮后即止。乃复疏补气益血方，加薏苡仁五两，服之再未复作。余于大筋拘挛症，予以薏苡仁无不获效，益信《本经》主治，非后世臆测所可及也。(《黄河医话》)

王新午的医案中，并没有提到湿热的征象，述说"无他病"，只有大筋拘挛，可见薏苡仁对筋急有专工，所以《神农本草经》把它记在首位。而后世则逐渐发展了薏苡仁更常用的健脾利湿功效。

对《神农本草经》薏苡仁主"风湿痹"功效的认识，有学者认为当给以较为宽泛的理解："薏苡仁淡渗而性微降下，举凡清热除痰、止泻止带、通淋消肿诸般用途皆源于此，不限于关节之痹痛也。"

渗湿并可治痈

薏苡仁健脾渗湿止泻。治疗脾虚泄泻时，可用炒薏苡仁，配白术、茯苓、山药、炒扁豆、芡实等，加强健脾除湿的作用。治疗水肿、小便不利，可用生薏苡仁配车前子、猪苓、茯苓、泽泻等，加强利水祛湿作用。

薏苡仁清热排脓而治痈，常用治肠痈与肺痈。

治肠痈。其身甲错，腹皮急，按之濡如肿状，腹无积聚，身无热，脉数，此为肠内有痈脓。《金匮要略》治有薏苡附子败酱散。用薏苡仁十分，附子二分，败酱五分。上三味，杵为末，取方寸匕，以水二升，煎减半，顿服，小便当下。此方现代可用于慢性阑尾炎；阑尾周围脓肿，腹部柔软，压痛不明显，并有面色苍白，脉弱等阳虚证候者。对于慢性盆腔炎白带多者，亦可使用。《备急千金要方》治肠痈汤，用薏苡仁一升，牡丹皮、桃仁各三两，冬瓜仁二升。上四味，以水六升，煮取二升，分再服。《医学入门》所创制的三仁汤，药用薏苡仁、冬瓜仁、桃仁、牡丹皮，治胃痈、肠痈，胙痛，烦闷不安或胀满不食。

治肺痈。隋代《梅师集验方》治肺痿唾脓血：薏苡仁十两。杵碎，以水三升，煎一升，入酒少许服之。东晋《范汪方》（又名《范东阳方》）治肺痈咳唾，心胸甲错者：以淳苦酒煮薏苡仁令浓，微温顿服之。肺若有血，当吐出愈。宋代《济生方》治肺痈咯血：薏苡仁三合。捣烂，水二大盏，入酒少许，分二服。

猪肺蘸薏苡仁末食治方。《济生方》中有猪肺蘸薏苡仁末的食治方法，还被《本草纲目》予以收录：

"《济生方》治肺损咯血，以熟猪肺切，蘸薏苡仁末，空心食之。薏苡补肺，猪肺引经也。赵君猷言屡用有效。"

赵君猷者，南宋人，生平不详，已知他是南宋文学家姜夔寓居合肥时的友人。由此可见，用熟猪肺蘸薏苡仁末空腹服用以治肺痈，经过了名人的验证。

薏苡仁淡渗利水而能消肿，可治水肿。如《重订严氏济生方》三仁丸，用薏苡仁、郁李仁、杏仁等份，为细末，用米糊丸如梧桐子大，每服40丸，温水或米饮送服。治水肿喘急，大小便不利。若将本方与人参车前汤（人参、车前子）合用，治疗心力衰竭，心气不足，心悸不安，水肿喘急，二便不利，多有效验。

薏苡仁煮汁化妇科囊肿，也是其治痛功效的体现。妇人子宫附件或囊肿，有一则非常好的薏苡仁食疗方，可以坚持长期服用。《妇人良方补遗》说："妇人孕中有痛，薏苡仁煮汁，频频饮之。"即用薏苡仁来煮汤或煮粥，服用的方法是"频频饮之"，这"频频饮之"四字很奇妙，就是分无数口来饮温热的薏苡仁汤，那不特别像"千口一杯饮"那样的妙方吗？

古代中医早就认识到薏苡仁能够利下焦湿气、消囊肿，久服可以健脾益胃，让湿气像"抽丝剥茧"一般渐渐消退。这种服法，就能够使囊肿日渐缩小，最后乃至于无。中医学认为，囊肿其实就是水湿痰浊凝聚在那里，不能流通所致。薏苡仁专门消损水湿，令痰浊不能停聚。国医大师何任（1921—2012 年）在治疗许多囊肿癌瘤病人时，最常建议的便是让病人服用薏苡仁粥，许多人凭食疗解决了多年的疾病困扰。现代医药领域也颇为关注并研究用薏苡仁提取物来抗癌瘤囊肿，取得一定效果。

古方中有用薏苡仁煮汁来治孕中有痛，连孕妇有囊肿痛瘤都可以服用薏苡仁煮汁，足见薏苡仁性味平和，只损病气，于人无损。

清痰功效再验证

薏苡仁并非仅仅有利湿的作用，它有确切的清痰功效。对清痰功效，得到现代临床医师的亲身验证。首先读到的是江西名医钟新渊亲验薏苡仁粥疗祛痰的效果：

1983 年 9 月末，我得了一次感冒，初愈后，每日清晨仍咳黄色浊痰，历时一周，有增无减。我担心痰浊不清，引起它病。暗自思量，找一味善药来清除痰源，黄色浊痰是湿热酿成，我就选用薏苡仁清化。每日取薏苡仁50克煮粥，连吃三天。果然，咳痰逐日减少，尿量增多，湿热从下泄去。我素来脾肾不足，薏苡仁淡渗寒滑，虽然有利于清化痰热，但却使我溲时余沥点滴，有时自流而难于约束。可见善药也非十全。于是，在薏苡仁粥中加入十枚大枣，连吃四天，痰浊尽去。从此以后，我对肺热痰浊重者，常用薏苡仁治之，效果多佳。

薏苡仁祛湿清热，不仅能治痰热，对治水肿也很适宜。对小儿肾炎，不论初、中、末期，皆可用之；不论是否脾虚，均可加入大枣同煎。单用薏苡仁，量要大一点，每次20～30克较为适宜。一般用生薏苡仁，但个别的吃生薏苡仁会导致腹泻，此时则宜炒用。(《长江医话》)

此后，就又有西安王幸福医师（网名"古道瘦马"）母子两人同病连心、有意对比观察的结果：

无独有偶。一日，我刚好感冒，并引起了支气管炎（系先天遗传，平时很少犯，只是在检查身时，拍胸片发现肺纹理较粗乱），发高烧、咳嗽、咳浓痰，浑身无力，脉浮滑数，舌淡苔白。同时，我母亲也患感冒，真是母子连心病相似，发烧，咳嗽气喘（因有慢性肺心病兼肺气肿），大口吐痰。为了抓住这个千载难逢的机会，我决定让母亲住院行西医治疗，我在家用薏苡仁治疗。

生薏苡仁一斤（500克），高压锅压半小时，煮了三大碗，每一小时约喝250毫升左右，该米汤微酸微涩，喝下去以后，半个多小时就要小便一次，从上午喝起，一直到下午5点左右，高烧开始退却，痰大量减少，其前高烧一直不退，家人曾劝我去打吊针，我执意不去。结果又服两天薏苡汤，完全治愈，即神速又省钱。而我母亲就没有这么幸运，整整在医院住了半个月，其间用进口头孢抗生素类药，一周后才控制住气管炎。没有比较就没有鉴别，没有实践就没有真知。

从此以后，我对薏苡仁这味药情有独钟，高看一眼。在治疗各种上呼吸道感染引起气管炎、肺炎、肺脓肿等以痰多而稠的各种证候时，首选之药就是薏苡仁。这里要强调是：大量，生用。不得低于50克。为了防止小便滴沥不畅，伤了阴气，应中病即止，或配入大量红枣，取葶苈大枣汤之意。看到这里各位还认为薏苡仁是寻常之物么？它不神妙么？

——王幸福《杏林薪传》

治疣治疝有佳效

薏苡仁治疣，古已有之，并且可采用较为方便的煮粥食疗法，民间流传颇广。

著名中医岳美中（1900–1982年）曾介绍，"治疗瘊子（疣），薏苡仁有较好效果。将它轧面，每天冲服10克，或煎服30克，一般月余可脱落。"治疣，将薏苡仁碾成细粉，早晚餐同粳米煮成稀粥供食用。尤其对多发性疣患者，更是很好的方法。

据《中华皮肤科杂志》1959年报道，治疗扁平疣，用新收获的薏苡仁米100克，与大米混合煮饭或粥吃，每日1次，连续服用，以痊愈为止。治疗扁平疣患者23例，经服药7～16天，11例痊愈，6例效果不明，6例无效。患者在服药后至皮疹消失前，多数有治疗反应：损害病灶增大变红，炎症增剧；继续坚持服药数日后，则损害病灶渐趋干燥脱屑，以至消退。

日本人学习中医药学，化为汉方医学。日本医家在接受薏苡仁治疣时，有一个从怀疑到信服的过程。我曾经细思：日本医家为什么会对此怀疑呢？既然此法多在民间应用，当与文字较少记载薏苡仁治疣，经验多为口耳相传有关。

日本人石黑忠德著《外科说约》治疣法中说："自昔喜用薏苡仁末内服，予尝闻其说于柳元永翁，因其理不明，故不信之。迩来逢全身生有小疣数个者五人，使试服薏苡仁末，其中二人经三四月而全治，全疣皆脱落。因质之友人，皆云有效。虽尚未详其理，但实际有效。"

日本人片仓元周编著的《青囊琐探》有治疣神方，云："用薏苡仁二钱，甘草一钱，水一盏半，煎一盏温服。四五日，疣脱如扫。"

上面都是薏苡仁内服治疣的方法。其实薏苡仁外涂治疣也有效。下面的经验又是来自日本人的记述，出自日本著名园艺家柳宗民（1927–2006年）的散文，是他亲见的事例。病人使用新鲜的薏苡仁，带壳研磨成泥，外涂治疣获得成功。

薏苡仁有强身健体利尿的功效，是有名的保健食品，对治疗瘊子也很有效呢。

战时（注：指二战期间）我在农业试验场工作，有个同事手背和手指上长了瘊子，苦不堪言。他抹了各种药膏效果都不理想。后来有人说鸠麦（薏苡的和名）磨成泥可以治瘊子。他立刻试了试，顽固的瘊子居然就这么痊愈了！记不清他是涂了多久才好的，但是那会儿刚能买到鸠麦，可见它起效还是很快的。对此我起初还很怀疑，亲眼见到它的疗效，我也吃了一惊。打那以后，我每次见人长了瘊子，都会建议他试一试鸠麦。我的那位同事用的鸠麦还没成熟，壳比较软，可以连壳带仁一起磨成泥。据说把干的熟鸠麦熬成汤水服用也有用，这就不愁弄不到新鲜鸠麦了，什么季节长了瘊子都不怕。

——〔日〕柳宗民《杂草记·薏苡》

用薏苡仁治疝气，也有很好的疗效。如宋代张世南《游宦纪闻》记载：辛弃疾（字稼轩）从北方回朝，在建康为官，忽然得了疝气病，阴囊重坠大如杯，后来有人教他用薏苡仁，炒黄色，然后水煮烂，入砂盆内研成膏，每次用无灰酒调服二钱，肿胀很快就消失了。程迥（字可久，号沙随）晚年也得了此病，经辛弃疾亲授此方给他，服用亦消。

张师正《倦游录》云：辛稼轩忽患疝疾，重坠大如杯，一道人教以薏珠（即薏苡仁）用东壁黄土炒过，水煮为膏，服数服即消。程沙随病此，稼轩授之亦效。

——明·李时珍《本草纲目》谷部

《神农本草经》记载薏苡仁功能"下气"，而《药性论》亦有薏苡仁主"咳嗽涕唾上气"。故薏苡仁可用于治咳（咳逆上气），名医叶天士即擅长以薏苡仁治咳嗽，且使用频率较高，实取其淡渗下行，助肺肃降，并且通过补脾而益肺。

中医学认为"肺与大肠相表里"。通过益肺，而能起到畅通大肠、小肠（兼渗湿）的效果。如《独行方》用郁李仁研，滤水煮苡仁服，治大便不通、小便不利、胸腹胀满者。其下行功效即可与"下气"相联系。

薏苡仁羹、饼、散食治

薏苡仁功能健脾益胃，故凡脾胃虚弱证，均可用之。它属于"寒而不泄，温而不燥，补而不滞，利而不克，至和至美之品"（《本草汇言》），如此说来则薏苡仁性质平和，可长久服用，这恰符合其作为普通粮食广为食用的特性。既为治虚劳之良药，又为食补之佳品。

药食同源，药可食疗。以下两则薏苡仁食疗方，早见于《圣济总录》卷一百八十八的记载。历史悠久，使用过的人当不为少数。

薏苡羊肉羹——治虚劳。薏苡仁同羊肉作羹，甘酸随性如常法，下葱、豉煮令香熟，食之。

薏苡蒸饼——治虚劳。以薏苡仁用熟水淘，捣罗如作米粉法，以枣肉、乳汁拌和作团，如蒸饼大，依法蒸熟，随性食之。夏用粉不得留经宿，恐酸坏。

时下减肥成为一种时尚，而追求时尚是要付出代价的，有些代价很大颇不值得，如减肥引起的厌食症。作为减肥最佳途径之选择，薏苡仁是值得推荐的食疗佳品。其淡渗利湿之性可有利于减肥，而其滋补之性又可防止出现不良反应。至于因减肥而已经出现厌食症者，其治疗往往难度不小，薏苡羹与薏苡饼可作为食疗措施选用。

薏苡仁散——治肺损嗽血。用薏苡仁不拘多少，上为细末。以猯猪肺一个煮熟，蘸药食之。方见明代虞抟《医学正传》卷五引《东垣试效方》薏苡仁散。其出处，最早则可溯及南宋《济生方》。

虽然西药有抗生素的不断发展，传统传染病还是有所抬头。肺结核即是其中之一。肺结核的正规抗菌治疗固然重要，适当配合食疗方法有助于缩短疗程，取得较好疗效。而薏苡仁散可作为其中的选择之一，该食疗方针对咳嗽咯血等症状，对肺有滋补强壮作用。

食疗补养入粥来

薏苡仁为药食两用佳品。薏米的营养价值在禾本科植物中占第一位，故有"世界禾本科植物之王"的美名。以薏米与稻米相比，蛋白质和脂肪含量薏米均比稻米高几倍。薏苡仁是老年人、产妇、儿童比较好的滋补食品，人们十分看重它，常用它与大米一起煮饭、熬粥。薏苡仁常用做菜肴中的"八宝"馅料如八宝粥，甚至用来酿酒。

自古以来，用薏苡仁当作食粮煮粥是一种寓治于食的常用方法。唐代《广济方》载："薏苡仁饭：治冷气。用薏苡仁春熟，炊为饭食，气味欲如麦饭乃佳。"唐代《食医心镜》中说："薏苡仁粥治久风湿痹，补正气，利肠胃，消水肿，除胸中邪气，治筋脉拘挛。薏苡仁为末，同粳米煮粥，日日食之，良。"明代李时珍《本草纲目》中有："消渴饮水，薏苡仁煮粥食之。"又说："薏苡仁除湿热，利肠胃。""薏苡仁为末，同粳米煮粥，日日食之。治久风湿痹，补正气，利肠胃，消水肿，除胸中邪气，治筋脉拘挛。"

广东人在盛夏时，喜用薏苡仁与鲜冬瓜煮汤，佐餐食，发挥其清热利湿作用。如用薏苡仁同绿豆、百合、莲子等煮粥食用，可起到清火、安神、补虚、益胃等效果。

薏苡仁煮粥一般应煮至烂而不泥、颗粒浓稠的状态。对于小儿营养不良，妇女脾虚带下，既简便实用，又疗效明显。薏苡仁粥能医能食，健脾养胃，实是老少皆可、四季咸宜的食疗保健佳品。难怪南宋诗人陆游在唐安（位于今四川崇庆县东南）吃了薏米饭后念念不忘，思之不得，为此他特作《薏苡》诗一首：

"初游唐安饭薏米，炊成不减雕胡美。

大如芡实白如玉，滑欲流匙香满屋。

腹腴项脔不入盘，况复餐酪夸甘酸。

东归思之未易得，每以问人人不识。

呜呼，奇材从古弃草菅，君试求之篱落间！"

　　陆游《薏苡》诗自注说"蜀人谓其实为薏米，唐安所产尤奇。"他的诗句形容唐安所产的薏米大如芡实，色白如雪，泽若珠玉，煮出的薏米粥有"滑欲流匙"与"香满屋"的特点。描绘得如此栩栩如生，不免令人垂涎欲滴。陆游的诗句对薏米的食用和销售起到了延绵久远的广告效应。

　　薏苡仁的淡渗利湿作用可有一定的减肥效果，长久服用，还是防癌抗癌的食疗方。

　　国医大师何任（1921–2012年）用薏苡仁抗癌，是在自身上应用并获得了长期生存的效果。

　　1973年夏天，何任突然发现自己小便带红色，尽管当时没有其他明显的症状，但根据经验判断，这次病情来者不善。何任赶紧去做了全面检查，结果是膀胱癌。怎么办？何任考虑到自己身体状况还不错，就接受了西医的建议，行肿瘤摘除并膀胱部分切除术。按何任自己的理论，手术就是祛邪，但具有破坏性，如同战争，战后的重建、休养生息很重要，而从中医来讲就要扶正。

　　何老自己开药调理。他摸索出中医治疗肿瘤的十二字法则：不断扶正，适时攻邪，随证治之。中医药治癌，何老主张"带病延年"。何任进食薏苡仁的独特疗法，效果肯定。他的经验是，对肿瘤病人而言，薏苡仁是一味具有抗癌作用的良药。薏苡仁对改善癌症患者在放疗、化疗时出现的白细胞下降、食欲不振、腹水、浮肿等病情，均有较好效果。

何任治疗癌症病人，处方中最大特点就是用薏苡仁，剂量最多为每日 30～100 克。具体制法为：

薏苡仁洗净后加水，放砂锅里煮成粥饭，也可以加少量红枣同煮，并加入少许白糖或食盐调味。于每晨空腹时食用半碗至一碗，或以之代早餐，也可下午空腹时食用。必须坚持，不可间断。此法对体虚容易感冒和患有高脂血症的病人都有很好效果，尤其对于手术、放疗或化疗的肿瘤患者，坚持服用，可促进体力恢复，提高抗病能力，稳定病情。何任从 1973 年确诊膀胱癌，到 2012 年去世，整整 41 年，期间他保持心态平和，勤于工作，长期坚持食用薏苡仁，几十年从未间断。薏苡仁每天吃一碗，能够多吃点就多吃点，其他东西可以少吃点。

用薏苡仁煮粥保养，适用面很广，并且有很多可变通的办法。

猪肾薏苡粥：原料为猪肾一对，山药 100克，薏苡仁 50 克，粳米 200 克。猪肾去筋膜、臊腺后洗净切碎，与山药（去皮）、薏苡仁、粳米加水同煮粥，小火至烂熟，分次服用。具有补肾益肤的功效，可祛除黄褐斑，适用于色斑、黑斑皮肤。

再如珠玉二宝粥，系出自近代名医张锡纯

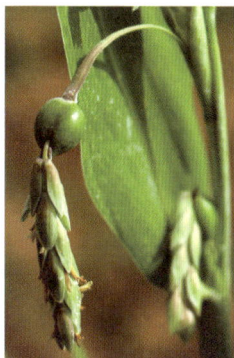
薏苡仁青果

《医学衷中参西录》中的食疗粥方。用薏苡仁60克,山药60克,捣为细末,加水煮至烂熟,随意服食,具有润肺的功效,特别适用于秋令季节的食疗,对于脾肺阴虚,饮食懒进,虚热劳嗽者的滋补效果颇佳。

还有一则冬薏粥,堪称是慢性副鼻窦炎的调养良方。

慢性副鼻窦炎是耳鼻咽喉科的常见病,多由急性副鼻窦炎未及时治疗或治疗失当迁延而成,病程较长,常反复发作,迁延难愈。中医学称其为"鼻渊"或"脑漏",其病因往往责之于虚,如《医学入门》有:"凡鼻涕鼽渊鼽,久甚不愈者,非心血亏则肾水少。"西医治疗多采用各种抗生素,而慢性副鼻窦炎反复发作,鼻窦壁增厚,对药物渗透性差,局部有效浓度往往达不到,多次用药后抗生素耐药现象比较多见,因此,单纯用抗生素临床疗效较差。针对慢性副鼻窦炎患者身体素质相对较差、机体免疫力低、容易外感风寒、病情反复发作的特点,采用能增强机体免疫力的食疗方辅助,可取得更好疗效。冬薏粥就是一则有效的食疗粥方。

冬薏粥:薏苡仁50克,冬瓜皮50克。冬瓜皮50克是指干品用量,若使用新鲜者,可加大用量80～100克。

取二者加水1500毫升,文火煎煮至成稀粥,弃去冬瓜皮,早晚分2次喝汤吃薏米。每天1剂,7天为一疗程。

临床有以此食疗粥方治疗慢性副鼻窦炎465例的大样本观察,治疗时间最短7天,最长21天,平均10天。若服三疗程症状无改善则可认为无效。结果治愈(头痛、鼻塞、嗅觉、听力及记忆力恢复正常,鼻通气良好,鼻脓性分泌物消失,鼻黏膜潮红,鼻腔臭味消失,感觉正常)372例,有效86例,总有效率达到98.5%(《陕西中医》1997年)。而此粥方正是很好地发挥了薏苡仁健脾益胃、清热排脓的功效,加之冬瓜皮擅长利水清热,相得益彰。

脾虚便难者及孕妇应慎服薏苡仁,滑精、小便频多者也不宜食用。

神农本草经 ／ 上品

薏苡仁

薏苡仁 味甘，微寒。主筋急拘挛①，不可屈伸，风湿痹②，下气③。久服轻身益气④。其根下三虫⑤。一名解蠡⑥。生平泽及田野。

《名医》曰：一名屋菼，一名起实，一名赣生。生真定，八月采实，采根无时。

案《说文》云：菛，薏苢。赣，一曰薏苢。《广雅》云：赣，起实，薏目也。《吴越春秋》，鲧娶于有莘氏之女，名曰女嬉，年壮未孳，嬉于砥山，得薏苡而吞之，意若为人所感，因而妊孕。《后汉书》马援传，援在交趾，常饵薏苡实，用能轻身省欲以胜瘴。菛，俗作薏，非。

—— 清·孙星衍、孙冯翼辑本《神农本草经》

〔注释〕

① 筋急拘挛：病症名。指肢体上的筋肉痉挛抽急收缩，不能伸展自如的症状。《素问·缪刺论》："邪客于足太阳之络，令人拘挛背急。"《字汇·心部》："急，紧也。"《素问·生气通天论》："㷟短为拘。"

② 风湿痹：痹病之以风气、湿气偏盛而寒气少者。《诸病源候论·风病诸候》："风寒湿三气杂合而成痹。其风湿气多而寒气少者，为风湿痹也。"可参见《神农本草经》石菖蒲项下之"风寒湿痹"。

③ 下气：即药物的降气功效。如《本草纲目》莱菔子"下气定喘，治痰消食。"《神农本草经》中主"下气"功效者尚有石斛、辛夷、旋覆花、吴茱萸、乌梅（梅实）、苦杏仁（杏核仁）、半夏、花椒（蜀椒）等。

④ 轻身：指身体轻盈。尚有另意，一意道教谓使身体轻健而能轻举，一意指飞升，登仙。《神农本草经》中记载有"轻身"功效者尚见于充蔚子（益母草）等条目下。

⑤ 益气：补益身体元气。益，补益，增益。《广韵·人·昔》："益，增也，进也。"

⑥ 三虫：指常见的人体胃肠道寄生虫病，包括蛔虫、蛲虫、姜片虫。《诸病源候论·卷十八·三虫候》："三虫者，长虫、赤虫、蛲虫也。""长虫，蛔虫也。""赤虫，状如肉色，"色赤，即现代医学的姜片虫。三虫广义似可泛指人体寄生虫病。

川芎
（芎䓖）

香溢千里

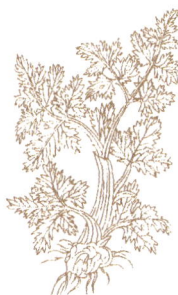

Ligusticum chuanxiong Hort. 川芎

> 扈江离与辟芷兮，
>
> 纫秋兰以为佩。
>
> ——屈原《离骚》诗句

中药故事古今传。下面的这一则显然是后人结合川芎的名称、功效等编写的。

四川省都江堰市青城山上有药王庙，药王孙思邈生前曾在青城山上活动过。

药王孙思邈有一日在青城山上采药。师徒们在大树林荫下休息，望见远处有一只雌鹤，卧倒在地，好像受伤或生病了。旁边的几只幼鹤在哀鸣。过了一会儿，空中飞来一只雄鹤，嘴里叼着几株草药，从高空落下。那几只幼鹤急忙把药草叼给雌鹤，病鹤食草后不久，慢慢站了起来，再后来一群仙鹤离去了。此情此景令孙思邈感到很意外，他将散落下的药草与自己

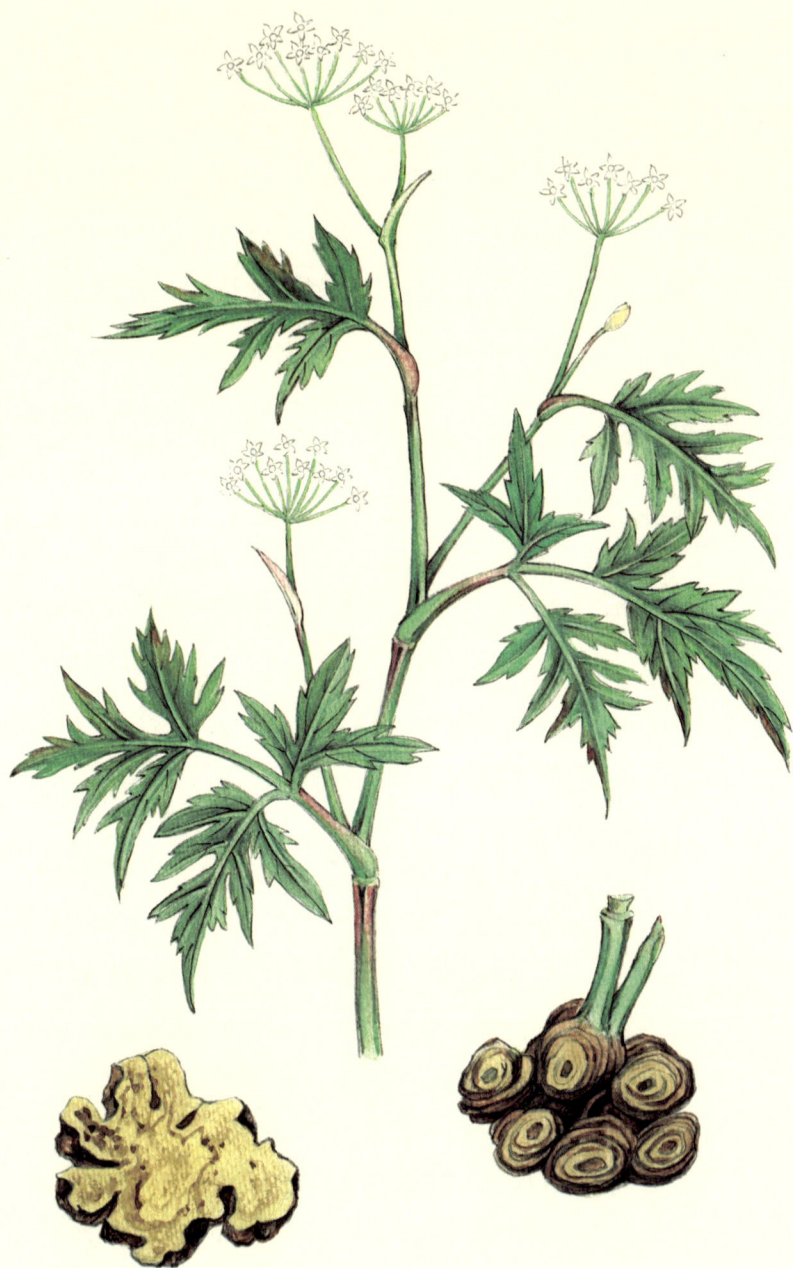

采的药草进行对照，才知道这药草是川芎，具有活血止痛作用。于是他不禁吟道：

"川西青城天下幽，神仙洞府第一流。

白鹤巧衔送仙药，来自苍穹云霄头。"

故事中孙思邈为川芎所咏吟的诗句恰与《神农本草经》中收载的川芎（芎䓖）的命名相合。

"香溢千里"药中香草

香草香药有川芎。

《神农本草经》所载芎䓖是植物川芎入药最早的本草记载,列为上品。该药在《名医别录》中又名香果、胡䓖。《本草纲目》中李时珍解说了此药不同名称的来源：

"或云人头穹窿穷高，天之象也。此药上行，专治头脑诸疾。以胡戎者为佳。古人因其根节状如马衔，谓之马衔芎。后世因其状如雀脑，谓之雀脑芎。其出关中者，呼为京芎；出天台者，为台芎；出江南者，为抚芎，皆因地而名也。"

芎䓖是《神农本草经》所用药材正名，同时还记述它的茎叶也入药，称"蘼芜"。《名医别录》述芎䓖生境在武功，即今陕西武功县。此药最早以西部出产者为佳，有"胡䓖"的别名，这是一种香药，所以《说文》

中明言其为香草，《名医别录》中记其有"香果"的别名。

汉代时陕西、四川等多地皆产芎䓖，至宋代时川产者已经颇具代表性，如《图经本草》记载有"关陕、川蜀、江东山中多有之，而以蜀川者佳。"不同的产地关乎药材质量，所以令它产生出不同的别名：出产于陕西者称为"京芎"或"西芎"，出产于四川者称"川芎"，出产于浙江台州天台者称"台芎"，出产于江西者称"抚芎"。"䓖"字后皆简作"芎"。川芎之名是自金元以后始称之，因为出产于四川者获得了道地药材的地位，故得名"川芎"，并用川芎这统一名称指代这种植物。

该药材来源于伞形科多年生草本植物川芎 *Ligusticum chuanxiong* Hort. 的根茎。川芎植株，茎高 40 ~ 70 厘米，数茎丛生，中空有节，节盘突出，其上有芽。叶为羽状复叶，互生，裂片为卵状披针形，有齿牙边。秋天茎顶开白色五瓣小花，复伞形花序。结双悬果卵形。地下茎呈不整齐的结节状拳形团块，外表深黄棕色，粗糙不平，内心有菊花纹，有特异清香气味。

现今的川芎药材主产于四川，川芎在四川种植的历史亦较久远。宋初著名的史学家、文学家宋祁在现存关于我国西南动植物的第一本专书《益都方物略记》中记载："芎䓖蜀中处

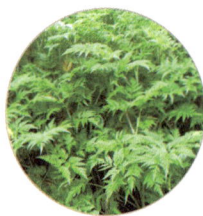

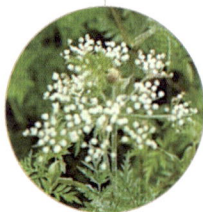

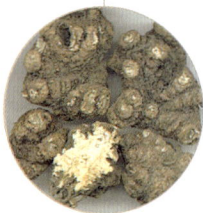

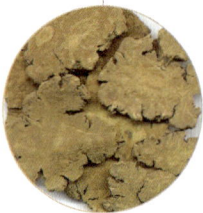

处有之，成都九月九日药市，芎䓖与大黄如积，香溢千里。"

灌县是四川省都江堰市的古称，川芎的道地产地首推灌县，该地出产历史上记载的永康军芎䓖，永康军即指灌县，如后世陈仁山《药物出产辨》有述川芎"出自灌县"。而成都、重庆只不过是川芎药材重要的集散地。

现今对川芎药性的认识：味辛、性温，入肝、胆、心包经，功能活血行气，祛风止痛。用于月经不调，经闭痛经，癥瘕腹痛，胸胁刺痛，跌仆肿痛，头痛，风湿痹痛。其辛温香窜，中医认为其特性为"走而不守，能上行头巅，下达血海，外彻皮毛，旁通四肢，为血中之气药。"

上行头目，头痛必用

《神农本草经》首记芎䓖"主中风入脑，头痛"。川芎性善升散，能上行头目，外达四肢，为治头痛之良药。对《神农本草经》川芎治头痛这一最主要的功效，得到了后世验证与沿用。宋代《本草衍义》中说："芎䓖，今人所用最多，头面风不可缺也。"张元素称川芎"上行头目，下行血海，能散肝经之风，治少阳厥阴经头痛，及血虚头痛之圣药也"。金元时期名医李杲（李东垣）更有"头痛必用川芎，如不愈，各加引经药"之说。李时珍《本草纲目》云："人头穹窿穷高，天之象也。此药上行，专治头脑诸疾"。故中医临床有"头痛不离川芎"之说。

川芎是治疗头痛的常用药物，临床上配伍得当，用量合适，可用于多种头痛的治疗。临床不论风寒、风热、风湿、血虚、血瘀头痛，均可应用川芎治之。据统计，历代以川芎命名或以川芎配方治疗头痛的方剂约有 150 余首。

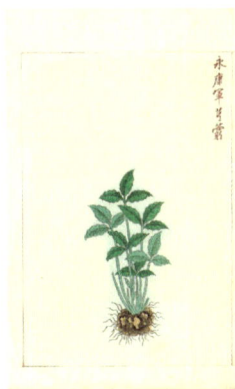

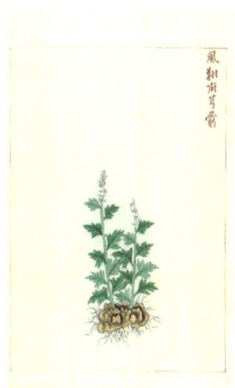

《金石昆虫草木状》川芎绘图

晋代葛洪《肘后备急方》中，载川芎单方，取川芎细锉，酒浸服之。治偏头痛。取其祛风止痛，实为后世用治头面风之范例。金元时期刘完素《宣明论方》大川芎丸，用川芎和天麻，治头风眩晕，偏正头痛。这成为后世治头痛的典型药对。

临床以川芎配伍其他药味治疗头痛，须针对不同证型有所调整，方能使疗效显著。

对头痛偏于风寒者，川芎可配伍羌活、细辛、白芷，代表方为川芎茶调散，出自宋代《太平惠民和剂局方》，主治外感风邪，偏正头痛，或巅顶作痛。这应当是出现较早的用川芎治头痛的复方，后世许多治头痛的成方，大多在此方基础上衍化而成。

治疗头痛偏于风热者，川芎可配菊花、石膏、僵蚕。

治疗风湿所致头痛，川芎可配羌活、独活、防风等。

治疗血虚和血瘀所引起的头痛，则可使用川芎分别配合补血药和活血化瘀药同用。

川芎治疗头痛，之所以应用如此广泛，是由其功效特点决定的。川芎辛温，归肝经，具有活血行气、祛风止痛的作用。就其自身功效而言，可以应用于外感风寒头痛、内伤气血失调头痛；若经过与寒凉药味配伍，可用于风热头痛。由于川芎善于上行头目，应用于虚性头痛，取其引药上行之功。应当强调，川芎善于上行头目而止痛的作用，是其广泛应用于头痛的主要依据。

根据《名医别录》中对川芎"主除脑中冷动，面上游风去来，目泪出，多涕唾，忽忽如醉"论述进行分析，其表现与三叉神经痛表现颇为贴合。故川芎实为治头面部神经痛的良药，这与古代川芎治偏头痛等是相合的。药性对，还需药量足，故有药量为"中医不传之秘"的说法。而川芎治疗偏头痛、三叉神经痛、枕大神经痛等头面部的神经痛，往往需要重剂，方显良效。对此，可从散偏汤中重用川芎为例进行说明。

清代陈士铎《辨证录》中用于治头风的散偏汤，其川芎剂量为一两（30克），多于配伍的其他药数倍。散偏汤处方组成：川芎30克，白芍15克，炙甘草3克，制香附6克，郁李仁3克，柴胡3克，香白芷1.5克，白芥子9克。其治疗偏头痛有良效，首功即在于重用川芎。若减少川芎的用量，易致疗效欠佳。对此，令名医何绍奇（1944-2005年）在运用时加深了认识。

张某，男，20余岁，工人。患偏头痛数年，

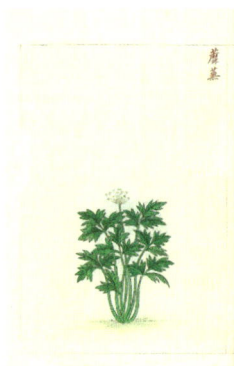

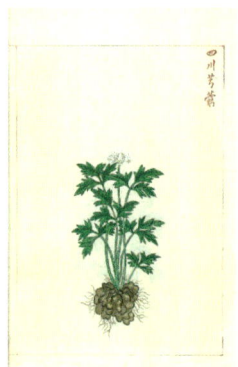

《金石昆虫草木状》川芎绘图

二三月辄一发，发则疼痛难忍，必以头频频用力触墙，始可稍缓。数年间遍尝中西药不效。刻下正值发作，患者不断以拳击其头，坐立不安，呻吟不已，汗下涔涔，脉沉伏，舌质正常，苔薄白，余无异常。我想头痛如此剧烈，必因气血瘀滞，发作时得撞击而暂舒者，气血暂得通行故也，通其瘀滞，其痛或可速止。乃用《辨证录》之散偏汤出入：川芎15克，柴胡10克，赤芍12克，香附6克，白芥子6克，郁李仁10克，荆芥、防风各10克，白芷6克，甘草3克。3帖，每日1帖。

原方川芎用一两（30克），嫌其过重，故减其半。数日后邂逅于途，彼欣喜见告云："当天服一煎后，其痛更剧，几不欲生。一气之下，乃将三帖药合为一罐煎之，连服两次，不意其痛若失，目前已无任何不适。"

川芎为血中气药，气味辛温，善行血中瘀滞，疏通经隧，而一帖用至45克之多，得效又如此之捷，实阅历所未及者。我之用大剂量川芎治偏头痛，即自此案始。偏头痛多属实证，但有寒热之辨。川芎辛温善走，只可用于寒凝气滞、气滞血瘀之证；用于热证，则不啻火上加油矣。阴虚有火，阳虚气弱，用之不当，亦有劫阴耗气之弊。

总之，川芎在头痛的治疗中占有主导地位，不仅使用频率为诸药之冠，可以应用于各种类型的头痛，且川芎治疗头痛已经形成了相对固定的配伍形式。

有如此多的治头痛古代医方，兹选列张锡纯《医学衷中参西录》中用治头痛的三则简便方医案。

友人郭某某妻，产后头疼，或与一方当归、川芎各一两煎服即愈。此盖产后血虚兼受风也。愚生平用川芎治头疼不过二三钱。（注：用方当本自《删补名医方论》佛手散；或本《冯氏锦囊》白归汤：川芎、当归、白芍，治疗血虚头痛。量大取效。）

一人年三十余，头疼数年，服药或愈，仍然反复，其脉弦而有力，左关尤甚，知其肝血亏损、肝火炽盛也。投以熟地、柏实各一两，生龙骨、生牡蛎、龙胆草、生杭芍、枸杞各四钱，甘草、川芎各二钱，一剂疼止，又服数剂永不反复。

又治一人，因脑为风袭头疼，用川芎、菊花各三钱，煎汤服之立愈。（注：用方当本《太平圣惠方》菊花散）

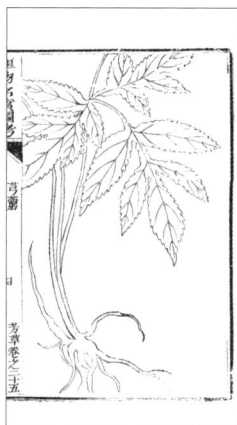

《植物名实图考》卷二十五川芎（芎劳）绘图

下行血海，治血有功

川芎还常用于妇科疾病的治疗，是常用的妇科良药。正合《神农本草经》川芎所主"妇人血闭，无子"之功效。当今凡血分之疾，如血瘀气滞所致的妇人月经不调、痛经、闭经、产后瘀滞腹痛、癥瘕等，均可应用。

川芎治血症，较早的成方如仲景芎归胶艾汤、温经汤、当归芍药散、当归散，主用于妇女月经不调、胎产等症。因妇女以血为本，故用川芎养血益阴。

养血调血有名方，四物汤中有川芎。血证最常用的成方四物汤，它有一个别名叫做"大

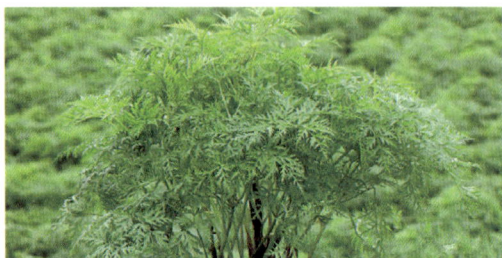

川芎汤"，药物组成仅熟地黄、当归、芍药、川芎四味，可治一切血热、血虚、血燥诸病。当今临床治疗血证常用川芎与当归、赤芍、益母草、桃仁等配伍。

川芎活血而能够祛瘀血，典型的代表方如清代王清任在《医林改错》中创制的血府逐瘀汤、膈下逐瘀汤、少腹逐瘀汤、通窍活血汤、补阳还五汤，均用川芎着重发挥其活血化瘀之效。

产后痛证，诸如产后腹痛、产后身痛均可用到川芎，因其有良好止痛作用。根据产后多虚多瘀的特点，多用补虚泻实治则。如《傅青主女科》生化汤，治产后血瘀腹痛兼血寒者，方中用到川芎，活血行气兼以祛风。

从活血论治冻疮，小验方解决大烦恼。对局部冻伤者，用苏木配川芎这一验方治疗颇有效验，使用时取苏木 20 克、川芎 15 克，加 80% 乙醇 50 ~ 100 毫升，浸泡 15 天后使用，每天用药液擦于患处，次数不限，一般 1 ~ 2 周效果明显或治愈。此活血以祛寒邪，寒散血行而冻疮可愈。

香药止痛功用多

香药川芎是一味止痛良药，并不仅仅限于治疗头痛。《神农本草经》记述其主"寒痹，筋挛缓急"，既与发散作用有关，又离不开其止痛功效。

唐代时川芎治疗真中风、半身不遂等就有明确的应用。如《药性论》有"治腰脚软弱，半身不遂，主胞衣不出，腹内冷痛。"现今常用川芎配伍红花、丹参等活血化瘀药，用于治疗中风、冠心病心绞痛等。

川芎用于治疗风湿痹痛，可配独活、桂枝、秦艽、细辛等同用，以蠲痹通络，疏风胜湿。

川芎治疗跌打损伤，瘀血肿痛，疮疡肿痛等，常配三七、乳香、没药、白芷、赤芍等。

川芎止痛，尚能用于骨刺、关节炎等引起的疼痛，内服外用均可，对方便的病变部位外用，效果会更好。据《甘本红献方录》载，用川芎100克研成细末，装入棉布袋中，外敷于腰痛部位五至七天，对腰椎退变剧痛，有明显缓解疗效。此方在民间早有流传，确是绝佳运用。南京名医王焕华因腰部骨刺疼痛，不能动弹，他专门验证此方，外敷后确有良效。他将此经验写在了《中国药话》中。

川芎可治腹泻，虽是古代记述，却是《神农本草经》中未载的功效。据《左传·宣公十二年》中对川芎的记载，楚国人把它叫做"山鞠穷"，用它治疗"河鱼腹疾"，后世"河鱼腹疾"成了腹泻的代名词，因为鱼烂先自腹内始，所以有腹疾者，常以河鱼为喻。可见川芎在很早以前已经开始治疗腹泻了。川芎治腹泻的这一功用，后世是有沿用的，如李时珍治疗湿泻，常加麦曲、川芎二味药物，认为"其应如响"。正可从此处找到应用川芎治疗腹泻的依据。

川芎还具有镇静安神作用，如与酸枣仁、柏子仁、茯苓配伍，治疗虚烦不眠等症。

至于川芎用量与功效之间的关系，其所谓"不传之秘"在于：3～6克小剂量时川芎祛风止痛，9～12克中剂量时川芎行气、活血止痛、安神，16克以上大剂量川芎通络止痛。

主"金创"治痈疮

《神农本草经》明言川芎主"金创",这一功效可以从历代应用川芎治疮疡的处方中加以体会。

如《刘涓子鬼遗方》疗肿生芎䓖膏方,以生川芎为主药炼膏外治痈肿疔毒,还有含川芎的成方治痈肿金疮生肌膏方、治痈疽最脓增损散方等。

《外科正宗》透脓散用川芎、黄芪、当归、皂刺、穿山甲组方功可托毒排脓。体现了川芎为外科治疮疡主要药物之一。

《石室秘录》有载上消痈疮散,治"头面上疮,用金银花二两,当归一两,川芎五钱,蒲公英三钱,生甘草五钱,桔梗三钱,黄芩一钱,水煎服。一剂轻,二剂全消,不必三剂。"

古代疮病多发,而今疾病谱的变化,已与《神农本草经》时代相去甚远。川芎的治疮功用,可以说已经沿用少而验证稀了。

沈括疑问今何解

北宋沈括《梦溪笔谈》卷十八中,记载了两则与川芎有关的医案,主要涉及川芎的不良反应,录之如下:

"予一族子,旧服芎䓖。医郑叔熊见之云:芎䓖不可久服,多令人暴亡。后族子果无疾而卒。"

"又:予姻家朝士张子通之妻,因病脑风,服芎䓖甚久,一旦暴亡,皆予目见者。此皆单服既久，则走散真气，若使它药佐使，又不久服，中病便已，则焉能至此哉？"

久服川芎是否会像上面所说的那样能"令人暴亡"？因为这种说法在诸多本草中也出现过，沈括的疑问不过是对本草中这种说法存疑的反映而已。明代《本草汇言》对此问题的解答，是较可接受的。

"陈廷采先生曰：按川芎，本草言不宜单服久服，单服久服则走散真气，令人暴亡。无乃因其气味辛温发散之故欤？前古医工，每于四物汤中用川芎，十仅存一，亦鉴此戒。奈何乡落愚民，罔明药性，时采土芎烹茶，自谓香美可口。气体稍实，侥幸无虞；倘涉虚羸，鲜不蒙其祸者，戒之慎之！司业者无忽也。"

从中可以看出，有乡村的老百姓将野生的川芎采来当茶喝，身体壮实可保无虞。所以它的毒性并不大，何况还列为《神农本草经》上品药。但本药的用药注意事项是：虽是上品药，如果长期服食，也是不合适的。更不宜长期应用于虚证者。

何以"上山采蘼芜"

这曾是笔者单独的一篇论作，主题是说明古诗的诠释可以有新的视角。像这一首古诗《上山采蘼芜》，从言闺情释之就未必合适，不能忘记其实用的医药需求。所以个人认为：《上山采蘼芜》并非"闺情艳歌"而为医药写实的一首古诗新解。

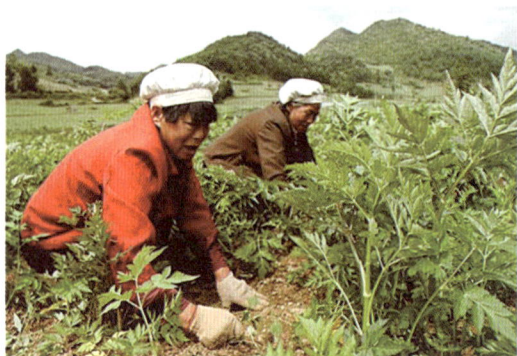

新闻图片所报道的药农们
对川芎进行田间管理

　　在此正好可借以言说靡芜即是川芎苗，联系到了《神农本草经》中并收川芎与靡芜。从药材历史衍变的角度来看，川芎的药用沿用至今，而靡芜的药用慢慢消亡了，其功用当被川芎所取代。

　　是不是因为靡芜早已少供药用，而令宋代的人几乎不认识它了呢？虽然还知道它位列群芳，可为何韩琦要将草本的靡芜与嘉树并列呢。靡芜何曾被用于御湿，它的嫩苗有供烹茶吗？读宋代韩琦《咏川芎》的诗句，若寻靡芜的真身，令人产生出很多的疑问。

　　　　　靡芜嘉树列群芳，御湿前推药品良。
　　　　　时摘嫩苗烹赐茗，更从云脚发清香。

　　《神农本草经》中并列川芎与靡芜。川芎苗即靡芜，在古代也是入药的。

　　　　　"上山采靡芜，下山逢故夫。
　　　　　长跪问故夫，新人复何如。……"

这首《上山采蘼芜》诗，出自由魏晋南北朝时期陈国的徐陵（字孝穆，507–583年）所编选的诗集《玉台新咏》，列于卷首，是我国最知名的古诗之一。《玉台新咏》书中选录了从汉至梁时期的各体诗共769首，选录的均为描写闺情艳歌的名篇，凡不涉女性者，一概不收。而这首诗描写了一位特殊的女性，其特殊就应当与"采蘼芜"有着极其密切的联系。

诗中的蘼芜是一种植物，这没有人怀疑。究其本原，历代的诗词注释者均以"香草"来概括之。古诗中的香草极为常见，在这儿，为什么专门是要采"蘼芜"，而不是采"佩兰""芳芷""杜若"等其他香草呢？如果对蘼芜所指不明，会大大影响对诗意的精准理解。

对古典文学中的植物世界，台湾潘富俊先生（《草木缘情》的作者）很下了一番深工夫，他指出："其实，蘼芜又名江蓠，就是现今著名的中药材植物芎䓖。"

芎䓖（芎藭）是古名，现今统称为川芎，其基原为伞形科植物川芎（拉丁学名：*Ligusticum chuanxiong* Hort），以其根茎为中药材的入药部位。

"芎䓖。味辛温。主中风入脑，头痛，寒痹，筋挛缓急，金创，妇人血闭无子。生川谷。"

"蘼芜。味辛温。主欬逆，定惊气，辟邪恶，除蛊毒鬼注，去三虫。久服通神。一名薇芜。生川泽。"

——《神农本草经》上品

川芎是一味治疗妇科病的常用中药材，其入药的历史十分悠久。它的根（芎䓖）和苗（蘼芜）早在《神农本草经》中就被收录为先民最早应用的中药材，且列为上品。其实，从清代孙星衍、孙冯翼所辑《神农本草经》中，我们就可以追溯到蘼芜为川芎之苗的本原：

"《名医》曰：一名胡䓖，一名香果。其叶名蘼芜。生武功斜谷西岭。三月采根暴干。案《说文》云：营，营䓖，香草也。……一名江蓠。"

"吴普曰：蘼芜，一名芎䓖。《御览》。《名医》曰：一名茳蓠，芎䓖苗也。……四月五月采叶暴干。"

《神农本草经》的传本中，遗留了一个有用的信息：即把"芎䓖"和"蘼芜"并列记述，当是根与苗不同的入药部位之分。从古至今，川芎入药以其根为主流；时至今日，川芎苗入药已然失传。即使最早从"吴普曰：蘼芜，一名芎䓖"来看，有时称为蘼芜时，并非能够确定它指的是苗还是其根。芎䓖与妇人最相关的功效，在《神农本草经》中的记述就有"主……妇人血闭无子"。如果将蘼芜与川芎的身份统一在一起，我们不妨脱离川芎的香草身份，而从药草的角度来理解古诗《上山采蘼芜》，如此则背后的意义将会大有不同。

首先，诗中的人物是一对分离的夫妻，主角是被离婚的一位妇人，她上山是专门为采蘼芜而来。显然她上山来的目的已然达到，于是下山。而她的身份也正是在"下山遇故夫"的诗句中得到了解答：他的前夫还是鲜活的，就面对面地站在了面前，二人相认，而妇人显然还了解前夫已娶的现实。妇人对其前夫极其恭敬地行礼，还特别问询到：您的新娘子"又"怎么样了呢？

她为何被离婚？与她这"新人复何如"的一问，何其不是极为关联！一个"又"（"复"）字暗示了问者在与取代了自己地位的新人做比较：我已经离开了夫君您，新娘子有没有出现与我一样的情形呢？这不得不令人直接联想到采蘼芜。妇人上山所求的，必是所需的一种药材，而这种药材，在妇人之用是可以治疗"妇人血闭无子"的！

须知古代男女地位不同，并非存在男女双方平等的离婚。曾有"七出"的情形，又称"七去"或"七弃"，是中国古代休弃妻子的七种理由，古代妇女在七种情况下，丈夫即可休妻。而"无子"与"恶疾"为其中的两种情况，且"无子"紧列在"不顺父母"的首条之后。种种暗示，让我们认为，这位特殊的女主角因故被出，以后夫妇相见还是守礼问候，显非夫妇二人情感之故，最可能的原因就是与疾病相关，她上山采药不为治病又为何？

在详解了蘼芜的药草身份之后，我们再来看这首诗。以下是笔者尝试的翻译：

这位妇人已被出，上山专为采蘼芜，妇人无子与血闭，此味药草恰能医。采得药草下山来，万分机巧遇前夫。妇人恭敬忙跪拜：夫君一向可安适。更有那位新娘子，是否一切皆如意？

这是闺情吗，这是艳歌吗？此诗究竟是以植物为起兴，还是以植物为取喻？在释解了蘼芜为川芎药材并且专为治病的目的之后，再细看这首诗，当不过是古人运用某种专门植物药材来治疗妇科疾病的写实！其

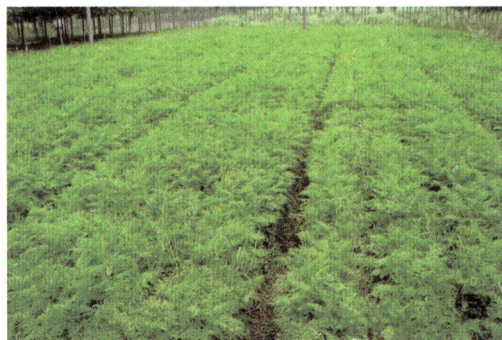

川芎种植基地

诗虽涉闺情，却绝非艳歌，倒是一曲中药治病的写实之作。至此，潘富俊先生曾提出的欲探究植物蘼芜原始以穷尽诗词意境的疑问，是不是能够得到解决呢？

　　读到古诗"上山采蘼芜，下山逢故夫"，知道"蘼芜"是一种植物，查遍所有该字句的注解，大都是一句"香草也"应付了事。至于"蘼芜"的枝叶形态如何、有何用途、有什么特殊文学意涵，则一概无法得知。古人诗文用字向来精省，流传下来的文句字字都是珠玑。阅读古典诗词歌赋，如有一字不解，意境就可能失之千里。

　　　　　　——潘富俊《草木缘情：中国古典文学中的植物世界》"作者序"

　　最终应当得出的结论是：《上山采蘼芜》古诗中，所涉植物蘼芜即医药上从古代沿用至今的中药材川芎，诗中用其非为起兴或取喻，而是主人公治病的实用药材，诗中的人（已离婚的妇人与前夫）与物（川芎）、事（采药为治病）均为实指，故肯定《上山采蘼芜》诗完全是一首写实的诗作。

　　原来咏蘼芜即是咏川芎。古诗中咏吟川芎的诗词不多，但咏吟蘼芜的却并不难寻，不要把它仅当成香草来感怀，它多是妇女寻求治病的良药。下面的这一首《蘼芜叶复齐》，就又写到了"故夫"。主人公的她提筐采蘼芜，就又是治病之用，除此当别无他解。从此出发，你就能很好地理解有关蘼芜的诗句了。

　　　　　　　　《蘼芜叶复齐》——唐·赵嘏

　　　　　　　　提筐红叶下，度日采蘼芜。

　　　　　　　　掬翠香盈袖，看花忆故夫。

叶齐谁复见，风暖恨偏孤。

一被春光累，容颜与昔殊。

中国古代的医药学家将植物药连同动物药、矿物药一并而归类为"本草"。从古诗中让我们看到，与生活密不可分的医药，也可与文学水乳交融，体现了医药、文学与生活的密不可分。于是乎，潘富俊先生从古典文学出发解密其中的植物世界，从而在笔下流淌出了佳作——《草木缘情：古典文学中的植物世界》。那么，里面也会有药用植物甚至中药材的种种缘与种种情，不妨留心从中释读品味文学中的药味如何，以及药味如何渗透入文学。

芎䓖、蘼芜

神农本草经 上品

芎䓖① 味辛，温。主中风入脑，头痛②，寒痹，筋挛缓急③，金创④，妇人血闭⑤，无子⑥。生川谷⑦。

吴普曰：芎䓖（《御览》引云，一名香果），神农、黄帝、岐伯、雷公：辛，无毒；扁鹊：酸，无毒；李氏：生温，熟寒。或生胡无桃山阴，或太山（《御览》作：或斜谷西岭，或太山）。叶香细青黑，文赤如藁本，冬夏丛生，五月华赤，七月实黑，茎端两叶。三月采，根有节，似马衔状。

《名医》曰：一名胡䓖，一名香果，其叶名蘼芜，生武功斜谷西岭。三月四月，采根暴干。

案《说文》云：营，营䓖，香草也。芎，司马相如说或从弓。《春秋·左传》云：有山鞠穷乎。杜预云：鞠穷所以御湿。《西山经》云：号山，其草多芎䓖。郭璞云：芎䓖，一名江蓠。《范子计然》云：芎䓖生始无，枯者善（有脱字）。司马相如赋，有芎䓖。司马贞引司马彪云：芎䓖似藁本。郭璞云：今历阳呼为江蓠。

蘼芜　味辛温。主欬逆，定惊气，辟邪恶，除蛊毒鬼注，去三虫。久服通神。一名薇芜。生川泽。

吴普曰：蘼芜，一名芎䓖（《御览》）。

《名医》曰：一名茳蓠，芎䓖苗也。生雍州及冤句。四月五月采，暴干。

案《说文》云：蘪，蘼芜也。蘪，茳蓠。蘼芜，《尔雅》云：蕲茝，蘼芜。郭璞云，香草。叶小如委状。《淮南子》云，似蛇床。《山海经》云，臭如蘼芜。司马相如赋有江离，蘼芜。司马贞引樊光云，藁本，一名蘼芜，根名蕲茝。

——清·孙星衍、孙冯翼辑本《神农本草经》

［注释］

① 芎藭：即后世所称川芎。在其他辑本（如清代顾观光）中有列为中品。

② 中风：其义有二。其一，指杂病中风，亦称卒中。为卒暴昏仆，不省人事，或突然口眼㖞斜，半身不遂，言语謇涩的病症。《金匮要略·中风历节病脉证并治》："邪在于络，肌肤不仁；邪在于脏，即重不胜；邪入于腑，即不识人；邪在于脏，舌即难言，口吐涎。"猝然昏仆，不省人事者，有闭证和脱证之分。其二，指太阳表证中风。为外感风邪的病证。《伤寒论·辨太阳病脉证并治》："太阳病，发热，汗出，恶风，脉缓者，名曰中风。"此处"中风入脑"当为前者，而非表证。

③ 寒痹：指寒邪偏重的痹病。又名痛痹。为诸痹之一。《灵枢·贼风》："尝有所伤于湿气，藏于血脉之中、分肉之间，久留而不去，若有所随坠，恶血在内而不去，卒然喜怒不节，饮食不适，寒温不时，腠理闭而不通；其开而遇风寒，则血气凝结，与故邪相袭，则为寒痹。"《灵枢·寿夭刚柔》："寒痹之为病也，留而不去，时痛而皮不仁。"《证治准绳·杂病》："寒痹者，四肢挛痛，关节浮肿。"《症因脉治》卷三："寒痹之证，疼痛苦楚，手足拘紧，得热稍减，得寒愈甚，名曰痛痹。……寒伤太阳，在营分无汗，麻黄续命汤；伤卫有汗，桂枝续命汤；寒伤阳明，干葛续命汤；在少阳，柴胡续命汤。今家秘立十味羌活汤通治之。"

④ 缓急：使紧急得到疏松而恢复正常。缓，宽绰；舒缓；宽松；恢复。《广韵·缓韵》："缓，舒也。"急，紧。《字汇·心部》："急，紧也。"《素问·通评虚实论》："缓则生，急则死。"王冰注"急，谓如弦张之急。"

⑤ 金创：同金疮、金疡。病症名，指由刀箭等金属器刃损伤肌体所致创伤，扩展意义也包括因创伤而化脓溃烂的疮。《诸病源候论·卷三十六·金疮病诸候》对金疮论述甚详。

⑥ 血闭：指妇女闭经。

⑦ 无子：指男女不能生育，当包含现今意义上的不育症（专指男性）和不孕症（专指女性）。联系本药此功效前有主"女子血闭"，此当仅指主女子不孕症之功效。

黄 芪
（黄耆）
补 药 之 长

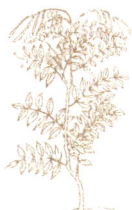

Astragalus membranaceus (Fisch.) Bge. 膜荚黄芪
Astragalus membranaceus (Fisch.) Bge.
var. *mongholicus* (Bge.) Hsiao 蒙古黄芪

香火多相对，荤腥久不尝。

黄耆数匙粥，赤箭一瓯汤。

厚俸将何用，闲居不可忘。

明年官满后，拟买雪堆庄。

——唐·白居易《斋居》上阕

"补药之长"有黄芪

黄芪的药用已有悠久的历史，最早可以追溯到汉代以前。

湖南马王堆汉墓出土的最古老医方《五十二病方》中，就记载有以黄芪为主药的组方。《五十二病方》约为春秋战国时期的作品，其肯定远早于《神农本草经》。在《神农本草经》的记述中，黄芪主治最以外科病症为主，兼有补虚与治儿科百病的应用。

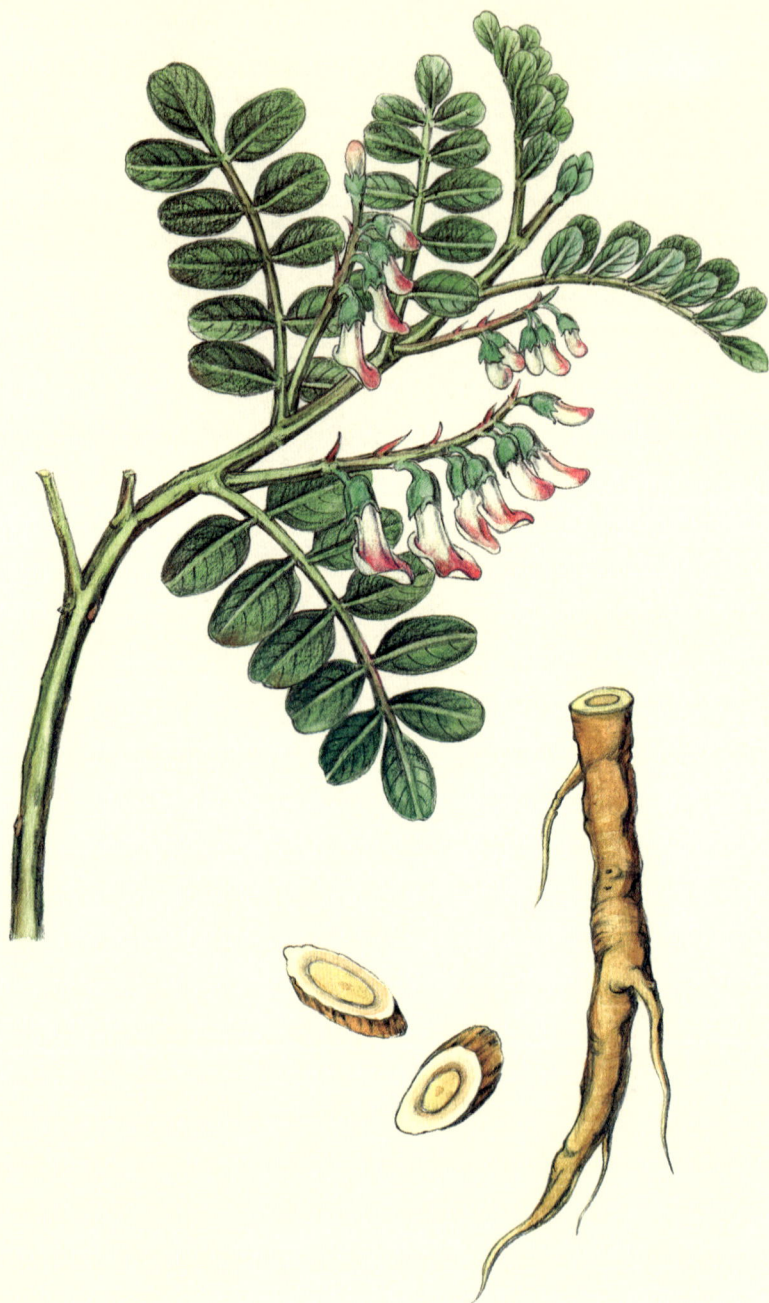

黄芪古名"黄耆","耆"字是"芪"的古字,"黄耆"后又作黄蓍,最终简作黄芪。《神农本草经》所载"黄耆"用为正名。《名医别录》称其为"戴椹"等。李时珍《本草纲目》一书仍从其"耆"字进行解释,称:"耆,长也。黄耆色黄,为补药之长,故名。今俗通作黄芪。"

黄芪药用,又有绵芪、箭芪等别名,其"绵芪"名称来源的解释有两种:一谓"根折如绵者为好,故名绵芪",一谓"产绵上(山西沁州绵上,今山西沁县)者良,故名绵芪。"宋代苏颂综合两种说法,作出结论:"黄芪之出绵上者,其皮折之柔如绵,故谓之绵黄芪。"南方人常称该药为"北芪",这是由于黄芪产于北方的缘故。

黄芪是中医常用药物,年消耗量极大。20世纪80年代,有人曾用计算机对中韩日三国的中医处方进行统计处理,筛选出了25味最常用的中药,黄芪排在第11位,可见其用药频率颇高。

黄芪药材来源于豆科多年生草本植物膜荚黄芪 *Astragalus membranaceus*(Fisch.)Bge. 或蒙古黄芪 *Astragalus membranaceus*(Fisch.)Bge. var. *mongholicus*(Bge.)Hsiao 的干燥根。黄芪药材主产于我国内蒙古、西北、东北、华北等地,内蒙古是黄芪的主产区,也是主要发

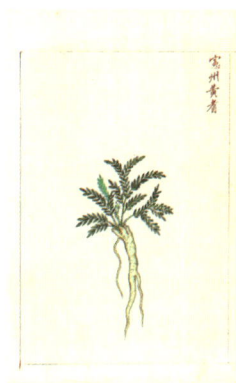

《金石昆虫草木状》中黄芪绘图

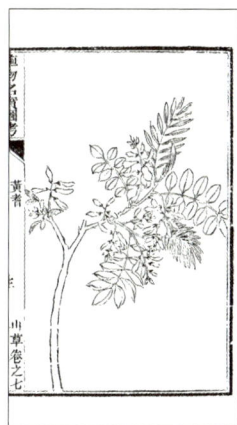

《植物名实图考》卷七黄芪(黄耆)绘图

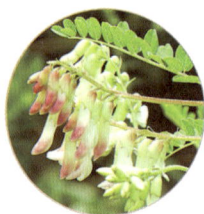

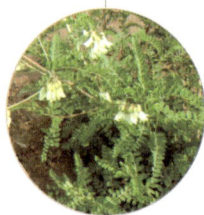

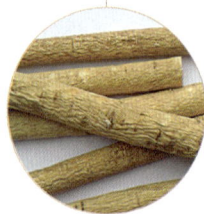

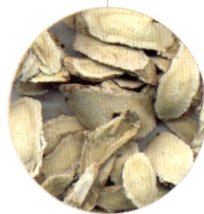

源地。从分布上来说，膜荚黄芪分布于黑龙江、吉林、辽宁、河北、山西、内蒙古、陕西、甘肃、宁夏、青海、山东、四川和西藏等省区，而蒙古黄芪分布于黑龙江、吉林、内蒙古、河北、山西和西藏等省区。

豆科的黄芪，其茎直立，叶为羽状复叶，互生，椭圆形的小叶。夏季开花如蝴蝶状即蝶形花，颜色呈淡黄色，总状花序，每个花序有10～20朵花。结果成熟后如豆荚一样下垂，荚果膨胀，像鼓个肚子，长圆形，每个荚果中有种子3～8枚。黄芪的主根直径1～2厘米，直插土壤深处，长可达1米以上。黄芪药材以根粗长、质绵、折断面粉性及黄白色、味甜者为优。

黄芪药用时有生用与蜜炙后应用的不同。现今对黄芪药性的认识：味甘，性温，归脾、肺经。生用补气固表，利尿托毒，排脓，敛疮生肌；用于气虚乏力，食少便溏，中气下陷，久泻脱肛，便血崩漏，表虚自汗，气虚水肿，痈疽难溃，久溃不敛，血虚萎黄，内热消渴；慢性肾炎蛋白尿，糖尿病。炙用（蜜炙）后的炙黄芪偏于益气补中；多用于气虚乏力，食少便溏。

黄芪以其广泛的用途而被誉为"一药多能"，应用范围涉及内、外、妇、儿、五官、骨伤等科。这远远超出了《神农本草经》记述以外科、儿科应用为主的范围，是对其"补虚"功效最大限度的发挥。金元时期名医张元素总结黄芪的功用为：

"甘温纯阳，其用有五：补诸虚不足，一也；益元气，二也；壮脾胃，三也；去肌热，四也；排脓止痛，活血生血，内托阴疽，为疮家圣药，五也。"

黄芪为疮家圣药

古今疾病谱是不同的。

从医学史的角度考查，就疮疡痈疽疾病而言，古代显然要比当今更广泛而多发。黄芪就是古人最依靠的治疮良药，被称为"疮家圣药"，能托疮生肌，也被称为外科圣药。

在《神农本草经》的记载中，黄芪"主痈疽，久败疮，排脓止痛，大风癞疾，五痔鼠瘘"，溯源古代，生黄芪最主要的功效即用于痈疽疮疡等外科疾患，这应当与古人的医疗需求以及疾病谱是相关的。金元时期著名医学家张元素（字洁古，约 1131–1234 年）认为："黄芪……排脓止痛，活血生血，内托痈疽，为疮家圣药"。他称黄芪内托痈疽，是指溃疡已久败，肌肉难生，脓水不净，久病气虚，疮口溃塌，不能兴其生发之功能，故用黄芪甘温益气，内托排脓。

晋代方书《刘涓子鬼遗方》中，用黄芪治痈疽的方剂，竟有 39 首之多，诸如治痈肿热盛的黄芪汤、治痈溃脓多的内补黄芪汤等。其他如宋代《太平惠民和剂局方》神效托里散、《外科精要》内补黄芪丸等著名的疮疡成方也不少见。均可旁证《神农本草经》记述黄芪主要功效在后世有相关的临床运用。

黄芪对于外科痈疽脓疡，不论脓成未溃，还是溃后不收口，或者热毒未尽、炎症仍在发展，都可使用。治脓成未溃，可用黄芪配当归、川芎、炮山甲等；治溃后不收口，可配当归、肉桂等；治热毒未尽之炎症，可配金银花、连翘等。大凡疮疡暴发，正气未虚，毒势方张，或为痰火互结，或为湿毒蕴热，始则红肿坚大，继则溃烂酿脓，应当用渗湿攻痰、化毒清火的治法，方为正治。而不可盲目将黄芪用于实证火热之时，以免补助火邪，而犯"虚虚实实"之戒。

近代名医张锡纯对《神农本草经》黄芪治"久败疮"功效，引用案例予以了说明。

《神农本草经》谓黄芪主久败疮，亦有奇效。奉天张某某，年三十余。因受时气之毒，医者不善为之清解，转引毒下行，自脐下皆肿，继又溃烂，睾丸露出，少腹出孔五处，小便时五孔皆出尿。为疏方：生黄芪、天花粉各一两，乳香、没药、银花、甘草各三钱，煎汤连服二十余剂。溃烂之处，皆生肌排脓出外，结疤而愈，始终亦未用外敷生肌之药。

举案例说明，体现中医特色。天津著名中医贺骧倜（1885–1977年）曾治一背痈患者，用黄芪食治而取效：常某，男，50岁。背患一痈，表皮红肿，中心塌陷，破溃后分泌清水，排出脓汁，味腥。经多方求治不效，请贺老诊治。察其脉虚数，观其色面部萎白，舌质淡。拟黄芪当归羊肉羹频服，半月而愈。

治疮当首辨虚实。如果痈疮久不治，脾虚流清水，气陷脉虚弱，虽疮肿亦当用补益之法。黄芪能补气生肌，长肉去腐，故为疮痈后期首选。

黄芪治疮痈方面的功效，从《神农本草经》开始的古今认识与临床应用是相同的，但后世更多地发展了黄芪"补虚"的临床应用，使它成为一味多能的"补虚"常用药。

消遍身水肿、遍身脓肿

黄芪单方有奇效。有两则黄芪消肿医案，一先一后，一治遍身水肿，一治遍身脓肿，都颇有传奇性。

清代陆以湉《冷庐医话》中记载了一则黄芪单方消水肿医案：

浙江海宁人许琏（字叔夏，号珊林，1787–1862 年）博学多才，还精通医学。许琏在平度州任知府时，有一位随他来到平度的山阴（绍兴古称）王某，在夏秋间患了肿胀，自头至脚皆肿，倍于常时，气喘声嘶，大小便不通，危在旦夕。许琏出手医治，他用黄芪四两（120 克），糯米一酒杯，煎汤一大碗，用小匙慢慢送下，服了一杯多，气喘果然减轻。于是将这剂药液全部服尽，不一会儿小便大通，尿量很多，肿胀也有所消散。其后将黄芪减量，加上一些祛湿平胃的药味，服用至两月后，身体复原，唯独脚面上有钱大一块肿而不消。许琏认为这病说不准次年会复发，就让王某回到家乡去调养。到了第二年夏秋，肿胀病果然复发。王某延请了绍兴当地医生诊治。经治医生极力诋毁以前所用治法，改为迭进峻猛的祛湿剂，连服了十几剂后，竟使得病人气绝欲亡。就在盖棺不救的时候，病人家属看见王某两眼微动，急忙去煎了黄芪米汤来试着灌服，但药汤入口不能下咽。过了一会儿，王某眼睛稍睁，一口药汤全咽了下去，慢慢地能够出声了。于是坚持用黄芪米汤灌服来救治，连续服用，竟至服用黄芪数斤，最终连脚面上的那块肿胀也全消了，获得痊愈。

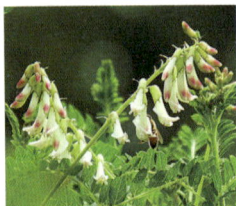

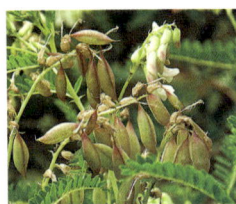

蒙古黄芪

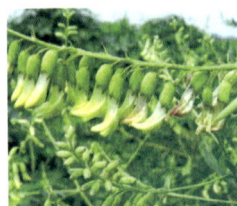

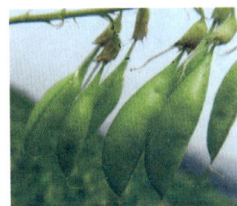

膜荚黄芪

海宁许珊林观察椿，精医理。官平度州时，幕友杜某之戚王某，山阴人，夏秋间忽患肿胀，自顶至踵，大倍常时，气喘声嘶，大小便不通，危在旦夕。因求观察诊之。令用生黄芪四两、糯米一酒钟，煎一大碗，用小匙逐渐呷服，服至盏许，气喘稍平，即于一时间服尽，移时小便大通，溺器更易三次，肿亦随消，惟脚面消不及半。自后仍服此方，黄芪由四两至一两，随服随减，佐以祛湿平胃之品，两月复元。独脚面有钱大一块不消，恐次年复发，力劝其归。届期果患前症，延绍城医士诊治，痛诋前方，以为不死乃是大幸，遂用除湿猛剂，十数服而气绝。次日将及盖棺，其妻见死者两目微动，呼聚众人环视，连动数次，试用芪米汤灌救。灌至满口不能下，少顷眼忽一睁，汤俱下咽，从此便出声矣。服黄芪至数斤，并脚面之肿全消而愈。

——清·陆以湉《冷庐医话》

单用黄芪就治愈了王某的遍身水肿，正是因为黄芪具有利水消肿的作用。黄芪对面目四肢浮肿、小便不利、心悸气促等症有较好疗效。如黄芪配伍白术、防己等，可组成防己黄芪汤（《金匮要略》），就专治身重浮肿之症。由于大量应用黄芪有消除蛋白尿之功，所以对慢性肾炎蛋白尿，身面浮肿，可单方重用煎服。

另有一则生黄芪治疗全身广泛性皮下脓肿验案，系南方名医李建安所经治。

一少女因自行流产而致感染，初，寒战高热，住某医院，以多种抗生素治疗历月，体温始降，然全身皮下均为脓液所浸，以致注射、穿刺无法进行。人皆呼为"脓人"。曾切开引流、继用抗生素并服中药仙方活命饮治疗罔效。病日渐深沉，医亦谓之待毙。家人日日哭泣。邀余往诊，见病者全身肿胀明亮，按之凹陷不起，臀及上下肢刀痕累累，尚有新切口数处，时时流出绿脓，神情极怠，息微声低，似若耳语，而目光炯然，饮食尚可，六脉微细而缓。此乃邪热已尽，正气大伤，无力排脓所致。然胃、神尤在。何以知之？因六脉微缓，目光有神，尚能饮食，故知之。经曰"壮火食气"，又曰"得神者昌""有胃（气）则生"即此。遂以生黄芪60克煎服，日1剂。2剂后饮食倍增，肤现皱纹。并嘱食炖猪蹄、牛乳等物，以生精血。继服原方，仅半月，肿消脓没，身若春蚕蜕皮而愈。（《南方医话》）

病理性的火热之邪会戕害人体，消耗人体正气，由此出发理解《黄帝内经》"壮火食气"理论是一种观点。李建安治此少女，针对其"正气大伤"，单方重用生黄芪扶其正气，配合食疗，半月而收效。

借以上两则黄芪单方医案，更引出解说文献中的三则黄芪单方，它们有的有名，有的无名：其一为有方名的排脓散，另一为无方名的治小便不通黄芪单方，再一则为治痔疮下血的黄芪粥。虽皆为单方，却也体现了黄芪功效主治的不同方面。

单方排脓散：出自《重订严氏济生方·痈疽疔疮门》。排脓散方，"治肺痈得吐脓后，宜以此药排脓补肺。取绵黄芪（去芦，生用）二两。上为细末。每服二钱，水一中盏，煎至六分。温服，不拘时候。"该排脓散正体现了黄芪"主痈疽"（《神农本草经》）、"排脓内托"（《本草备要》）的功效。

排脓散另方即加味排脓散，出自《证治准绳》卷二：以黄芪与人参、五味子、白芷配伍，同上亦主治痈疽疔疮。复方配伍而无方名，故笔者另拟其名为"加味排脓散"。

兼说文人通医。浙江海宁人张宗祥（1882–1965 年），为现代学者、书法家。谱名思曾，后慕文天祥为人，改名宗祥，字阆声，号冷僧。他曾任西泠印社社长、浙江图书馆馆长等职。他在医药著述《医药浅说》中就论述到了此方（指加味排脓散）："此药尚有消炎化脓之功，不独痈疽内陷者宜重用，即脏腑化脓亦宜重用也。"特别指明了其主治内痈功效。

另一黄芪单方："治小便不通，绵黄芪二钱，水二盏，煎一盏，温服。小儿减半。"方见《本草纲目》卷十二引《总微论》。当指此方系出自宋代《小儿卫生总微论方》，其方虽传承，但这部儿科著作的撰者已佚。由此，又可联想到，黄芪不仅可治老年男女小便癃闭，对于小儿亦能建功。故近代名医张锡纯在《医学衷中参西录》有论述，黄芪益气而"善利小便"。

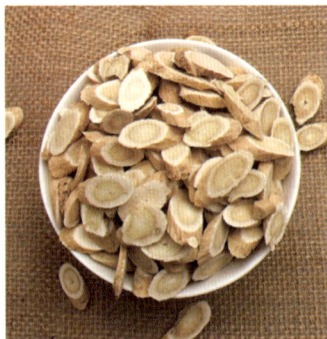

黄芪饮片

单方黄芪粥:方见宋代《太平圣惠方》卷九十六。"治五痔下血不止，黄芪细切一两，粳米两合。上以水二大盏，煎黄芪取一盏半。去滓，下米煮粥，空腹食之。"用治各种痔疾下血。黄芪有治"五痔"功效，已明载于《神农本草经》。因黄芪具有益气升阳摄血、托毒排脓止痛和敛疮生肌的功能，故用于痔肿疼痛、下血脱出之症，颇为适宜。

黄芪愈胡适重病

名药经得名医手，名医医得名人病。

民国初年，北京著名中医陆仲安（1882–1949年）因善用黄芪，故有"陆黄芪"之美称。孙中山先生在病危之际，亦曾请他前去诊治过，并且是由著名学者胡适出面邀请的。为何？因为陆曾治好了胡适的重病。而胡适那次患病却是协和医院未能明确诊断，更因乏术无效之后，最终由陆仲安治愈的。稍后，陆仲安又同样重用黄芪组方，治愈了北京大学马廉（字隅卿）的严重水膨病，虽发展到"头面都肿，两眼几不能睁开"，"不多日，肿渐消减，便溺里的蛋白质也没有了。不上百天，隅卿的病也好了，人也胖了"（胡适语）。

1920年秋，胡适患病，有水肿，西医化验又曾出现尿糖，经北京协和医院的医生检查未能确诊，治疗亦乏效，嘱其回家休养。

由于胡适崇尚西方文化，主张全面西化，在医学上也是力主普及西医，对中医持否定态度，认为中医不科学。后来毕竟因绝症困扰并且在朋友的劝说下，他抱着试一试的心态，由冯幼安介绍前往陆仲安寓处就诊。陆仲安诊断后认为，胡适的病累及心肾，再三斟酌，处以黄芪汤治之，用大剂量黄芪，配伍党参、石斛、黄精、山药、地黄等药。胡适服几剂后，果然病情好转，遂安心服用。经过陆仲安的精心诊察用药，其症状最终全部消失，获得良效：协和医院称得上当时最"高级"的医院，其复查结果检查指标全部正常。不仅令西医大夫们大为惊讶，更使胡适自己从内心赞叹中药的功效，他终于提出"必须使世界医药界了解中国医药的真正价值"。后来他却又故意对中医治好了他的病缄口不言，原因出于对中医的偏见，但事实已然无法抹杀。

时任中华医学会会长的俞凤宾，对此事很为关注，他在上海特地托人到北京找到胡适，抄出全部药方，刊登在丁福保主编的《中西医药杂志》上。据记述，1920 年 11 月 18 日其初诊药方为：

"生黄芪四两，云苓三钱，泽泻三钱，木瓜三钱，西党三两，酒芩三钱，法夏三钱，杭芍三钱，炒于术六钱，山萸六钱，三七三钱，甘草二钱，生姜二片。

"编者附注：胡君之病，在京中延西医诊治，不见效，某西医告以同样之病，曾服中药而愈，乃延中医陆君处方，数月愈。"

从这张处方看，陆仲安用的是名医李东垣治阴火的思路，但每剂以黄芪四两、党参三两是医者的独特经验，且有时重用至"黄芪十两、党参六两"（此剂量系胡适本人亲述），不愧被人誉称为"陆黄芪"。

对于胡适的病，所涉文献中有说糖尿病的，有说肾炎水肿的。之所以众说纷纭，皆因为当时的协和医院对胡适所得的疾病也未能给出明确诊断。而此案后来还成为中西医论争中的一个热闹话题，长期争论未休。但胡适当年得病时，表现出的症状有水肿并出现尿糖，则清楚无误、确切无疑。胡适本人对求诊于陆仲安并获得痊愈的疗效，也都有文字确切地记录了下来。从黄芪治水肿的疗效，和当今现代研究所阐明的黄芪治糖尿病的机制分析，胡适所得或糖尿病或肾炎水肿，由黄芪主治而愈，恰恰是符合中医学药性理论所认识的黄芪功效主治的。我认为，"在传统中医药理论的指导下，治愈当时由西医学尚不能阐明亦不能治愈的疾病，这该是多么成功的一则案例！"即使如此，也仍不妨世上的歪嘴"先生"们对此案念出许多的歪经。这成为这则医案背后所承载的更多传奇！

当年，陆仲安先生屡次为清末民初著名文学家林琴南及家属诊治，为感谢济世之劳，林琴南亲画一幅展示儒医研读经典的《秋室研经图》，送给陆仲安，并在图上题写颂扬陆仲安医术的文字。陆仲安一直将此图高悬斋头。在治愈胡适之病后，陆仲安将此图取下，也请胡适题字，胡适因确实的疗效而欣然命笔。其题词全文成为了忠实的历史记录：

"林琴南先生的文学见解，我是不能完全赞同的，但我对陆仲安先生的佩服与感谢，却完全与林先生一样。

我自去年秋间得病，我的朋友学西医的，或说是心脏病，或说是肾脏炎。他们用的药，虽也有点功效，总不能完全治好，后来幸得马幼渔先生（注：时称北大五马之一的马裕藻，字幼渔）介绍我给陆先生诊看，陆先生也曾用过黄芪十两、党参六两，许多人看了，摇头吐舌，但我的病现在竟好了。

去年幼渔的令弟隅卿（注：时称北大五马之一的马廉，字隅卿）患水鼓，肿至肚腹以上，西医已束手无法。后来头面都肿，两眼几不能睁开，他家里才去请陆先生去看，陆先生用参芪为主，逐渐增到参芪各十两，别的各味分量也不轻。不多日，肿渐消减，便溺里的蛋白质也没有了。不上百天，隅卿的病也好了，人也胖了。

隅卿和我的病，颇引起西医的注意，现在已有人想把黄芪化验出来，看它的成分究竟是些什么？何以有这样大的功效？如果化验的结果，能使世界的医学者渐渐了解中国医药学的真价值，这岂不是陆先生的大贡献吗？

我看了林先生这幅'秋室研经图'，心里想象将来的无数'试验室研经图'，绘着许多医学者在化验室里，穿着漆布的围裙，拿着玻璃的管子，在那里做化学的分析，锅子里煮的中国药，桌子上翻开着《本草》《千金方》《外台秘要》一类的古医书，我盼望陆先生和我都能看见这一日。胡适"

太后中风治以黄芪

《神农本草经》记述黄芪有主"大风"的功效。大风是古病名，指风疾中之严重者，可指多种对人体造成严重危害如身体瘫痪、麻痹、失语或不利、晕厥等表现的一类神经系统重症疾病，狭义有时可指严重身体变形性疾病如麻风病。

古方中善用黄芪治疗瘫痪，属于其主治衰弱性肌表病变。在成方中的体现，如《金匮要略》血痹篇中黄芪桂枝五物汤，主治外证身体不仁，如风痹状；《千金翼方》中风篇中有八风汤，主治手足不遂，身体偏枯；还有黄芪酒，主治八风十二痹等，皆用到黄芪来治疗瘫痪病症。对此功效，名医岳美中指出：

"黄芪之于神经系统疾患之瘫痪、麻木、消削肌肉等确有效。且大剂必须从数钱到数两，为一日量，持久服之，其效乃显。"

黄芪主治大风（风疾），更可从精彩的古代个案治验中加以体会。这引出古代的一位军事官员（"外兵参军"）又精通治病的历史传奇，主人公许胤宗生于南朝梁大同二年（536年），卒于唐武德九年（626年），享年九十余岁，是一位长寿的名医。许氏乃常州义兴（今江苏宜兴）人，曾事南朝陈，初为新蔡王外兵参军，后为义兴太守。陈亡后入仕隋，历尚药奉御。唐武德元年（618年）授散骑侍郎。他使用黄芪的药物熏蒸法为陈国柳太后治病，时在公元六世纪，他因此而得授义兴太守。黄芪熏蒸治太后风疾案在《旧唐书》和《新唐书》中均有记载。

许胤宗刚刚出仕为官时，在新蔡王处任外兵参军之职。当时，陈国柳太后患了中风病，口噤不能讲话（"病风不能言"），脉象沉得几乎摸不到。许胤宗对医道也精通，认为太后所病为阳气虚，气血不能流通，由于已不能进汤药，可用药物蒸汽熏蒸，透达腠理，可以愈病。就重用黄芪、防风二味药煎出几十斛热汤，置于太后床下，以药之蒸汽熏口鼻、皮肤。如法使用，顿时满室药味弥漫，一昼夜许，太后逐渐苏醒，能够言语，后来渐渐痊愈。

时柳太后病风不能言，名医治皆不愈，脉益沉而噤。胤宗曰："口不可下药，宜以汤熏之，令药入腠理，调理即差。"乃造黄耆防风汤数十斛，置于床下，气如烟雾，其夜便得语。由是超拜义兴太守。

——《旧唐书·许胤宗传》

唐许胤宗初仕陈，为新蔡王外兵参军时，柳太后病风不能言，脉沉而口噤。胤宗曰："既不能下药，宜汤气蒸之，药入腠理，周时可瘥。"乃造黄耆防风汤数斛，置于床下，气如烟雾，其夕便得语也。

——明·李时珍《本草纲目》

此案在明代焦竑《焦氏笔乘》亦有载，与李时珍所录最为相近。明代江瓘《名医类案》，书中首列"中风门"，此案在其中成为这部中医医案所收载的首案！其中又加了此病"非大补不可也"，以及"此非智者通神之法不可回也"等评语。

这则验案说明，黄芪防风汤外治气虚血滞引起的中风半身不遂，肢体麻木，疗效显著。以黄芪为主药治疗中风的名方，当数清代王清任补阳还五汤（黄芪、当归、赤芍、地龙、川芎、桃仁、红花）最为常用，方中重用黄芪大补元气，配伍活血化瘀药，使气旺血行，瘀祛络通。

古方今用效如何？湖南名医彭崇让（1902–1978年）化用此法治疗类似"尸厥"表现的案例值得学习。据彭崇让亲侄彭坚介绍，情形如下：

二伯（注：彭崇让）曾多次为来湘的中央领导人看病。徐特立先生的夫人患有一种西医称作"癔病性昏厥"的疾病，得病已四十余年。每次发作即昏不知人，遍访全国名医，用任何药物都无效，过几天就会自动苏醒。

1964年初，徐夫人在长沙发病，二伯用黄芪一两、防风五钱，浓煎鼻饲，半个小时就苏醒了。徐老先生大为惊讶，问其为什么会有效。

二伯回答：这个病中医古籍有记载，名曰"尸厥"。《史记·扁鹊仓公列传》中，晋国大夫赵简子得的就是这种病。扁鹊凭脉断定其三日后复苏，未尝用药。

《旧唐书·许胤宗传》中，柳太后得此病，御医许胤宗用黄芪、防风煎汤数斛，置于床下，熏蒸而醒。中医古代最有名的医案集，即明代的《名医类案》，将这个医案列为全书的第一案，我不过是依样画葫芦、新瓶子装旧酒而已。听后，徐先生感慨不已……

——彭坚《我是铁杆中医》

人之将死其言善。名医彭崇让"绝汗如油"的临终之言，彰显了传统中医药学那些血浓于水的认知传承。中医药学对人类自身的认识与顾护，是自我挚起照亮人类生存之路的明灯，更是中医药学自身生存与发展亘古而来经世不绝的缘由所在。

二伯最后一次教我，是临终前的一刻。那是 1978 年 1 月 17 日，春寒料峭，二伯病危，等我赶到他身边时，经过他的学生们的抢救，能坐起来了，面色潮红，精神尚好，大家松了一口气。

二伯一会儿招呼伯母，给参加抢救的学生煮荷包蛋下面，一会儿喊我接尿。当我把尿壶凑上去，二伯忽然抓住我的手，叫我摸他背上的汗，连声问："摸到没有？摸到没有？这就是绝汗，'绝汗如油'啊！"话音刚落，便气绝而亡。二伯用他生命迸发的最后一闪火花，为我上了最后一堂课。这是怎样的一堂课啊，让我刻骨铭心，终生难忘！

重用黄芪治鹤膝风

清初名医陈士铎（字敬之）有用大剂量黄芪治疗鹤膝风（多类现代医学之类风湿关节炎）的效方"蒸膝汤"，主治"鹤膝风。足胫渐细，足膝渐大，骨中疼痛，身渐瘦弱，属水湿者。"该方以重剂生黄芪为君（原方用八两），伍以利湿通阳益髓之薏苡仁、肉桂、石斛，其配伍特点是峻剂扶正，药专而力宏。他在《辨证录》中详细介绍其处方与用法，以及此方的用药意图：

"生黄芪八两，金钗石斛二两，薏仁二两，肉桂三钱。水煎两碗，先服一碗，即拥被而卧，觉身中有汗意，再服第二碗，必两足如火之热，切戒不可坐起，任其出汗，至汗出到涌泉之下，始可缓缓去被，否则万万不可去也。一剂病去大半，再剂病全愈。"

"此方补气未免太峻，然气不旺不能周遍全身，虽用利湿健膝之药，终不能透入邪所犯之处，而祛出之也。第大补其气，而不加肉桂之辛热，则寒湿裹于膝中，亦不能斩关直入于骨髓而大发其汗也……"

在清代鲍相璈《验方新编》中，收载有一名为"四神煎"的成方。曾为中央卫生部顾问的王文鼎与岳美中，均对该书中四神煎治疗鹤膝风的疗效极为推崇。王文鼎说："鹤膝风，膝关节红肿疼痛，步履维艰，投以四神煎恒效。"岳美中说："历年来，余与同人用此方治此病，每随治随效，难以枚举。"根据他们两位专家的经验，药物用黄芪240克，川牛膝120克，石斛120克，远志120克，金银花30克。"要保证药质药量，不可随意增多或减少。"用水十碗先将前四味药煎熬，待煎至两碗水时加入金银花，再煎成一大碗。临睡前，空腹一次服下，全身大汗，听其自止。用毛巾把汗擦干，搓揉全身。"一般的用一付药，就可以肿清病愈，严重的两三付就行了。病人空腹吃下药去，发了大汗，尤其身体虚弱的病人，方中用了大量黄芪，补了气，止了汗，防止了虚脱。"

以上两方配伍有所不同，精髓则一。均以重用黄芪为君，大剂用之，均取效卓然，足资借鉴。

黄芪降糖新发现

一药多能的黄芪，临床配方广泛，以其组方生产的中成药多达二百多种，剂型有蜜丸、水丸、胶囊、片剂、颗粒、煎膏、酒剂等。如十全大补丸、人参养荣丸、补中益气丸、归脾丸、人参归脾丸、安神养心丸、柏子养心丸、玉屏风散（颗粒、口服液剂型）等传统成方，多属补益之类，应用历史悠久，倍受青睐。创新研发的如冠心苏合丸、脑络通胶囊、醒脑再造胶囊、消渴丸、虚寒胃痛颗粒、补心气口服液、温胃舒胶囊、人参北芪精、北芪酒等新品种，使用方便，疗效肯定。

黄芪汤剂内服的常用量为 10 ~ 15 克，大量应用可用至 30 ~ 120 克。由于黄芪升阳助火，对邪气盛、无汗、湿气阻滞、厌食、阳亢有毒热的患者均不宜使用。

黄芪有降低血糖的作用，所以过去用治消渴与当今治疗糖尿病时皆常用作主药，多与山药、生地黄、天花粉、五味子等药物配伍。

黄芪降血糖的作用机制值得单独解说。据武汉大学医学院欧阳静萍教授等的研究阐明，黄芪对糖尿病患者具有增加胰岛素敏感性和降低血糖的作用。对遗传性糖尿病不同的实验动物模型经口服或腹腔注射黄芪多糖，治疗后体重、血糖和胰岛素抵抗指数均降低，还能改善糖耐量异常，减少腹部脂肪敏感性，但不影响胰岛素分泌。研究表明，黄芪抗高血糖的作用不是通过增加胰岛素的分泌或释放来实现的，而是通过增加组织对葡萄糖的摄取和利用来介导的，即通过影响受体后信号传导来发挥作用的。黄芪的影响是多方面的：黄芪可通过增加糖原合成酶活性、胰岛素受体底物活性、蛋白激酶 B 和蛋白激酶 C 活性，使骨骼肌细胞、心肌组织的葡萄糖转运蛋白水平增加，使糖原合成酶活性增加而增加胰岛素敏感性，从而发挥降低血糖作用。(《健康报》2005 年 8 月 23 日)

当今癌症多发，放化疗手段更是常用，在配合使用中药减轻放化疗不良反应时，也常用到黄芪。在癌症放化疗期间使用黄芪，可以增强抗癌药的效果，减轻放化疗的不良反应，保护正常细胞，防止骨髓抑制。

食治黄芪鲤鱼汤

名医不废食治。鲤鱼汤治水肿，是一首颇有渊源的食疗方。中国中医科学院西苑医院肾病专家聂莉芳，她在临床有变通妙用黄芪鲤鱼汤食治水肿的经验。《燕山医话》中有详细介绍。

鲤鱼汤治疗水肿在《肘后方》《千金方》等医籍中已有记载，但方名虽同而用药不尽相同。一般多以鲤鱼为君，辅以茯苓、白术、泽泻之属，用以健脾利湿消肿。黄芪鲤鱼汤的药物组成与前人方中有所不同，为了有示区别，故在鲤鱼汤前面冠以黄芪二字。其药物组成为鲤鱼一尾半斤重（250 克），生黄芪 30 克，赤小豆 30 克，砂仁 10 克，生姜 10 克。先以适量水煎药，30 分钟后将去内脏并洗净后的鲤鱼放入药锅内，鱼药同煎，不得入盐，开锅后以文火炖 40 分钟，取出即得。

本方为食疗方，可配合药物治疗。适用于脾肾气阴两虚，以气虚为主，水湿内停的肾病水肿患者。临床表现如：肢体浮肿，尿少色清，神疲乏力，大便溏薄，纳差呕恶，舌淡胖嫩，边有齿痕，薄白，脉沉弱。患者水肿较甚时，应在服用利水中药的同时，配合本方。一旦肿退或留有微肿时，则可单用本方以善后调理。方中黄芪在水肿明显期应以生者为宜，转入恢复期则以炙黄芪为佳。

余曾治一中年女性肾病水肿患得，全身浮肿，尿少 8 年余，并伴有神疲乏力，腹胀便溏，纳差呕恶之症，入院后经较长时间运用健脾利水方剂，尿量渐增，出院时仍有微肿，乏力。嘱间断服用补中益气汤，并常服黄芪鲤鱼汤。后患者函告，出院后 4 个月中遵嘱服药，仅鲤鱼就吃了 40 余斤，不但肿消神振，且体力恢复较好，复查有关血尿或肾功能理化指标亦转正常。

余后又用于脾肾气阴两虚，以气虚为主，水湿内停的肾病水肿患者，用一般常法利水，效果不显时，配用本方，则尿量明显增加，促使水肿消退，且部分患者尿蛋白减少或转阴。如曾治一青年女性肾病水肿患者，反复浮肿腹胀尿少已10个月，面色唇爪苍白无华，全身高度浮肿，神疲乏力，腹胀便溏，纳差呕恶，生活不能自理，胸憋气短，经停4个月，舌淡苔薄白，脉沉细无力。入院初期，曾用行气利水及温阳利水数剂，尿量不增，肿势不减。嗣服黄芪鲤鱼汤，十余天后尿量渐增，随之水肿消退。出院时面色红润，神振纳香，大便转稠，步履自如，月经已行，同时理化指标亦全部转为正常。（《燕山医话》）

黄芪粥算得上是食疗方，既可用于治病，更不妨用于调养。

唐代大诗人白居易临近退休（"明年官满"）时，有好长一段时间的斋居，那是他对自己进行心灵的"自医"。可能衰老的感觉已经在困扰着他吧，他首先想到的是"不须忧老病，心是自医王"（《斋居偶作》）。他很虔诚地面对香火进行精神的修炼，一日三餐斋饭相伴，长久不食荤腥。追求心灵的清静空灵，却不能同时让身体的健康也变得亏空。好在他拥有药物常识，在这样的情况下，他不忘用黄芪粥来扶助身体，用天麻（赤箭）熬汤来舒筋活络。这正是他在《斋居》诗中所自况：

"香火多相对，荤腥久不尝。黄耆数匙粥，赤箭一瓯汤。"

既讲到食疗，未必全不配荤腥。黄芪的食疗方确实有更美味的，也体现出其滋补特色。

中国饮食流派传统的八大菜系中，湘菜系即湖南菜，是以湘江流域、洞庭湖地区和湘西山区等地方菜发展而成。湘菜系中的"五元神仙鸡"又名"五元全鸡",古已有之。其中就用到了补药黄芪。

清代《调鼎集》曾有"神仙炖鸡"的记载。其制法是"治净,入钵,和酱油,隔汤干炖,嫩鸡肚填黄芪数钱,干蒸更益人"。这是以黄芪炖鸡,药食双补,可以强身健体,延年益寿,故名"神仙鸡"。

在清朝同治年间已有"五元神仙鸡",据传为湖南曲园酒楼所制。开始也是用全鸡加黄芪蒸制,后来改加荔枝、桂圆、红枣、莲子、枸杞子,入钵加调味品蒸制,名为"五元神仙鸡"。1938 年日寇轰炸长沙,酒楼迁至南宁,李宗仁曾在该店大宴宾客。1949 年后曲园酒楼搬迁到北京,仍属首屈一指的湖南风味菜馆,"五元神仙鸡"更是该店的特色名菜。

滋补有针对性,更要明其底细。如果是适合取用黄芪滋补的情况下,烹制神仙鸡可千万不要忘记加入黄芪。若其中的"五元"原料仅仅使用荔枝、桂圆、红枣、莲子、枸杞子,似已偏于补血,而其补气作用是有所欠缺的。

神农本草经

上品

黄耆

黄耆　味甘，微温。主痈疽①，久败创②，排脓止痛，大风癞疾③，五痔④，鼠瘘⑤，补虚⑥，小儿百病⑦。一名戴糁。生山谷。

《名医》曰：一名戴椹，一名独椹，一名芰草，一名蜀脂，一名百本。生蜀郡、白水、汉中。二月十月采，阴干。

——清·孙星衍、孙冯翼辑本《神农本草经》

〖注释〗

① 痈疽：病症名。痈，多指浅部脓肿，如皮肤、皮下组织的局部化脓性炎症；疽，指疮面深而凹的化脓性炎症，即深入骨肉之间者。二者并称，泛指各种脓肿。

② 败创：久不愈合之疮疡。《说文》："败，毁也。"《字汇·支部》："败，损也。"创，同"疮"。《古代疾病名候疏义》："凡败坏之创，日见亏毁，如慢性溃疡、结核性溃疡，其边缘常如虫侵食之形，故败创曰蚀也。"《说文·虫部·卷十三上》："蚀，败创也。"

③ 大风：病症名。有言大风即麻风之说。《素问·长刺节论》："病大风，骨节重，须眉坠，名曰大风。"有言"大风邪气"者，同大风。而言"大风热气"者，是指患麻风而发热症状突出者。

④ 癞疾：病名。有言即麻风。《广韵》："癞，疥癞。"癞，其于先秦本作"疠"，为疠风之称。《三因方·大风叙论》曰："《经》所载疠风者，即方论中所论大风、恶疾、癞也。"

⑤ 五痔：肛肠病症名，痔病总称。《诸病源候论·卷三十四·诸痔候》："诸痔者，谓牡痔、牝痔、脉痔、肠痔、血痔也。"《三因方》："五痔谓牡痔、牝痔、肠痔、气痔、脉痔也。"《蜀本草》："五痔谓牡、酒、肠、血、气也。"

⑥ 鼠瘘：病症名。指瘰疬之多口溃破、贯通流脓，形似鼠穴者。发于颈腋部之瘰疬，形成瘘管，溃破流脓血而久不瘥者，即现今颈腋部淋巴腺结核也。先秦称瘰疬溃破者为瘘。《说文》："瘘，颈肿也。"《灵枢·寒热》："寒热，瘰疬在于颈腋者，皆何气使生？岐伯曰：此皆鼠瘘……"

⑦ 补虚：中医治则学概念。补益虚劳羸瘦。

蒲 黄

水 烛 花 粉

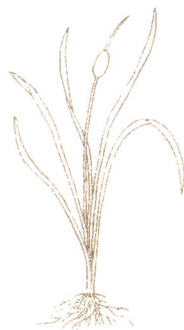

Typha angustifolia L. 水烛香蒲
Typha orientalis Presl 东方香蒲

彼泽之陂，有蒲与荷。……

彼泽之陂，有蒲与蕑。……

彼泽之陂，有蒲菡萏。……

——《诗经·国风·陈风·泽陂》诗句

蒲叶浅水伴杏花

久远的古代，在池塘四周，最常见就是蒲草和荷花。蒲草与荷花在池塘的广布，成就了《诗经》十五国风中的陈风"泽陂"。

蒲乃水生植物，生于湖沼潮湿地带。蒲有多种，弱水浅滩，丛生的那种有香味的蒲草，特称为"香蒲"。春天当它生出蒲叶，从浅水中绽露出绿色，也与杏花共争春。北宋王安石曾有一首《蒲叶》诗，专门描写

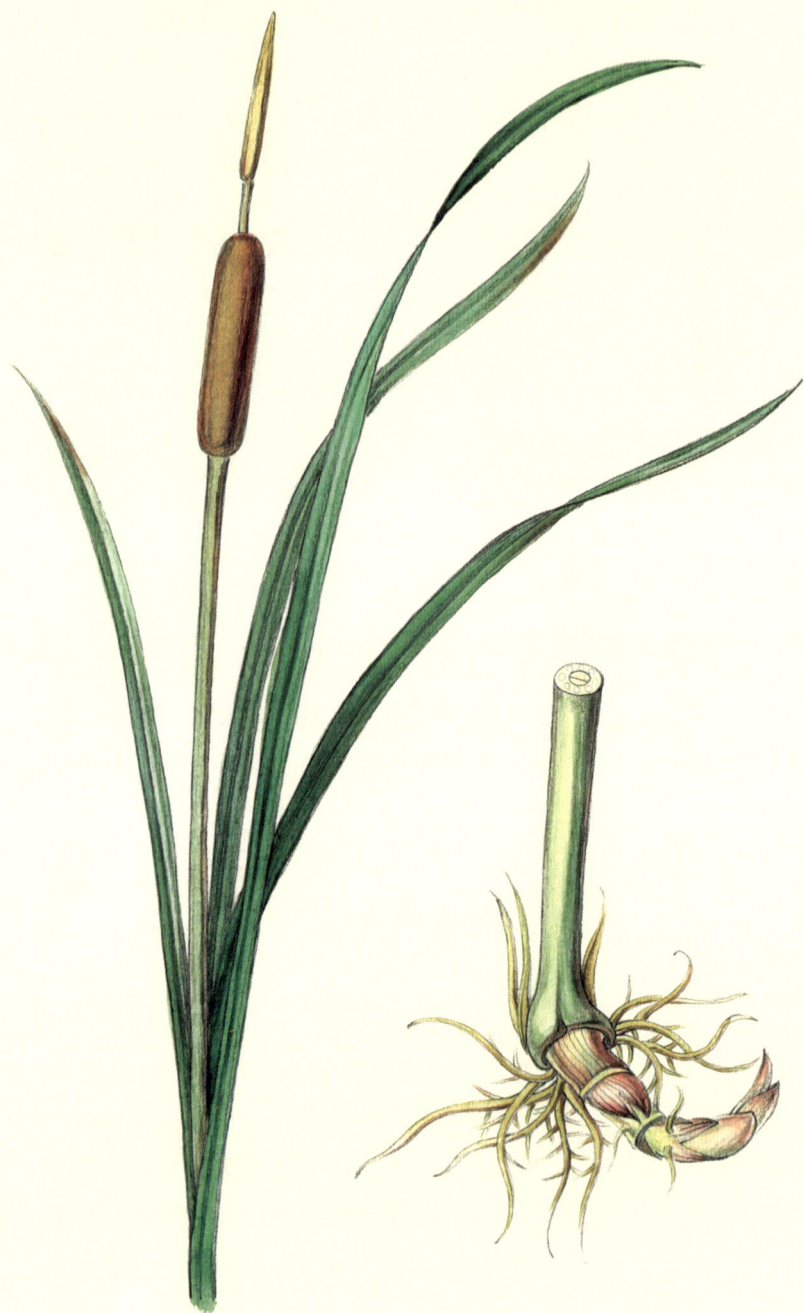

蒲叶刚刚出水，相伴杏花初开的春日景致。

"蒲叶清浅水，杏花和暖风，
地偏绿底绿，人老为谁红。"

蒲类植物都有茎圆、叶丛生的特点。它们茎顶开花，呈长穗状。唯有香蒲的穗状花序，生长得既长又圆，形状最像蜡烛，故又名"水烛"。这一名称，明显是特指它的花棒。有的地方就称它为"毛蜡"或"毛蜡烛"。香蒲的别名还有蒲草、蒲菜。

香蒲为多年生草本植物，属于宿根性、挺水型的单子叶植物。它喜爱温暖与光照充足的水泽环境。当碧绿的、扁扁的叶子从水底淤泥中钻出时，最初是极柔弱的。它的地上茎呈圆柱形，不分枝，直挺挺地向上生长，不偏不倚，接受阳光和水泽的共同滋养，令自己强壮起来。到了盛夏时节，黄莹莹的蒲棒慢慢生长出来，远远望去，很是惹眼。它高挑的身影有 1.5 米至 3 米高，秀长而有风姿。直立浅水中的蒲黄，站成了自己的一道风景。而在水泽的地下，支持它的有粗壮的匍伏根茎。

人们从很早就喜爱上了香蒲，于是由野生而择地种植。因为香蒲叶绿穗奇，适宜做花境、水景的背景材料，所以常用于点缀园林水

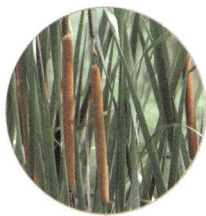

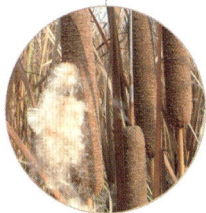

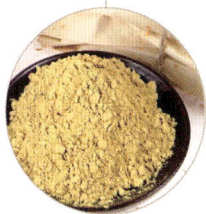

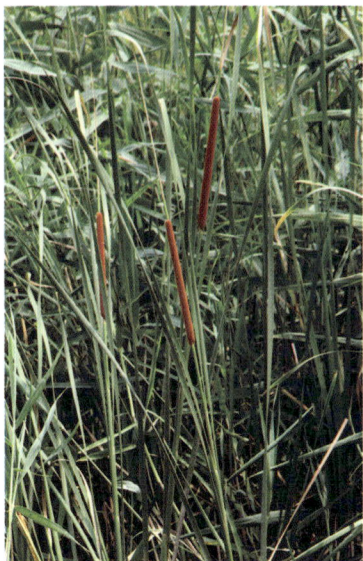

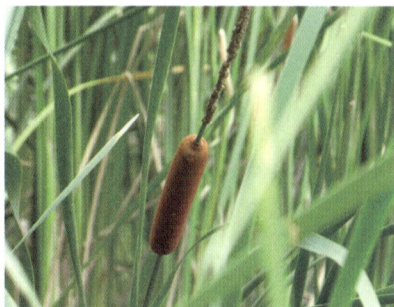
蒲黄植株

池、湖畔，构筑水景，更可盆栽布置庭院。人们充分发掘它的多种用处，如全株是造纸的好原料；蒲叶称蒲草可用于编织蒲席、蒲扇；蒲棒常用于切花材料；花粉可入药称蒲黄。还有蒲棒蘸油后可用以照明，则其由水烛成为了真正的"火烛"。其雌花序上的毛称蒲绒，软软的可做枕絮。

香蒲的水烛之名，颇具诗情画意，令人产生许多遐想。在文人的笔下，那该是一种怎样的美啊。

水烛是个诗意的名字。水是滋润万物的元素，或柔或刚，孕育万物又能覆灭万物，是一种充满着母性的物质。烛是照亮万物的光亮，是夜行者的灯盏。有没有一种植物拥有照彻水面之下与内心之中的光芒？如果我们走进水域，解读它的名字，你不能不惊叹，当初起出这样的名字，肯定是位民间诗人，他对大地上的事物有着别样的悲悯与怜爱。

　　水烛生活在水中，茫茫水域，无花无柳，却有这么一丛植物，曼妙的叶子，娉娉婷婷地从水底"刺刺"地冒出来，遍身裹满翠绿、碧绿，密匝匝地林立于水面之上，苍白寂寥的时空就有了生命的涌动。然后就在这无言寂寥的天地间，从碧绿的内部开始孕育，膨胀，开花，到了秋天，茎秆上端就会生出红褐色的蒲棒来，越到深秋越是膨大，颜色也由刚开始的淡黄逐渐变得深黄、棕黄，直至绛黄。水烛茎秆最顶端的雄花脱落之后，其生在下端的雌花会一直保持到初冬，此即俗谓之蒲棒。蒲棒的形成是蛮有韵味的。据资料考证，这蒲棒是水烛雌花孕育成的，雄花则在雌花之上。这温馨的姿势让人莫名地想到尘世上的男女：男人顶天立地，撑一把油纸伞，在雨天为女人撑起一方天空；女人则在男人的世界里，开着美丽的花儿，散发着浓郁诱人的香味，展现着轻烟一般美丽的梦幻，楚楚动人，回眸惊鸿……

——杜怀超《水烛：照彻苍茫的生灵者》

　　夏日溽暑时节，来到一片湿地，观赏蒲草与白荷，别有一番韵味。自然美景不由得不令人产生出诗情画意。

　　　"清香消溽暑，白荷未染尘。
　　　无瑕有本色，光彩照浮云。"

　　经历了溽暑夏日，香蒲慢慢生出了蒲棒。它的上部雄花，过了花期会慢慢脱落；下部的雌花变成密集的蒲绒，一直挺立至初冬。蒲棒是小孩子很喜欢的玩具，取来持在手中当棒槌。

　　从春日蒲叶出水伴杏花，到夏日蒲棒抽穗挺直立，四时香蒲的景致，究竟什么时候最吸引你、震撼你？我发现最应该是它在爆炸欲飞的时刻！当我偶遇这样的一幅画面后，我被真正地震撼了：

在北方田园水塘那已经冻结的冰面上，群集的蒲叶已经干枯甚至有的被吹折，有一支高挺的蒲棒，失却了自己紧密的身材，爆炸般膨松鼓起如花絮，有的飞絮已经飘上了空中。它挺立中的残躯，即刻又要被另一股寒风吹散……

那一刻，让我思考生命尽头的伟大。蒲黄是香蒲将自己的"青春"（花粉）贡献给中医药，而中医药服务于人类，是为了对人的生命哪怕仅有一丝的帮助……

蒲菜美味蒲书助学

香蒲可供食用，其味鲜美，为有名的水生蔬菜。

蒲的嫩芽或根茎即为蒲菜，可鲜食或做汤，或用甜面酱腌制成酱蒲菜，是野菜中的上等佳品。《诗经》中有："其蔌（sù，＜书＞蔬菜）伊何，唯笋及蒲。"

水乡池泽，那旺盛生长的香蒲，不独是美丽风景，更是实实在在的生活：

采来刚生长出来的蒲芽，成就一道美味。采来后，切成片，放在油锅中爆炒，变成清香可口的一顿美味。其脆嫩如笋，却比笋更水嫩。

到底是从何时起，蒲菜成为难忘美味的？未必一定是在有情趣的时刻，也许缺衣少食的古人更能体会它那妙不可言的入口之味。但我们从宋代诗人黄裳写的《端午泛湖》词中，看到它进入端午节美食中："角黍包金，香蒲切玉，是处玳筵罗列"。端午节中的美食，除了有角有棱

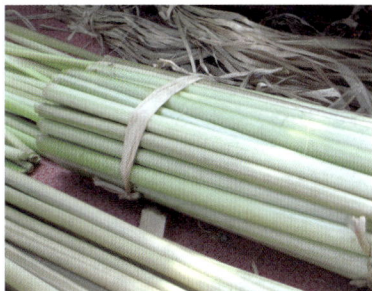

美味蒲菜时令妙品

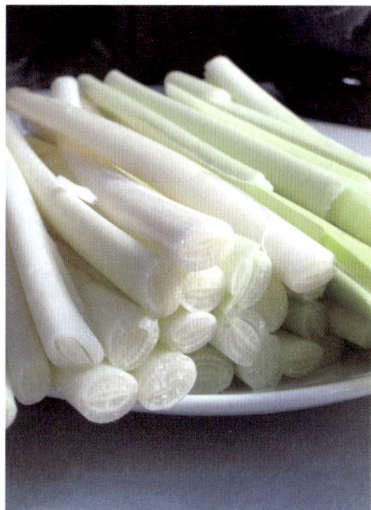

的粽子，还有那如玉的香蒲即蒲菜，构成了特殊的节日美食。

河南淮阳的陈州蒲菜，取用的是白长肥嫩的地下葡萄茎。长江流域的江苏淮安也盛产优质蒲菜，济南大明湖畔的蒲菜更是名声远扬，它们的共同特点是取用由叶鞘抱合而成的假茎。据1927年出版的《济南快览》（周传铭著）中记载："大明湖之蒲菜，其味似笋，遍植湖中，为北方数省植物菜类之珍品"。

山东中医学院创校元老之一的张志远先生（1920–2017年）自号"蒲甘老人"，他在自己的医话录中专述济南可"不只名泉城，亦名蒲乡"。蒲乡更有名菜传，以蒲笋制作的泉城第一汤菜"奶汤蒲菜"，色泽乳白清雅，菜质脆嫩，汤鲜味酿，登上了《舌尖上的中国》第二季的美食榜。

张志远先生介绍，蒲棒（即蒲菜）与茭白（菰）、竹笋在餐桌上共称三白。张老喜食蒲菜，更充分利用它发挥食疗作用："它入食疗保健起源很早，以清热、开胃、利水为特长。老朽每逢炎夏季节遇到苦夏证，胸闷、泛恶、倦怠、不欲进食，就用本品加榨菜烧汤，或伴炒猪脊肉丝，或和嫩瘦肉做成蒸包吃，均易生效。"原来香蒲苗也入药，而且就是《神农本草经》中大名鼎鼎的"香蒲"。若不是以张老的介绍为线索，让我细翻了本草，之前几乎完全忽略了它，更不用说注意到《本草图经》中"香蒲，蒲黄苗也"的注解。当今蒲菜的药用已然式微，然而老先生却仍化用为食治佳品。药食同源，先辈们的宝贵经验就是如此的珍贵。

蒲不仅是物质的，更有精神的。蒲的植物文化意蕴很多。

蒲在典故中可寻到勤奋苦读的美谈。"温舒编蒲"，那是形容勤学的典故。西汉时，河北巨鹿的路温舒家里十分贫穷，只能替人牧羊，以维持生计。他想学习，却没钱买书，只能靠借书并抄书。连抄书都没有竹木简，这可怎么办。路温舒就采了一大捆蒲草背回家，切成和竹木简同样长短，编连起来。将借来的书，抄写在加工过的蒲草上，成为一册册的蒲草书。后来他在法学方面有所成就。此典出自《汉书·贾枚邹路传》：

> "路温舒字长君，巨鹿东里人也。父为里监门，使温舒牧羊。温舒取泽中蒲，截以为牒，编用写书。"

东晋时京兆（今西安）的王育（字伯秦）小时候就成了孤儿，因为贫穷只能当佣工，为别人家放牧猪羊。他离学堂很近，特别想读书。于是拾取柴草卖掉，请书生帮他抄书。他截取蒲枝当笔来学习。因为专注学习，甚至把牲畜弄丢了，到了准备卖身以偿的地步。在同乡郭子敬的帮助下，他得到了上学的机会，通过刻苦学习，最后博通经史，为官曾做到太傅的职位。"折蒲学书"，事出《晋书·忠义传·王育》。

蒲的出典就有如"编蒲""截蒲""削蒲""题蒲""编简"等多种形式。而蒲之典还有以之喻德政的"蒲鞭"、直谏的"伏蒲"等典故流传。苏轼的"顾我迂愚分竹使，与君笑谈用蒲鞭"就将蒲鞭之典写入诗中。

止血化瘀善治血证

香蒲既可供食用，更有良药的特性。

诗言"人老为谁红"，香蒲在老去后能够为人类提供蒲叶和蒲棒。供入药用，不是香蒲的嫩芽不是根茎，而是专用蒲棒上的花粉，大名"蒲黄"。秉承向阴之水性，其味甘，有化瘀、通淋等功用。

《神农本草经》收载有蒲黄的药用，列为上品。现今《中国药典》规定，其药材来源为香蒲科水生草本植物水烛香蒲 *Typha angustifolia* L.、东方香蒲 *Typha orientalis* Presl 或同属植物的干燥花粉。全国大部分水泽地区均有，药材主产于江苏、浙江、安徽、山东、湖北等地。

蒲黄之花粉为黄褐色的粉末。夏季端午节前后，蒲花将开放时，采收蒲棒上部的黄色雄性花穗，晒干后碾轧，筛取细粉。药材以颜色鲜黄、光滑、纯净者为佳。

现代对蒲黄药性的认识：蒲黄味甘，性平，归肝、心包经，有止血、化瘀、通淋之功能。用于吐血，衄血，咯血，崩漏，外伤出血，经

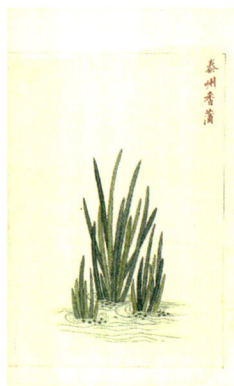

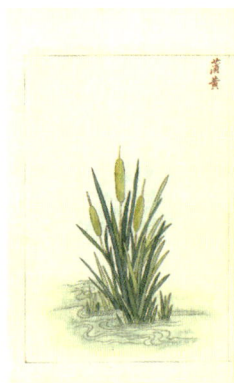

《金石昆虫草木状》中香蒲、蒲黄绘图

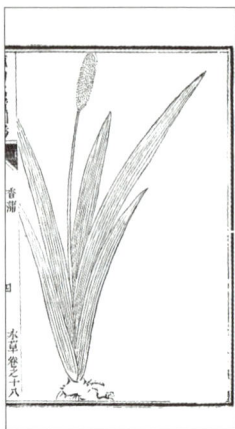

《植物名实图考》卷十八
中香蒲绘图

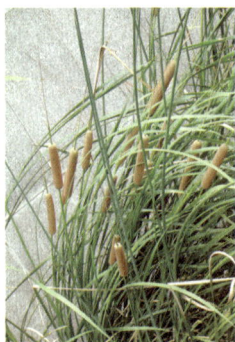

河边香蒲生蒲棒

闭痛经，脘腹刺痛，跌扑肿痛，血淋涩痛。蒲黄是一味血证妙药。

《神农本草经》明言蒲黄"止血，消瘀血"，则后世蒲黄止血、化瘀之用皆本自《神农本草经》确凿无疑。

蒲黄生用能行血散瘀，常用于瘀血所致的脘腹疼痛及痛经等。生蒲黄有收缩子宫的作用，对于产后子宫收缩不良的出血，效果也较为满意。临床上蒲黄一般与当归、川芎、红花、桃仁等同配合应用。如用蒲黄与五灵脂配伍，即为著名方剂失笑散。

蒲黄炒后用于内外出血证，如衄血、咯血、便血、崩漏及创伤性出血等，能止血并能散瘀活血。可单用煎服或为散剂吞服，也可配伍其他止血药物同用：对于血热出血，常配生地黄、大蓟、小蓟等凉血止血药；对于虚寒性出血者，常配炮姜、艾叶等温经止血药。治疗创伤出血，可单用蒲黄外敷。

晋代葛洪《肘后备急方》中，善用蒲黄一味治疗不同血证。如治瘀血内漏，以蒲黄末60克，每服6克，水调下；治肠痔出血，以蒲黄末6克，温开水送，日三次。取蒲黄化瘀之功，用于痛证，可谓由葛洪开创先河，见是书所载用蒲黄240克，熟附子30克，为末，每服6克，凉开水下，日一次，主治关节疼痛。是以附子温阳散寒，蒲黄活血化瘀，共奏散寒祛瘀止痛之功。

古方用蒲黄，记载中生用多见。如《简便单方》治肺热衄血：蒲黄、青黛各一钱，新汲水服之，或用生地汁调下。《简要济众方》治吐血、唾血：蒲黄一两，捣为散，每服三钱，温酒或冷水调下。《太平圣惠方》治鼻衄经久不止：蒲黄二三两，石榴花一两（末），和研为散，新汲水调下。《僧深集方》治卒下血：蒲黄、甘草、干姜等分，酒服方寸匕，日三次。

宋代《圣济总录》治妇人月候过多，血伤漏下不止：蒲黄（微炒）、龙骨、艾叶，蜜丸如梧桐子大，每服二十丸，米饮下。蒲黄炒用，更多为近现代所习用。

生蒲黄有收缩子宫的作用，对于产后子宫收缩不良的出血，效果也较为满意。对于单纯的子宫收缩不良，用蒲黄单方，每服3克，每日三次，连续3天，据观察其收缩子宫的效果甚至优于益母草膏。对此追根溯源，可在南北朝时期的《梅师集验方》中找到单用蒲黄30克，水煎频服，治产后血不止的记载。

蒲黄活血化瘀功效，能降血脂、降血压、止痛，药理研究有增强冠状动脉血流量的作用，所以是当今治疗冠心病心绞痛、心肌梗死、血脂过高等病的良药，多种治疗心血管疾病的中成药中都含有蒲黄。用单味生蒲黄每次10克布包后开水冲泡饮用，每日三次，具有降脂、调脂的效果。

单用生蒲黄，有成功治疗高脂血症的验案报道。用单味蒲黄制成浸膏后，烘干为末，装入胶囊，每粒0.3克，用于治疗冠心病心绞痛，每次6粒，每日三次服用，经百余例的临床病例观察，用药两个月后，总有效率达到91%以上，心电图的变化有效率也达47%（《中医杂志》1994年9期）。

眼科重用胜他药

重用生蒲黄治疗眼科多种出血证甚有效验。

因为眼内出血，不同于其他部位，血止后若遗留瘀血样物，仍严重影响视力。治用生蒲黄，不仅可止眼内出血，更可促进瘀血样残留物的吸收消散，所谓止血又善行瘀，用于眼科诸种出血远胜他药。瘀血所致眼底出血最为常见，重用生蒲黄 50～60 克化瘀止血，目睛得气血濡养，可令视力逐渐恢复。若眼内出血不甚大亦不甚急者，生蒲黄 10～20 克开水泡服代茶饮，亦可控制出血。此经验颇可重复验证。

西安基层中医师王幸福，年轻时曾患眼底静脉炎引起出血，用蝮蛇抗栓酶注射无效，后改用失笑散获治愈。他继用一味蒲黄当茶饮，自身体会有活血、降脂、软化血管"三位一体"的效果。

眼底出血案例。王某，76 岁，男性。平时除有糜烂性胃炎外，无其他大病，眼睛老花，玻璃体混浊，视力下降。一日在医院陪护老伴时，顺便到眼科检查了一下眼睛，结果被告知眼底静脉炎引起的玻璃体积血很严重，要立即手术。病人和我较熟悉，打电话咨询我怎么办，需不需要住院。我说不需要，中医就可以治疗。

刻诊：身高 1.75 米左右，稍瘦，面略暗，视力昏花不清，耳稍聋，性情急躁，舌微红，苔白，脉弦硬，饮食二便尚可，精神还好。我告之系动脉硬化引起的眼底出血，中医辨证为肝肾阴虚、肝火上亢引起的。

处方：菊花 10 克，密蒙花 6 克，枸杞子 15 克，生蒲黄 30 克。7 剂，开水泡茶喝。一周后复诊，视力好多了，也清凉多了，过去眼睛涩痛也好多了。又续服 7 剂，到医院做眼底检查，已无积血，玻璃体仍混浊，系老年退行性眼疾。至此，嘱常饮枸杞蒲黄茶，善后。

按：此案病人眼底出血重症，之所以敢承约用中医治疗，乃我多年治疗效果卓著，其中关键用药在于蒲黄一味。我早年三十多岁时，曾因眼底静脉炎引起出血，用西药蝮蛇抗栓酶静脉注射一周，效果不明显，后参考有关文献，用失笑散一周治愈。后因服用不方便，将此方精简为一味蒲黄当茶常饮，活血、降脂、软化血管三位一体，效果非常好。在治疗高血压、糖尿病、冠心病等引起的眼底出血症中，常重用此药组方治疗，一般眼底出血均在半月内吸收痊愈。

——王幸福《医灯续传》

蒲黄名方失笑散

相传在北宋开宝年间，京郊有钱员外的独生女儿出嫁，花轿临门，小姐正发痛经，腹痛如绞，一家人慌得六神无主。正在这时，恰有一位蔡姓走方郎中路过，称有妙药可治。他从葫芦里倒出一匙黄褐色的药粉，嘱取半碗香醋调匀饮用。约半个时辰，少女痛止，展颜一笑，转身进屋，梳妆备嫁去了。钱员外拜询："所用何药，如此灵验？"郎中道："此药可令失笑转笑，就称失笑散吧！"

失笑散仅由五灵脂、蒲黄二味药物组成，蒲黄炒香、五灵脂酒研，取二者等份碾末而成。功能活血化瘀、散结止痛，常用于治疗瘀血停滞所致月经不调、痛经、胸胁脘腹疼痛以及产后恶露不尽等。这则成方于1078年收入宋太医局编纂的《太平惠民和剂局方》中。此方药虽简而效著，古人谓使用本方后，病者每予不觉之中诸证悉除，犹如一笑了然，因其取效在不经意之间，故使人哑然而笑也，"失笑散"之名由此而来。

明朝李时珍精研本草药物，他对失笑散赞美有加。他认为，失笑散不只适于妇产科瘀血疾患，"男子老幼一切心腹、胁肋、疝气，百药不效者，均能奏效，屡用屡验，真近世神方也。"

上海市名中医金明渊（1917-2006 年）系全国首批五百名老中医药专家学术经验继承导师。他幼承家学，侍诊祖父金百川，父亲金养田。1935 年即悬壶沪上。后从事中医临床、教学、科研工作，善用经方治疗今病。他用失笑散治疗一血卟啉病患者的验案值得学习。

金明渊曾治一血卟啉病患者，小腹剧烈疼痛已五天，伴频频恶心，呕吐两次，均为胃内容物。三天前经西医诊治，小便中找到尿卟啉，予西药镇静剂与止痛剂未效。刻诊愁苦面容，其女扶持伛偻护腹而行，呻吟不耐，舌诊、脉诊并未见显著变化。金明渊诊断病属"血气刺痛"，仅处以失笑散 30 克，均分五份吞服，每次 6 克，温水缓缓服下，尽一天量。翌日复诊，症状已减大半，夜间呼痛不得卧已除。继守原法治疗，再日行走已便，仅留小腹隐痛。乃给予失笑散三天量，以资巩固，终获痊愈。年许至病家随访，病未复发。

金明渊曾向年轻医师详细介绍过对此案的认识。他认为，西医学所言的血卟啉病系由先天性和后天性卟啉代谢紊乱所引起的代谢病，其主要病理生理为卟啉及（或）卟啉前体产生或排泄增多，并在体内积聚。患者多有遗传因素。临床主要表现为光感性皮肤损害、腹痛及神经精神等三大症候群。预后一般欠佳，多死于肝硬化、继发感染或严重贫血。目前治疗尚缺乏良法，西医多以对症处理和预防复发为主。该患者表现为剧烈腹痛伴恶心呕吐，应属肝性血卟啉病急性间歇型。按常法西药治疗未效，方转请中医治之。其中医病症名，参考前人认识当系营血失常之血气刺痛。首见于《太平惠民和剂局方》的失笑散，原为治妇科"产后心腹痛欲死"而设，至李时珍扩大其治疗范畴："凡男女老幼一切心腹胁肋小腹痛、疝气并治，胎前产后血气作痛及血崩经溢，百病不效者"。故正可适用于"血卟啉病"。金明渊慧眼识病，验之果然应手而瘳。

金明渊对该血卟啉病案的剖析颇为精详，溯源穷流，诊断立法又能发挥奥义，具出奇制胜之妙。血卟啉病乃西医之罕见病，金明渊能够衷中参西，娴熟运用失笑散，执古方治今病，灵活而取效，颇值得师法。

药不辨证害人多，成事败事都是它。《醉花窗医案》中记载了一位叫王维藩的医士，不识辨证，对心胃痛者，辄以失笑散给服，失败与成功病例各半。一日胃痛，自服失笑散治之，因平素有吸大烟陋习，竟致殒命。

曾忆邻村有医士姓王名维藩者，余同谱弟丹文茂才之族叔也，故业医，货药饵，邻有妇人病胃痛者请王治之，王用《海上方》中失笑散，服之立效。后凡有患心胃痛者，王辄以失笑散治之，效否各参半。王素食洋烟，一日自觉胃痛，亦自取失笑散服之，痛转甚，至夜半痛欲裂，捣枕椎床，天未明寂然逝矣。

因思失笑散为逐瘀之药，王之邻妇必因瘀血凝滞，故用之立效。其余风寒暑热、饮食气郁，皆能致之，若概以失笑散施治，又不求其虚实，几何不误人性命乎。

——清·王堉《醉花窗医案》

河北名医门纯德（1917–1984 年），门人总结其独门绝技，有一条曰"小经方，治大病"。他倡导"方精药简"，擅长使用小方。据门老先生经验，失笑散可用于治疗孕妇子宫收缩期痉痛（儿枕痛）。对于痉痛轻者，只服失笑散可愈；如疼痛不止，可拟生化汤合失笑散治之。

舌体肿胀治以蒲黄

在宋代方勺的笔记《泊宅编》中，记载了一则"舌肿满口"的病案。

有一士人从开封归家，晚上宿在村外。回家时其妻已睡熟，士人撼之，妻问何事，不见回答。又撼其妻，妻惊起，看见士人舌肿已满口，不能出声。急访医求治，有一老人负囊而至，取药糁在舌头上，第二天早晨就恢复如常了。问他用的是什么药，只不过是一味蒲黄而已。但药材必须用真的效果才好。

此蒲黄治舌肿案，也被与方勺同时代的医学家许叔微（1079–1154年）记录在《类证普济本事方》中，其书成于许叔微晚年。故此案的记述，当以《泊宅编》的记载为先。李时珍在《本草纲目》中从许叔微书中转录了此案。

一士人沿汴（注：汴梁，即今之开封）东归，夜泊村步（同"埠"）。其妻熟寐，撼之，问："何事？"不答。又撼之，妻惊起，视之，舌肿已满口，不能出声。急访医，得一叟负囊而至，用药糁，比晓复旧。问之，乃蒲黄一味。须真者佳。

——宋·方勺《泊宅编》卷二

无独有偶，据《芝隐方》记载：南宋度宗皇帝赵禥欲外出赏花，谁知次日清晨，忽然舌肿满口，不能言语，不能进食。度宗及满朝文武十分焦急，急召御医入宫治疗。蔡御医用蒲黄、干姜末各等份，干搽舌上，数次而愈。此案李时珍仅简单地引为：

"宋度宗，一夜忽舌肿满口，用蒲黄、干姜末等份，干搽而愈。"

以上两则舌肿失音的病例，均通过用蒲黄搽舌的方法治疗取得较好的疗效，其实这正是得益于蒲黄具有化瘀活血功用，用药针对病机，故疾病得治。

这两则医案给现代中医临床以宝贵启示。临床可选用蒲黄末治疗舌肿、舌痛、舌疮患者，效果可观，方法如下：对于舌肿、舌痛、舌疮患者，让其伸舌，以棉签蘸蒲黄末涂之，若未能研末时可直接以蒲黄擦舌。涂后令患者伸舌1分钟，发"阿"音以助其维持伸舌状态。舌体缩回后，药物和唾液混合（由于伸舌后未做咀嚼动作，口内唾液较多），此时不吐也不咽下，在口内含三五分钟，然后吐掉，用温开水漱口。每日2次，重者可三四次。一般涂一次即见效，2～4次可痊愈。

对复发性口疮也可用生蒲黄粉撒患处治疗，能促进溃疡愈合，消除疼痛。

其实，蒲黄治舌病，在中医典籍中已有记述。如宋代官修方书《太平圣惠方》有蒲黄散，治小儿重舌，口中生疮，涎出："蒲黄一分，露蜂房一分（微炙），白鱼一钱。上药，都研令匀。用少许酒调，敷重舌、口中疮上，日三用之。"

在清代顾世澄《疡医大全》"舌胀门主方"中，也有相似的治疗方法："真蒲黄筛细末，频刷舌上，其肿自退。若能咽药，以黄连酒煎，细细咽之，泻去心火尤妙。"

利尿通淋兼有他功

《神农本草经》记蒲黄功效以"主心腹膀胱寒热，利小便"为先，或许古人用之较其活血化瘀功用更多见。

蒲黄的利尿通淋作用，对血淋之证颇为常用。较早的成方如《金匮要略》蒲灰散，以蒲黄 60 克、滑石 30 克为散，每服 6 克，日三次，可治小便不利。方中二药相伍，气血同治，降而不升，共收化瘀利窍泄热之功。

孙思邈《备急千金要方》中有疗血淋方石苇散，是以石苇（去毛）、当归、蒲黄、芍药四味，各等份，上四味治下筛，酒服一钱匕，每日三次。蒲黄配伍白茅根、小蓟，可共奏清热利湿、凉血止血功效，用于治疗因湿热所致的血淋、尿血等症。《千金翼方》中蒲黄酒，以蒲黄、小豆、大豆等量（各 9 克），用酒适量煎，分三次服，主治脾虚水停，遍身消肿或暴肿。方中蒲黄当有利其水从小便而去之、利尿消肿之效。

宋代《太平圣惠方》冬葵子散，以冬葵子、蒲黄加地黄各 15 克，水煎服，主治小儿膀胱热甚，血淋不止，水道涩痛。

《古今医案按》中，有一例比较难治的血淋病案，也用到了蒲黄、五灵脂，既通淋又兼止血，然病情复杂，最终收效不易。

（孙东宿）族侄孙伍仲，三十岁，善饮好内，小便血淋疼痛。予以滑石、甘草梢、海金沙、琥珀、山栀、青蒿，以茅草根煎膏为丸，每晨灯心汤送三钱而愈。后五年，因子迟，服补下元药过多，血淋又发，小便中痛极，立则不能解，必蹲下如妇女状，始能解出。皆大血块每行一二碗许。诸通利清热药，遍尝不应。脉俱洪数。予以五灵脂、蒲黄、甘草梢各二钱，小蓟、龙牙草各三钱，二帖而痛减半，血仍旧。改用瞿麦、山栀、甘草梢各二钱，茅根、杜牛膝、车前草叶各三钱，生地、柴胡、川柏、木通各一钱，四帖痛全减，血全止。惟小便了而不了，六脉亦和缓不似前矣。后以四君子加葛根、青蒿、白芍、升麻、知、柏，调理万全。

——清·俞震《古今医案按》

　　用生蒲黄细粉撒布患处，可治皮肤湿疹，一般 1～2 周内治愈，多数能够当天止痒，简便易行。这可能与蒲黄现代研究所阐明的具有抗炎、抗渗出、抗过敏的药理作用有关；但对湿疹患者全身症状较重者，还是以复方内服疗效更好。

　　《神农本草经》记述蒲黄"久服轻身，益气力，延年神仙"，此有何解？蒲黄的这一功效，应当客观地说在现代临床少有沿用与验证。孙星衍等辑本《神农本草经》中有"《仙经》亦用此"的记述，故可从古代服食求仙习俗在《神农本草经》中有所留存而视之。至于另外的解释，亦可旁参明代缪希雍《神农本草经疏》之论："（蒲黄）久服轻身，益气力者，是血热、瘀血、伤损之病去，而身轻力长也。欲止血，熟用；欲消血，生用。"而在明代陈嘉谟所撰《本草蒙筌》中，则有蒲黄"不益极虚之人，若多食未免自利"之论。这也让人体会，蒲黄是祛邪而非补益的，它为人体祛除病邪，方使人获益。有是病用是药，一定要针对需要的情况而使用。

　　蒲黄内服的常用量为 5～10 克，用于汤剂时需包煎。研末冲服，每次 3 克。用于止血多炒用，散瘀止血多生用。由于蒲黄有兴奋子宫的药理作用，故孕妇应慎用。

美味蒲菜入肴馔

食以养人，药以祛疾。最值得细说香蒲供食用的独特之处——淡薄之中滋味长。蒲菜体现的就是清淡中的鲜美。

采了蒲棵，剥去蒲的外皮，那初生的嫩茎白皙如玉，鲜嫩无比，仿佛一触即可溅出汁水，水灵灵的。蒲菜吃法很多，烹饪或炒或炝或烧或烩，随喜好而相宜。

物性使然，烹饪蒲菜总以清淡为好。蒲菜吃的是它本身的清香味，不宜放酱油，否则既伤其色又浊其味。炒蒲菜应旺火速成，保持脆嫩；烹汤则应汤沸后再放蒲菜。

选个典型的美味蒲菜，还是要从鲁菜名品的"奶汤蒲菜"说起。常见的做法还有炝与锅塌，以及家常精品的蒲菜水饺。

奶汤蒲菜

奶汤蒲菜最是泉城济南的特色风味菜，早在明清时期便极有名气。

此菜汤呈乳白色，脆嫩鲜香，是高档宴席上乘汤菜。浸润在奶汤中的蒲菜，看上去犹如雨后春笋，嫩白中透着淡淡的绿。入口品尝，给人以清淡滑软的口感，鲜香绵长，令人久久难忘。

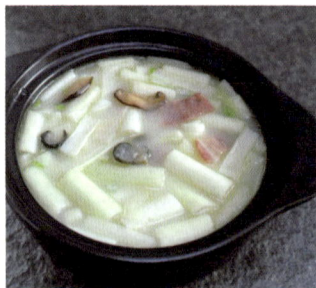

奶汤蒲菜

原料：蒲菜、冬菇、鲜虾仁或熟火腿。

制作工艺：先将蒲菜剥去老皮，切成三四厘米长的段。冬菇切成小片，放入滚水中烫过，捞出滤干水，火腿切成菱形片。锅中下少量油，炒适量面粉至微黄，冲入开水煮沸即成奶汤（制奶汤不放奶，系炒面粉而成，更不用湿淀粉勾芡，此系老鲁菜的烹饪技艺）。然后放入冬菇、火腿或鲜虾仁，最后放入蒲菜开锅，盛入汤碗中即可。

特色：色泽乳白清雅，口感滑爽，菜质脆嫩，汤鲜味酿。

炝蒲菜

这款特色凉拌菜，又叫海米炝蒲菜，亦可做成改良的虾炝蒲菜。其炝汁的特点，花椒油味突出。

原料：蒲菜，海米，花椒，花生油，精盐。

制作工艺：鲜嫩蒲菜切成四分段，凉水备用。清水烧开把切好的蒲菜段入水烫一下断生，尽快捞出来置入凉水中，待蒲菜温度降下来沥水后，码到盘子里。将少量花椒在油锅里煸出香气后，将花椒捞出。将提前泡发好的少许海米码在蒲菜上，趁热把锅里的熟花生油，用炒勺均匀淋到海米和沥水后的蒲菜上，盖上盘子，让椒香油香自上而下渗透。待香气融入其中，打开盘子加入适量食盐调口，调拌均匀即可。

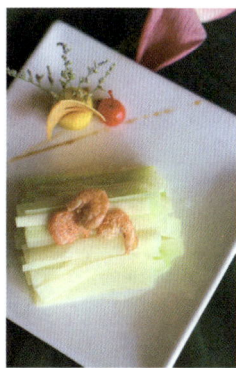

炝蒲菜

要点提示：煸花椒油时，注意不要把花椒煸糊。

热油炝的蒲菜口感细嫩爽口，滋味清鲜，清香四溢。

锅塌蒲菜

锅塌技法为济南厨师首创，早在明代就有记载。锅塌即是先煎后塌，将味汁收入菜中，其品鲜质嫩，味鲜醇厚。

原料：主料蒲菜。辅料味精、精盐、姜丝、熟猪油、黄瓜皮丝、鸡蛋黄、料酒、湿淀粉、清汤、火腿丝、葱丝、面粉。

制作工艺：先将蒲菜去掉外部老皮，切去后根洗净，切成四五厘米的段，放盘中加精盐搅匀入味。将鸡蛋黄、湿淀粉、精盐兑成清汁待用。再将蒲菜沾上面粉，放入蛋黄糊里抓匀，分两排整齐排在盘子里，余糊倒在上面。炒勺放旺火上，加熟油烧至六成热，将蒲菜整齐地推入勺内，煎至"挺身"时，把油控出。大翻勺，继续加油煎至两面金黄色时，放入葱姜丝，倒入兑汁，撒上黄瓜皮丝、火腿丝用大盘盖住，微火焖至汁将尽，翻扣在盘子里即成。

要点提示：煎制前要滑勺，反复几次，不易粘底；蒲菜洗净后，用刀稍拍，使其松散，容易入味；大翻勺时，先将油控出，避免溅出。

锅塌蒲菜的菜品特点：色泽金黄，香气扑鼻。

蒲菜水饺

用蒲菜包水饺最能体现出家常滋味，但它的季节性强，原料成本高，是留住夏天蒲菜味道最好的方法。

每年六七月份上市的蒲菜，是蒲菜口感最为鲜美的季节，质嫩汁多。如果觉得农贸市场上的蒲菜加工得较粗，可买回家再细加工，去掉外面只取精细部分，一般情况下每三斤蒲菜只能出一斤左右的馅。

操作要点：先将蒲菜剥去外面的包叶，留下脆嫩的部分。用刀切末，考虑到加盐后还要沥水，蒲菜不宜切得过细。

肉馅宜选用五花肉，肥瘦相间，不能纯用瘦肉。剁成泥状，加入生抽、香油、花生油、姜末及少许精盐，喜欢酱香口的可在肉馅中放少许甜面酱。为了保证蒲菜自然本色的清香，调馅时不宜再放生抽，也不宜放葱花、料酒、胡椒粉、味精等。

为避免出水，开始包水饺时，再把切好的蒲菜和肉馅搅拌在一起。菜肉比例为 1：1 或 2：1。包饺子时切忌装馅过多，避免下锅入水后"撑"破。

蒲菜水饺的特点：白嫩如玉，口感滑爽松软，清香浓郁，鲜而不腻。

因为泉城，因为蒲乡，以上的蒲菜美食多体现了地域概念上的北方饮食风味。它们都该归于鲁菜系列。毕竟十里不同风，百里不同俗。换一方水土，同样的蒲菜，就有了不同的滋味，背负了不同的地域文化。虽同以蒲菜为主角，看一看南方水乡的一款蒲菜佳品——开洋蒲菜。它又称开洋扒蒲菜，可是江苏淮安地方传统名菜，专以蒲菜清蒸而成，诚为淮扬菜中的精品菜。

蒲菜在南方又有抗金菜的美名，它与抗金名将、南宋英雄韩世忠、梁红玉夫妇有关：南宋建炎五年，金兀术率金兵十万南下，围困了淮安城。在粮食匮乏不继的艰难时刻，淮安城军民同心，采挖蒲草根果腹充饥，坚守城池，终于击破了金兵攻陷城池的企图，保护了一方平安。因助抗金渡过难关，此后蒲菜竟成了淮安百姓喜爱的菜肴。因不再是为果腹充饥，所以在制作工艺上日臻精细，而且可以配制成多种色香味俱佳的风味菜。其中以开洋扒蒲菜为典型代表，开洋指的是腌制晒干后的虾仁干，是江浙地区的吴语方言。

开洋扒蒲菜选用时令嫩蒲菜，配以上等金钩虾米与鲜鸡汤同烹，口感细嫩爽口，汤汁清鲜，清香四溢，为两淮地域时令名肴，扬名内外。

开洋扒蒲菜

属于清蒸工艺。主料单取蒲菜。辅料取用虾米。调料：姜切片、猪油经炼制、小葱切段、盐、淀粉以蚕豆淀粉为佳、味精。

制作工艺：将蒲菜洗净，切成十厘米长的段；锅中舀入鸡清汤，上旺火烧沸，将蒲菜段投入烫至六成熟时，捞出用清水洗净；将锅置旺火上烧热，舀入熟猪油，烧至六成热时，投入蒲菜略煸，放入鸡清汤、精盐、味精，烧至熟软时起锅；将葱段、姜片放在扣碗内，放上虾米、蒲菜整齐摆放碗中，再舀入鸡清汤，上笼蒸约8分钟取出，将汤汁滗入锅内，蒲菜复扣入盘中，拣去葱姜；将锅中原汤烧沸，用水淀粉勾芡，浇在蒲菜上即成。

要点提示：蒲菜焯水、油煸、清蒸，经三道工序而成，仍要保持菜色碧绿，野香四溢。

从食疗养生的角度来看，开洋扒蒲菜又可列为清热解毒食谱以及孕妇食谱，具有清热解毒调理、防暑调理、夏季养生调理之功效，是食疗人群的上好选择。

能食能药，入口入腹，疗饥疗疾。食药、药食，都在生活中。蒲菜与蒲黄，从老祖宗起积累了不知多少代人的宝贵经验，它们的滋味与性能完全融入了中医药人的血液中，那体会说平淡就平淡，说深刻又深刻。

蒲黄、香蒲

蒲黄　味甘，平。主心腹膀胱寒热[①]，利小便，止血，消瘀血[②]。久服轻身[③]，益气力[④]，延年神仙[⑤]。生池泽[⑥]。[⑦]

《名医》曰：生河东，四月采。

案《玉篇》云：萮，谓今蒲头，有薹，薹上有重薹，中出黄，即蒲黄。陶弘景云：此即蒲厘花上黄粉也，《仙经》亦用此。考《尔雅》苻离，其上萮，苻离与蒲厘声相近，疑即此。

香蒲　味甘，平。主五脏心下邪气，口中烂臭，坚齿，明目，聪耳。久服轻身耐老（《御览》作能老）。一名睢（《御览》云，睢，蒲）。生池泽。

《吴普》曰：睢，一名睢石，一名香蒲。神农、雷公：甘。生南海，池泽中（《御览》）。

《名医》曰：一名醮，生南海。

案《说文》云：菩，草也。《玉篇》云：菩，香草也。又音蒲。《本草图经》云：香蒲，蒲黄苗也。春初生嫩叶，未出水时，红白色，茸茸然。《周礼》以为菹。

—— 清·孙星衍、孙冯翼辑本《神农本草经》

〖**注释**〗

① 心腹膀胱寒热：泛指胃腹与膀胱疾病表现有恶寒发热症状。此"心"者，指胸、胃部位。《神农本草经》中酸枣条目下单有主"心腹寒热"功效，可互参。

② 瘀血：指人体内血液停滞蓄积，壅塞经络、阻遏气机而产生的多种疾病。同"蓄血"。古今瘀血概念所指有所不同。

③ 轻身：指身体轻盈。另有他意，一意道教谓使身体轻健而能轻举；一意指飞升，登仙。

④ 益气力：谓补虚益气的药物功效。

⑤ 延年：指延长寿命，增延寿命。如《楚辞·天问》："延年不死，寿何所止？"

⑥ 神仙：喻长生不老的药物功效。如《史记·孝武本纪》："海上燕齐之间，莫不搤腕而自言有禁方，能神仙矣。"

⑦ 生池泽：药材生境，谓生长于天然湿地、湖泊中或周围潮湿润泽之处。

决明子

治目要药

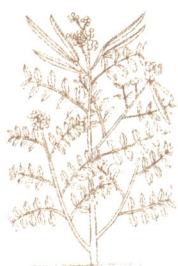

Cassia obtusifolia L. 决明
Cassia tora L. 小决明

雨中百草秋烂死，阶下决明颜色鲜。

著叶满枝翠羽盖，开花无数黄金钱。

——唐·杜甫《秋雨叹》

种决明与咏决明

识药用药，是完全可以构筑又自在又美丽的生活情趣的。这样说，你会不信吗？

有一本被评为 2016 年度"中国最美的书"，请看作家翊鸣在其中的一小段描述：

草决明种在大缸里，春夏的时候摘叶子煮汤，深夏开出黄灿灿的花，秋天结一串串豆荚，阳光把豆荚晒裂了口，收集起那些熟褐色小砂粒一样的种子缝一

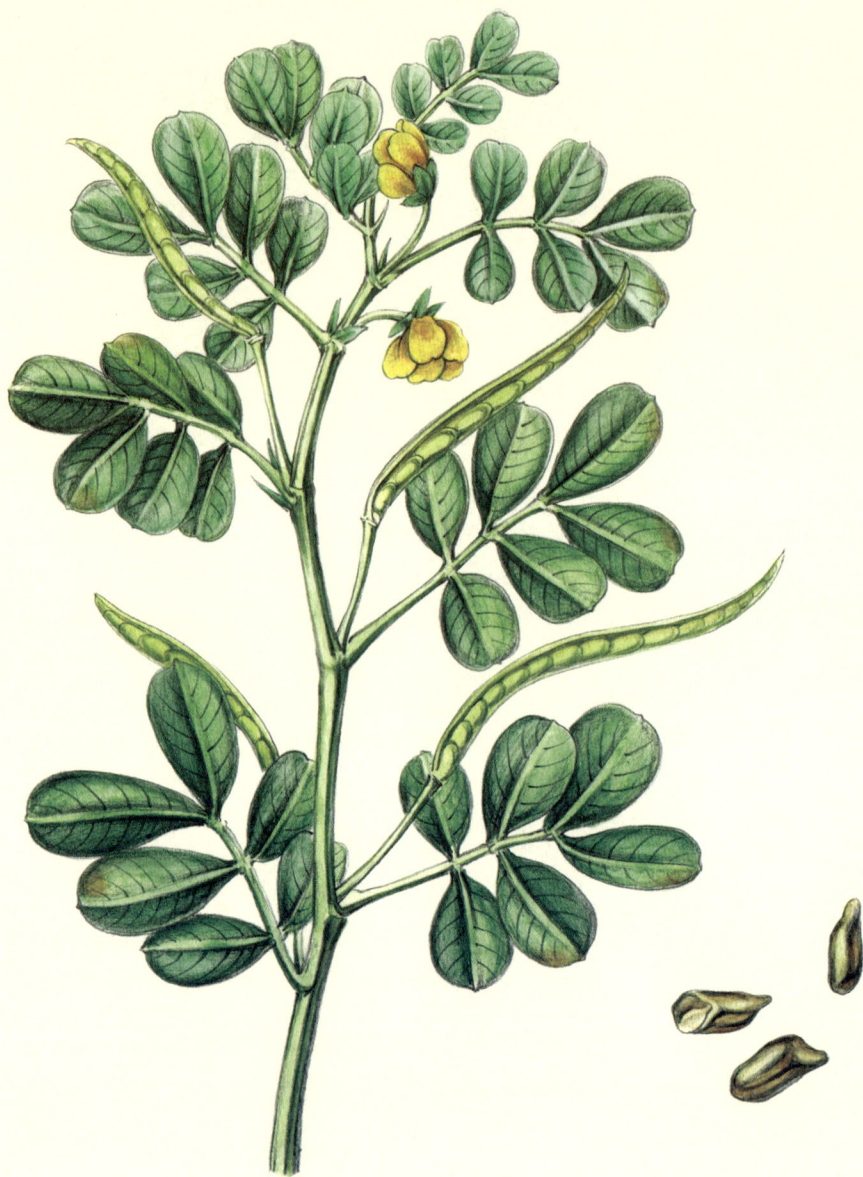

个小枕头，枕着它入梦的孩子眼睛亮亮的。大人说："决明子明目"。

——翊鸣《又自在又美丽》

没地儿可种，才把草决明种在缸里呢。我们大学的校园中有足够的地角，所以本草社的同学们曾在润园的旁边种下了一片草决明。

那一年的寒流来得较晚，犹记得那是 2012 年的立冬前后。但那场寒流的范围很广，使得全国大面积降温，11 月 4 日的泉城济南更是雨雪并见。正是寒风频吹、落叶满地之时。走过润园时，特别留意由同学们课外实践活动所种植的那一小片决明。

立冬时节，野草枯，树叶黄，那时的决明已不见了它鲜亮的黄花，但还是绿色依然，绿叶伴着尚未完全饱满的荚果，似乎没有理会冬天已经来临。这不禁让人想起诗人所咏吟的决明：

"雨中百草秋烂死，阶下决明颜色鲜。

著叶满枝翠羽盖，开花无数黄金钱。"

这是盛唐大诗人杜甫（字子美，712–770 年）在《秋雨叹》诗中对决明的咏吟。唐代中期出现了不少一物一咏的咏药诗，杜甫写有三首《秋雨叹》，其中的一首专门咏吟决明。杜甫的后半生"贫疾昏老"（《新唐书·本传》），百病缠身，促使他因病知医，经历了种药、采药和卖药的生涯，也有咏药名篇传世，从药物的生长、采种到功用都有所涉及。这首诗被选入《全唐诗》，关注中医药文化的，好多人都喜爱杜甫的这首诗。

由同学们在校园中课外实践的种植决明，更联想到古代诗人种决明的诗句，于是乎，感觉积极参加课外实践活动的同学，虽然会出力流汗增加许多感性的体验，却不单单这些，还应当增添了许多诗情画意才对。不妨就借着这样的感想，仔细阅读和参悟下面的两首咏决明诗。毫无例外的是诗句都涉及到了决明子明目的功效。

闲居九年，禄不代耕。

肉食不足，藜蒸藿羹。

多求异蔬，以佐晨烹。

秋种罂粟，春种决明。

决明明目，功见本草。

食其花叶，亦去热恼。

有能益人，矧可以饱。

三嗅不食，笑杜陵老。

老人平生，以书为累。

夜灯照帷，未晓而起。

百骸未病，两目告瘁。

决明虽良，何补于是。

自我知非，卷去图书。

闭目内观，妙见自如。

闻阿那律，无目而视。

决明何为，适口乎尔。

——宋·苏辙《种决明》

位列唐宋八大家之一的苏辙（字子由，1039–1112 年），他的这一首《种决明》诗，对决明子的药用功效进行了大大的称赞。

解读此诗。诗人强调了人需要内省之功——"闭目内观，妙见自如"，故欲"卷去图书"。若从食用决明子"何补于是"的诗句，得出此诗否认了决明子的明目功效，则非矣！其实，"以书为累"的诗人们是真正离不开精神食粮的。表面上是对杜陵老的嘲笑，实际上却是"正话反说"。诗人苏辙真的从此之后再也不读书了吗？情形显然不是这样的！若由此诗而说决明子明目无效，作这样解读的人其肤浅不知多少。既愿"闻阿那律，无目而视"，诗人自有向佛之心，此情此景之下却仍不忘春种决明，以备服用决明以"适口"，如此不离物欲，决明的明目之功又怎能否认呢？苏辙的《种决明》诗，本身就是又一次的为决明立传扬名。

后皇富嘉种，决明著方术。

耘锄一席地，时至观茂密。

缥叶资茅羹，湘花马蹄实。

霜丛风雨余，筛簸场功毕。

枕囊代曲肱，甘寝听芬苾。

老眼愿力余，读书真成癖。

——宋·黄庭坚《种决明》

苏门四学士之一的黄庭坚（字鲁直，1045–1105 年），其诗名之盛，与苏轼并称"苏黄"。读他的《种决明》诗，让人怀疑，读书人手不释卷的"雅癖"，是不是吃中药给造成的呀？真是这样的话，可要从决明子身上找原因——

决明使人视力好，视力好了多读书。

无怪乎，明代的顾同应咏吟的《决明花》，也述说了摘食决明叶对欲写小字（"细书"）的老眼是大有宜处的。

"个个金钱压翠叶，摘食全胜苦茗芽。

欲教细书宜老眼，窗前故种决明花。"

最早的眼科用药

中医取以药用的决明子，又称草决明，与石决明对称。无论草决明，还是石决明，都可用于明目，这是在它们的名称中就含有的信息。山西民间俗称草决明为"千里光"，也是对决明子明目功能的肯定和赞誉。

决明子可称得上是我国历史上最早的眼科用药，《神农本草经》中将决明子列为上品，记载其"主青盲，目淫肤赤白膜，眼赤痛泪出，久服益精光"，均强调了它专门用于眼科疾病的治疗作用。

草决明的种子以形如马蹄而又被称为马蹄决明，这首见于《本草经集注》陶弘景的解说："决明，叶如茳芒，子形似马蹄，呼为马蹄决明"。经本草考证，决明子药材来源于豆科一年生草本植物决明 *Cassia obtusifolia* L. 或小决明 *Cassia tora* L. 的种子。

决明植物为一年生草本灌木，高约 1 米，茎直立，上部多分枝，叶互生，小叶三对，倒卵形，夏开金黄色花，腋生，成对，秋结荚果，

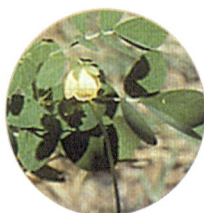

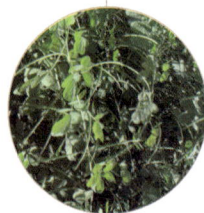

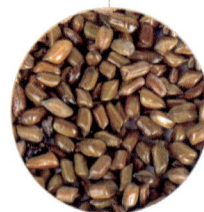

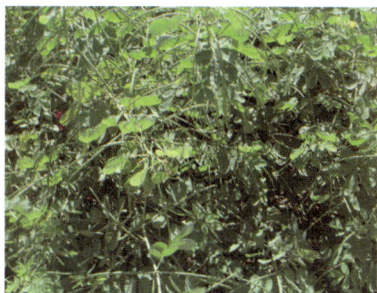

决明子植株

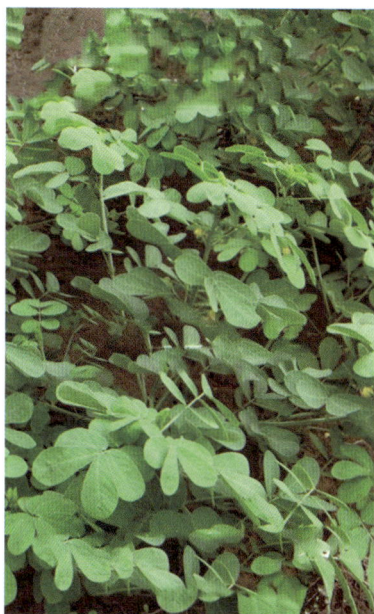

线形略扁，种子菱形，灰绿色，有光亮。全国各地都有分布，药材主产于安徽、浙江、广西、广东、江苏、四川等地。

现代对决明子药性的认识：味甘、苦、咸，性微寒，入肝、大肠经。功能清热明目，润肠通便。常用于目赤涩痛，畏光多泪，头痛眩晕，目暗不明，大便秘结。

决明子眼科药用如此广泛，令唐代诗人白居易晚年患眼疾时写下了这样的诗句："案上漫铺龙树论，合中虚贮决明丸。"诗中所涉《龙树论》又称《龙树菩萨药方》，为隋唐时期印度医学随佛教传入中国后被译成中文的印度眼科医书。

单纯服用决明子，就是很方便的明目方法。唐代医学家甄权说："每日取一匙挼净，空心吞之，百日后，夜见物光。"泪眼朦胧显老态，老年人常常出现眼睛流泪，这主要是由于衰老造成了眼睛的功能出现一些

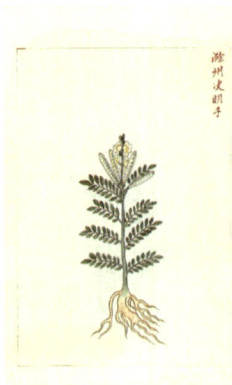

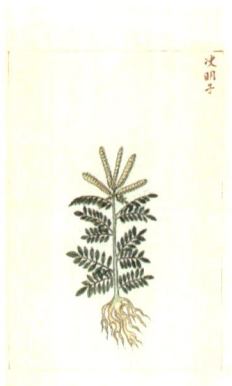

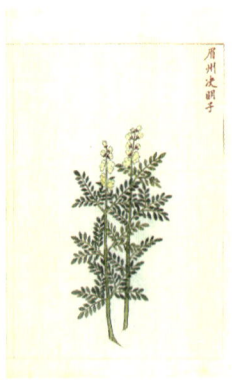

《金石昆虫草木状》决明子绘图

异常的变化。恰当服用决明子，对此有很好的改善作用。故清代名医黄宫绣盛赞决明子为"治目收泪之要药"。

决明子对老年性眼病十分有效，常用于防治近视眼、老花眼和白内障。较为深入的作用机制研究表明，服用决明子后，可使眼中乳酸脱氢酶（LDH）活性提高，增加眼组织中的三磷酸腺苷（ATP）含量，从而具有扩张末梢血管的作用，能改善视网膜及视神经的血液循环，促进水肿吸收，消除眼肌麻痹和视力疲劳，因此可防治近视眼、老花眼。由于老年性白内障病人房水及血清中乳酸脱氢酶明显低于正常人，而服用决明子使眼组织中乳酸脱氢酶活性提高，可起到补偿老年人在白内障形成过程中所引起的乳酸脱氢酶活性下降，从而维持老年人眼组织中的正常水平，可以防止和延缓老年性白内障的发生和发展。

决明治目多古方

决明子为中医眼科疾病所常用，无论是因肝胆郁热，或外感风热造成的头痛目赤，还是肝肾阴亏造成的目暗不明，皆可应用。尤其以风热、郁火导致的目赤应用最多。

用决明子清肝明目，历代医籍中有不少简便成方均用之，略录几则古方以说明之。

南北朝的《僧深集方》有单方决明散，治失明，目中无他病，无所见，如绢中视：马蹄决明二升，捣筛，以粥饮服方寸匕。忌鱼、蒜、猪肉、辛菜。

宋代《太平圣惠方》治雀目：决明子二两，地肤子一两。上药，捣细罗为散。每于食后，以清粥饮调下一钱。同书决明子散治眼补肝，除暗明目：决明子一升，蔓荆子一升（用好酒五升，煮酒尽，曝干）。上药，捣细罗为散。每服，以温水调下二钱，食后及临卧服。

明代《摘元方》（又名《叶氏录验方》）外治目赤肿痛：用决明子炒研，茶调，敷两太阳穴，干则易之。亦治头风热痛。

清代张璐《张氏医通》卷十五载决明鸡肝散食治小儿疳积害眼，及一切童稚翳障：决明子（晒燥，为极细末，勿见火）、煽鸡肝（生者，不落水）。将鸡肝捣烂，和决明末。小儿一钱，大者二钱，研匀，同酒酿一杯，饭上蒸服。

决明古方的明目之用，很好地呼应了《神农本草经》决明子明目的功效记述。古人在内服时，好多时候都是制成散直接服用，或用粥送下，或温水送下，或食疗。

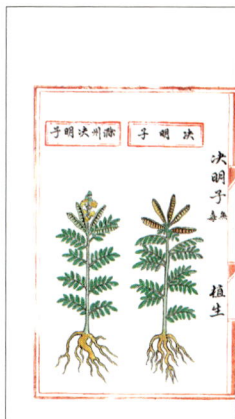

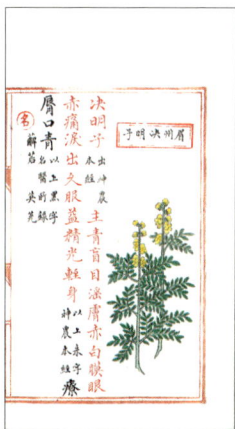

《本草品汇精要》记录的决明子

润肠通便治虚秘

决明子可用于润肠通便，这是《神农本草经》中所未载的功效，甚至到了明朝的《本草纲目》中亦无此通便功效的论述。其发现系从民间经验方上升到现代中医的实践经验。

著名医家蒲辅周（1888–1975 年）擅长使用决明子治虚秘。他认为，凡是体虚之人或老年人患大便秘结，不可勉强通之，大便虽闭而腹无所苦，应予润剂，切勿攻也。因此，对此类病人，蒲老常在中药复方内加决明子9克，或单用决明子粉，每服3～6克，视病情每日二三次服用，用药疗效甚佳。

上海名医邹孟城认为，决明子于通便诸药中，性味平和，无明显不良反应，虚人、老人及稚童皆可服用，亦不仅限于肝热便秘。对决明子善通便秘的认识，邹孟城最早是从《本草推陈》一书中得到的。

决明子味甘性微寒，炒焦后甘香悦脾，具清肝明目、解暑通便之效，可久服无虞，允为便秘不通之良剂。还能清肝热、降血压、化脂质、消肥胖，则开通地道仅为其诸般功效之一端而已。且决明子于通便诸药中，性味平和，无明显不良反应，虚人、老人及稚童皆可服用，亦不仅限于肝热便秘。

决明子治便秘乃今人之发明，集中药大成之《本草纲目》亦不载决明子具有通便功能。决明子善通便秘之报道余首先见于《本草推陈》：

"慢性便秘及卒中后顽固便秘。用决明子一斤炒香研细末，水泛为丸，每日三回，每回一钱，连服三五天，大便自然通顺，且排出成形粪便而不泄泻。此后继续每日服少量，维持经常便通，并能促进食欲，恢复健康。"

用上述方法治疗便秘效果确切，服法亦甚科学，以丸剂缓治更能润肠而不伤正气，但制用不易。故恒常服用可以适量决明子泡茶饮服，每次 10 克左右，可视大便通畅程度而增损其用量，以适应本身之情况为宜。

余于数年前治一晚期腹腔癌患者，大便不通数日，忽觉腹中急迫难忍，但登圊又不能排便，不得已于居室内辗转踟蹰，直至夜深仍不得通。急电告余，患者自知肠道多为肿瘤侵蚀损坏，恐用力不当致成意外，故不敢过分努责，要求授予速通大便之方。余踟蹰再三，回电嘱其家属急购炒决明子 60 克。此时已近子夜，其妻幸得药店值班人之帮助将药购回。

嘱先以 30 克加水一大碗，煮成浓汁约大半饭碗，吹冷与饮，服后腹中微微躁动鸣响，便仍不下，腹胀如故。一小时后再次来电求助，余嘱将剩余之 30 克和入首次药渣中，加水再煎再服，服后半小时许，竟得畅解坚硬栗子粪数十枚。腹笥宽转，痛苦尽失。患者于半年后病故，但自服用决明子以后未再便秘。

由此可知决明子之通便也，小病可医，大病亦可治；壮盛者可施，虚衰者亦可投。其性缓而不伤正气，其效速而不致泻痛，诚为医门之上品，通便之良剂也。

——邹孟城《邹孟城三十年临证经验集》

由中国医学科学院江苏分院中药专题研究小组编的《本草推陈》（江苏人民出版社，1960 年），这本书并不容易找到，邹孟城所述内容系在该书决明子下的一则经验方，当是对民间经验的记录。

实践证明，老年便秘患者运用决明子兼有养生调理之宜。后来擅长使用决明子治老年便秘的，可不止邹孟城先生。贵州名医刘燮明也介绍：

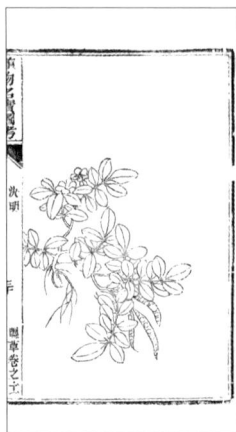

《植物名实图考》卷十一
决明绘图

"老人便秘属慢性疾患，易于复发。故需药治与养生相结合。余常嘱患者以决明子煎汤代茶或单用蜂蜜1匙，每日两次。长期服用，多有效验。生活调理对防止便秘复发尤有重要意义，应嘱患者多食新鲜蔬菜，并应养成定时登厕的习惯。"（《南方医话》）

决明子润肠通便治便秘。对热结便秘或肠燥便秘，特别是老年人及体虚之人患大便秘结，可单用决明子煎服或研末服用，或在服用中药复方治疗时加入决明子，可缓图而收功，没有峻下通便损伤正气的不良反应。决明子有润肠通便的作用，所以大便泄泻者应忌服。

决明子调节血脂、降血压更是现代对决明子功效的新认识。

调节血脂。据研究，长期服用决明子，可抑制血清胆固醇升高和动脉硬化斑块形成，而决明子中所含的蒽醌苷是其降脂的主要成分之一。因其有导泻作用，能减少胆固醇的吸收及增加胆固醇的排泄，从而降低血清胆固醇水平，延缓和抵制动脉硬化斑块的形成。

降血压。决明子单用或与钩藤、菊花、夏枯草等同用，对于高血压头痛眩晕等症状，有较好的治疗作用。研究发现，决明子对高血压实验动物收缩压及舒张压的下降幅度优于西药利福平，且对心律无不良影响。

另外，决明子对咽喉疼痛、咽喉糜烂溃疡等也有治疗效果，可用决明子煎水频频含漱及饮用。还有用决明子单方大剂量（25～100克）水煎服，用于初期乳痈效果优异，可获治愈。

决明子煎服常用量10～15克。用于通便时不宜久煎。气虚便溏者不宜应用。

犹可通下治石淋

录一则决明子治石淋医案，以扩大对决明子药用功效的认识。此案主治王业龙医师的体会是："笔者临床用（决明子）治石淋，屡建殊功。"（《中国中医药报》2011年9月14日）

王某，男，45岁。近日体力劳动强度大，加之天气炎热，一日前突发右侧腰部剧烈疼痛，随之脐区及右侧腹部压之疼痛。痛发不可忍，面色苍白，额出冷汗。大便难解，小便秘涩。舌红，苔薄微黄腻，脉弦。给予静脉滴注山莨菪碱（654-2）、葡萄糖氯化钠两日，疼痛缓解。有结

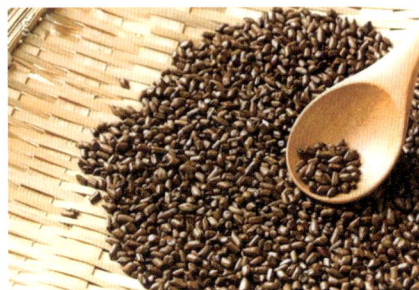

决明子

石史。再拟中药汤剂治疗。处方：木通 10 克，车前子 10 克，金钱草 20 克，海金沙 12 克，鸡内金 10 克，川芎 10 克，姜黄 10 克，猪苓 10 克，厚朴 15 克，冬葵子 10 克，决明子 15 克，甘草 6 克，陈皮 10 克。3 剂，水煎服。第四天夜里，小腹痛，小便秘，无法解出，数次登厕，至午夜小便通，排出玉米粒样结石一枚。诸症若失。原方续用 3 剂，临床治愈。

按：石淋多因下焦积热，煎熬水液所致。《诸病源候论·石淋候》："石淋者，淋而出石也。肾主水，水结则化为石，故肾客砂石。肾虚为热所乘，热则成淋。其病之状，大便则茎里痛，尿不能卒出，痛引少腹，膀胱里急，砂石从小便道出，甚者塞痛闷绝。"治宜清利湿热，涤其砂石。本例患者，由湿热久郁，蕴结下焦，使肾与膀胱气化失常，水道不利，湿热久恋，灼炼津液，浊质凝结，致成砂石。拟化石通淋，活血消瘀，宽气逐浊之法，用三金散加味。金钱草、海金沙、鸡内金通淋化石；川芎、姜黄活血消瘀，猪苓育阴利水；厚朴行气散结；车前子、冬葵子、决明子质重降泻，蠲除沙石，尤妙在决明子一味，《医林纂要》谓决明子"泻邪水"。《药性论》谓其"利五脏，除肝家热"。以其能入肝疏郁而又具降泄之能，利五脏而逐邪水，升清降浊，偕诸药以臻殊功。

决明子还有一种作用，它对咽喉疼痛、咽喉糜烂溃疡等也有治疗效果。临床有用以治疗这类病症的，疗效颇佳。用决明子煎水饮用，同时用决明子水含漱，不但对一般的炎症有效果，对放射治疗后口咽部的反应，也有减轻和治疗价值。头颈部癌肿，如鼻咽癌之类，用放射治疗效果尚好，但常会在口腔、咽喉、舌部引起充血、糜烂，可以产生疼痛，严重时吞咽都觉疼痛。这时用决明子煮水含漱及饮用，常能较快地减轻放疗反应，使病处颇感舒适。

保健常饮决明茶

古代有一老者常饮决明茶，眼明体健，他吟诗赞曰：

"愚翁八十目不瞑，日书蝇头夜点星。
并非生的好眼力，只缘常年食决明。"

该老者八十多岁仍有好的视力，正是得益于长期应用决明子益肝明目的结果，这一宝贵经验实在值得老年人养生保健时借鉴。

正因为如此，决明茶成为我国传统的保健饮料。《广群芳谱》有："决明子可做茶食，治目中诸病，助肝益肾。"《本草纲目》有："决明子作茶久服助肝气、益精气、明目、延寿。决明子研末每日取一匙，空心吞之，百日后夜见光物。"江苏名医叶橘泉（1896—1989 年）在九十华诞之际，介绍自己的一条养生体验即是：常饮决明子茶，能有效防治高血压、血

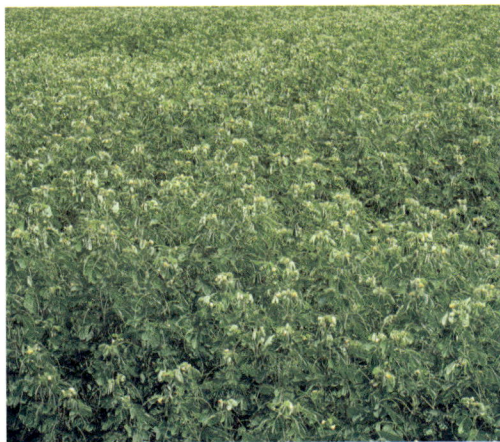

决明子种植基地

管硬化和便秘。辽宁名医彭静山（1909–2003 年）也说，自己因常饮决明子茶，年过七旬后，血压正常，大便通畅，光线充足处不戴老花镜可读书阅报。

决明子炒熟后用以泡茶，有人认为其味道与咖啡颇为近似，饮来别有一番风味，且无饮咖啡后兴奋神经而影响入睡的不良反应。炒决明子泡茶颜色较深，颇似红茶。加之决明子有润肠通便的作用，可改善老年人常有的便秘症状，既明目又通便，实在是大有裨益。

药茶也需巧搭配。决明子与绿茶配饮，清凉润喉，口感适宜，具有清热平肝、降脂降压、润肠通便、明目益睛的功效。山楂决明子茶，取用山楂的开胃消食，配合决明子疏通人休肠道，使得此茶具有纤体瘦身的功效。用于减肥时，山楂、决明子与荷叶代茶饮，它们构成的三联配伍，是年轻人减肥最多最常用的选择。杞菊决明子茶，合用枸杞子、菊花、决明子，能够清肝泻火、养阴明目、降压降脂，以中老年人群体较多选用。

在我国江南一带，常用决明子的嫩苗当菜蔬食用，其叶还可当茶饮用。日本民间把决明子茎叶作茶称为"浜茶"。

决明子

决明子 味咸，平。主青盲①，目淫，肤赤，白膜，眼赤痛，泪出②。久服益精光③（《太平御览》引作理目珠精。理，即治字），轻身④。生川泽⑤。

吴普曰：决明子，一名草决明，一名羊明（《御览》）。

《名医》曰：生龙门。石决明生豫章。十月采，阴干百日。

案《广雅》云：羊繭繭，英光也；又决明，羊明也。《尔雅》云：薜茪，英光。郭璞云：英，明也，叶黄锐，赤华，实如山茱萸。陶弘景云：形似马蹄决明。

——清·孙星衍、孙冯翼辑本《神农本草经》

〔注释〕

① 青盲：即眼如正常而视物不见。青者黑也，盲者失明、瞎也。《诸病源候论·目病诸候·目青盲候》："青盲者，谓眼本无异，瞳子黑白分明，直不见物耳。但五脏六腑之精气，皆上注于目，若脏虚有风邪，痰饮乘之，有热则赤痛，无热但生内障，是脏腑血气不荣于睛，故外状不异只不见物而已，是之谓青盲。"

② 目淫，肤赤，白膜：即眼睛浸润、发红，有白膜侵犯到眼睑膜部位。淫，溢满，浸润。肤，肤睑，即眼睑。膜，即翳。白膜：眼生膜障，因其血丝浅淡而稀疏呈灰白色者，故称白膜。有谓"血丝色淡而稀疏者称白膜"。

③ 益精光：使眼睛明亮。精，同睛。

④ 轻身：指身体轻盈。另有他意，一意道教谓使身体轻健而能轻举；一意指飞升，登仙。

⑤ 生川泽：药材生境。谓生于丘陵地区山涧或河流两旁、水中或近水处，或广指为丘陵地区水泽处。

青葙子

野 鸡 冠 花

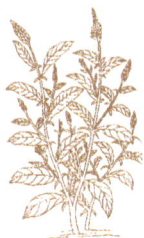

Celosia argentea L. 青葙

你是胡杨，傲大漠风沙，挺立不倒三千年；

我是青葙，恋烟雨江南，泥土风华自绽放。

——宁季子《胡杨青葙》

野鸡冠花曰青葙

唐朝杜牧有一首《泊秦淮》，述说了烟雨江南的一种花。

烟笼寒水月笼沙，夜泊秦淮近酒家。

商女不知亡国恨，隔江犹唱后庭花。

夜泊秦淮河畔，听到歌女的靡靡之音不绝于耳，令诗人心中泛起忧国忧民之情。读诗句令人痛恨权贵

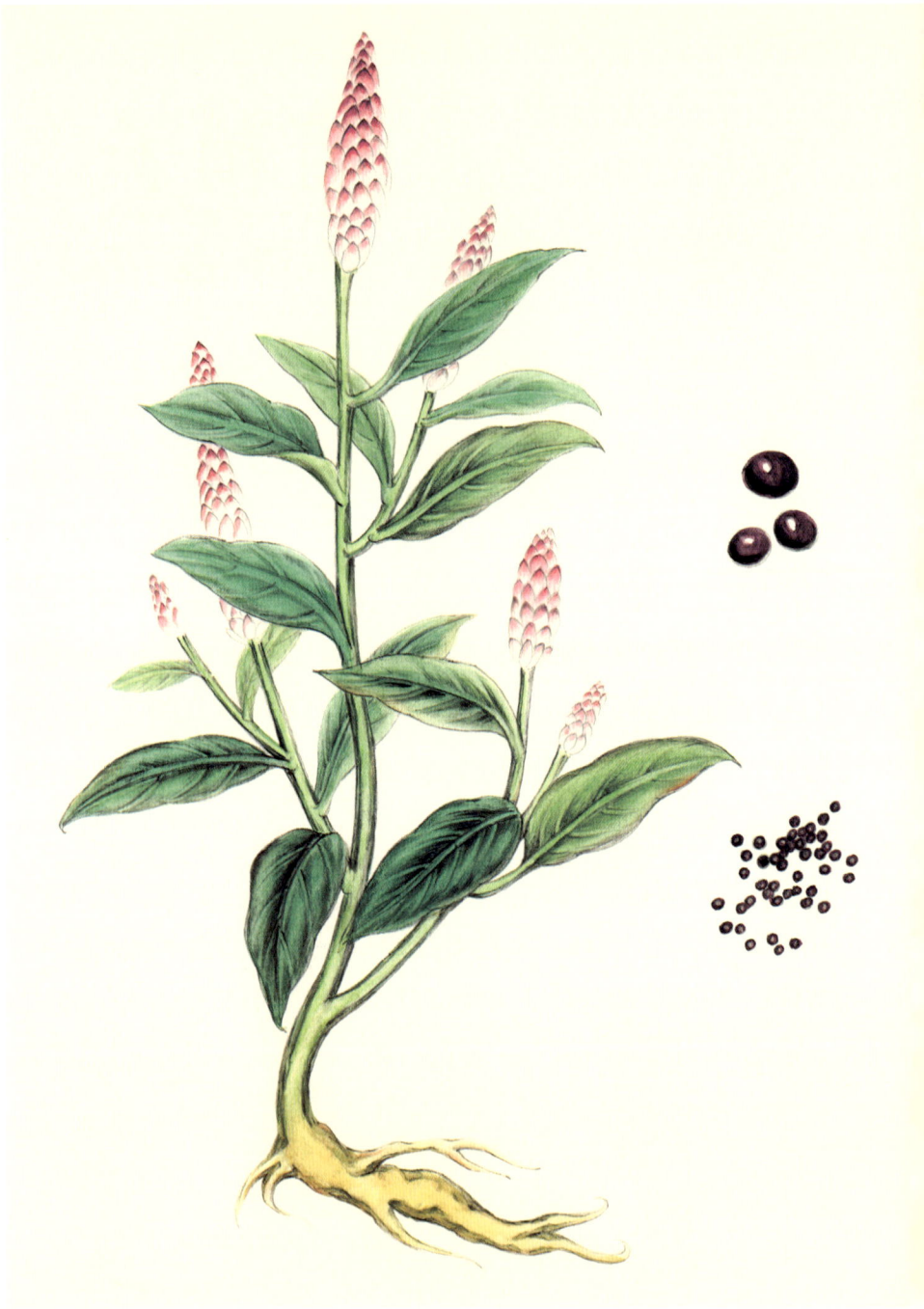

的没落以致误国，而往往没人探寻究竟什么是后庭花。

后庭花不是长在某家后院的神秘花朵，其实它就是某种鸡冠花。但它不同于常见的鸡冠花，而是一种矮化品种。北宋时期，苏辙曾经给予诗句作过注解："或言矮鸡冠即玉树后庭花"。南宋王灼《碧鸡漫志》中也解说："吴蜀鸡冠花有一种小者，高不过五六寸……曰后庭花。"

在江南地区，比鸡冠花更普通的是与她近似的野鸡冠花。野鸡冠花更普遍，花序长得特别像拉长版的鸡冠花，紫红色柱状的花序，比鸡冠花显得要素净一些。群居的特点，野外的野鸡冠花往往高出杂草，或者是惊人的一大片。

野鸡冠花的种子是一种中药，药名青葙子，说这药名好多人不熟悉。但如果说野鸡冠花，更多的人一下子就认识它了。

野鸡冠花就是青葙，植物拉丁学名 *Celosia argentea* L.，为苋科青葙属一年生草本植物。它是常见的一种路边野花。它有着红白的颜色，在开放的时节，引来蝴蝶陪伴，很具有观赏性。以"鸡冠"名其花，单看上去，它的花序也是美观而耐看的。

但如果转换了欣赏的眼光，它的身份其实被视为一种田野杂草，复归于平凡之列。野鸡冠花别名又有草蒿、蒌蒿、昆仑草、野鸡冠、鸡冠苋，它的种子又称"草决明"。它的嫩茎叶可作蔬菜、饲料，种子也可用来喂鸡鸭鹅。种子含油率在 15% 左右，油可供食用，但有气味。

古人能够入口的野菜很多。古人既食青葙为菜，也服食青葙子，使它成为一种服食类的植物。如《三国志》中的"魏志"，记载有一位隐士"青牛先生"，就"常食青葙"。现今偶尔有人采食青葙嫩苗，也就是尝鲜而已。

对青葙的植物学描述如下。

青葙：一年生草本，全株无毛；茎直立，有分枝，绿色或红色，具

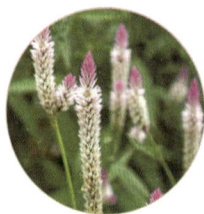

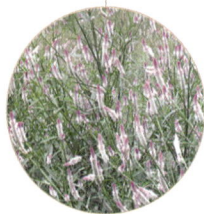

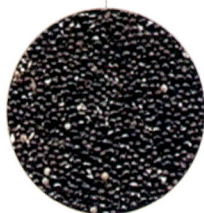

显明条纹。高 30 ~ 100 厘米。叶互生，叶片呈矩圆状披针形、披针形或披针状条形，少数卵状矩圆形，长 5 ~ 8 厘米，宽 1 ~ 3 厘米，绿色常带红色，顶端急尖或渐尖，具小芒尖，基部渐狭；叶柄长 2 ~ 15 毫米，或无叶柄。花多数，密生。圆柱形的穗状花序顶生或腋生，长 3 ~ 10 厘米；苞片、小苞片和花被片干膜质，光亮，小花密集，初为淡红色，后呈白色。花期 6 ~ 9 月份，果期 6 ~ 10 月份。胞果卵形，盖裂；种子肾状圆形，直径约 1.5 毫米。黑色，光亮。

青葙的分布可太普遍了。它广泛分布在非洲热带、俄罗斯、印度、日本、马来西亚、泰国、缅甸、越南、菲律宾、朝鲜半岛等地，我国中部、南部各省也很常见。一般青葙野生于丘陵、平原、田野的向阳之处。

其实，野鸡冠花（青葙）可称作是鸡冠花的祖先，它们在植物学上同属于青葙属，正说明鸡冠花属于青葙家族。鸡冠花丝绒一般的质感、千回百转的扭曲状态和硕大的花形都十分令人称奇。它被歌声赞美，但毕竟缺少战地黄花那样的昂扬，又与忧国忧民难以相当。

华丽的鸡冠花未必就胜过青葙：处于比较原生状态的野鸡冠花（青葙），则是天然窈窕，舒展妩媚，更多了一种朴实的芳华。在野外的寂静里，不种自生的青葙，在日光下枉自灼灼地开着，是一种挑战贫穷的热烈，冲击破败的生机。青葙就这样一年又一年的平凡着，又不失时机的茂盛着。她的种子不仅仅复归大地，还被中医人发现并使之参与了优化人的生命过程。青葙种子的"高贵"之用自然是药用祛疾。

正所谓有所得必有所失，有所失必有所得。植物世界的进化演变，也影响到人类对于它的价值取向。

这是一种草决明

"小老鼠,上灯台,偷油吃,下不来。喵喵喵,猫来了。叽里咕噜滚下来。"

儿歌中，那偷油的小老鼠也变得可爱了，不是吗？老鼠可不只会偷油吃，还有偷中药吃的呢。下面的故事，是北京中医药大学郝万山教授精彩讲述的。

"我有一个朋友,在药房工作。他说:郝老师,这个药房的青葙子,你无论放到什么地方,老鼠都会给你偷吃了。我放到一个密封的大木头盒子里,我想这次它不会偷吃了吧,没想到它居然把盒子给咬一个大窟窿去吃这个青葙子。你说青葙子有什么作用?他是搞药的,他不知道这个药有什么作用。我说,青葙子有明目的作用。老鼠经常夜里活动,它觉得夜里视力差,所以它就偷吃你的青葙子。"

老鼠偷吃明目中药？果真很有趣！青葙子竟然有这么好的明目功效，以至于引得老鼠费尽心机去偷吃它。于是，我翻开《本草纲目》，查查李时珍对此有哪些记述。

> 青葙子治眼，与决明子、苋实同功，《本经》虽不言治眼，而云"一名草决明，主唇口青"，则其明目之功可知矣。目者肝之窍，唇口青者，足厥阴经之证，古方除热亦多用之，青葙子之为厥阴药，又可知矣，况用之治目，往往有验，尤可徵。

——明·李时珍《本草纲目》

决明子、青葙子皆明目，都有"草决明"的别名。李时珍不愧是大家，善于读书参悟。他就从青葙子的别名上参悟到了它具有明目功效，认为这是很好理解的一件事情——虽然《神农本草经》中还没有说到它有明目功效。

青葙子别名"草决明"，中药典籍早有记述，而我竟然是被这则老鼠偷吃青葙子的故事吸引后，才真正上心记住的。

青葙子药用功效

查孙星衍辑本《神农本草经》，收载有青葙子，却列在下品中。正文述"青葙子味苦微寒。主邪气，皮肤中热，风瘙身痒，杀三虫。子名草决明，疗口唇青。"

现今对其药性的认识是，味苦、性微寒，归肝经。具有清肝、明目、退翳功效。主要用于肝热目赤，目生翳膜，视物昏花，肝火眩晕。全草能清热、利湿。

青葙子清肝散风，可治头痛。用于风热头痛，症见面红、头痛而眩，或头痛如裂、目赤口渴；以及肝阳上亢（肝火）头痛，症见头痛而眩、血压偏高等。可与夏枯草、菊花、桑叶等同用。

青葙子能清热燥湿。可用于皮肤瘙痒、风疹、皮肤郁热等症状，可与荆芥、防风、蝉蜕等同用。

《神农本草经》记述中没直接涉及到青葙子的治目功效，在述种子之前的功效"主邪气，皮肤中热，风瘙身痒，杀三虫"，偏于治疗皮肤病，应当是指青葙茎叶的。而且《神农本草经》中专述其"子：名草决明，治唇口青"。

明确提出青葙子治眼病，大概始自唐代甄权的《药性论》，其中论述青葙子"治肝脏热毒冲眼，赤障、青盲、翳肿……"到了宋代，青葙子治眼已经成为主要用途，如寇宗奭《本草衍义》中说："青葙子，《经》中并不言治眼，《药性论》始言之……今人多用治眼，殊不与《经》意相当。"

明代李时珍对《神农本草经》的研读，也着眼于青葙子在《本经》中有"草决明"异名这一点，得窥青葙子也有明目功效，可见其读书细致入微，令人敬佩。明代青葙子的明目功效已经得到确认，如陈嘉谟《本草蒙筌》说青葙子"多治眼科"，并且在编排顺序上，青葙

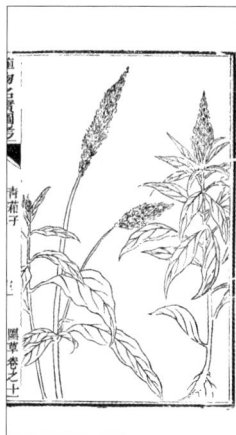

《植物名实图考》卷十二青葙子绘图

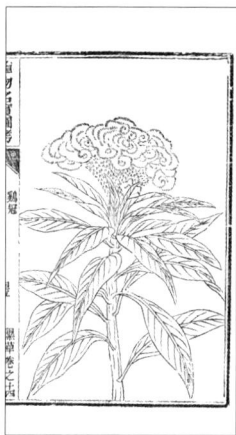

《植物名实图考》卷十四鸡冠花绘图

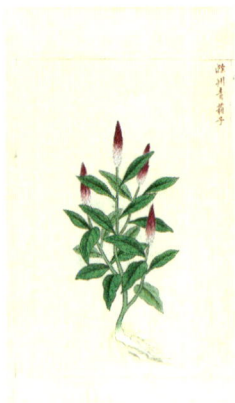

《金石昆虫草木状》中青葙子绘图

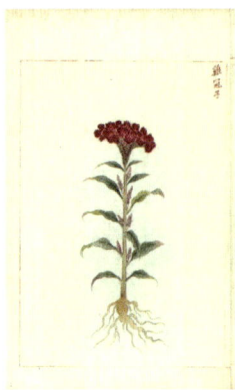

《金石昆虫草木状》中鸡冠花绘图

子排在前，茎叶排在后。而且自明代以后，青葙茎叶的临床使用就逐渐弱化了。

青葙子后世多用于清肝明目，临床治疗肝经风热流泪，即见风流泪、目赤口干者，常与菊花、桑叶等同用。

决明子与青葙子都可明目，除了李时珍的论述，其他本草中也有述及。决明子主要是清肝明目，而青葙子偏于清散风热肝火。

青葙子，治风热目疾，与决明子功同。其治风瘙身痒，皮肤中热，以能散厥阴经中血脉之风热也。

——清·张璐《本经逢原》

青葙，即鸡冠花之同类。其子苦寒滑利，善涤郁热，故目科风热肝火诸症统以治之。

——清·张山雷《本草正义》

再次强调，青葙子明目，而能主治肝热目赤、眼生翳膜、视物昏花，以及肝火眩晕。《古今医案按》卷七"目"病门下有医案，配用青葙子治幻视症或曰飞蚊症，从肝胆而治。"（俞）震按：以上四条（注：此案为四案之一），皆异疾奇方，可备参考。"虽病症奇异，其治则合乎法度。

一人眼前常见禽虫飞走，捉之即无。乃肝胆经为疾。用酸枣仁、羌活、元明粉、青葙子各一两，为末。每水煎二钱，和渣服，日三服。

明目羊肝丸，为白内障患者可选用的中成药品种。该方由民国著名医家张锡纯的羊肝熊胆丸加减化裁而成，羊肝被世界医学界称作"眼黄金"，以羊肝为主，又配合了青葙子、茺蔚子、麦冬、薤仁、菟丝子等，具有滋阴明目功效。用于肝肾衰弱，精血不足，发为青盲，视物昏花，瞳孔散大，两目干涩，迎风流泪，目生内障。

还有两则青葙子明目的简便小验方，体现了民间的食用食治，已被现代文献收载。

其一，治风热泪眼：青葙子五钱，鸡肝炖服。(《泉州本草》)

其二，治夜盲，目翳：青葙子五钱，乌枣一两。开水冲或炖，饭前服。(《闽东本草》)

提醒需要注意的是，由于青葙子有扩散瞳孔作用，所以青光眼患者禁用。

青葙子走表与杀虫

基于对本草的研究解读，关于青葙子一药，值得一说的是，青葙子的药性是走表的。正如《神农本草经》明确记载青葙子功效主"皮肤中热，风瘙身痒"，当与后世"清热"与"祛风止痒"等相同，从而对体表瘙痒等病症发挥治疗作用。从其主体表瘙痒的病症表现，再联系下文"杀三虫"功效，还可以从中医学涵义甚广的"虫理论"来加深理解与认识。

中医病因学概念中的"虫"包括有不易常见的"有形之虫"，中医学称为"细虫"，实即后世所能认识的致病微生物，古人则局限于从症状入手进行描述。细虫一词出于《证治准绳》："夫疥癣者，皆由脾经湿热及肺气风毒，客于肌肤所致也……其状不一，二者皆有细虫而能传染人也"。细虫的理论阐释在中医外科疾病的论述中得到了充分的体现，如白秃疮、圆癣、阴癣、鹅掌风、疫疔、疠风等疾病。《诸病源候论·齿虫候》载："齿虫是虫食于齿，齿根有孔，虫在其间……食一齿尽，又度食余齿"。《诸病源候论·癣候》载："癣病之状，皮肉隐疹如钱文……有匡郭，里生虫，搔之有汁"。描述了痨虫致病的特点。细虫致病，具有蚕食样损害和传染性特征，如疥癣等往往以瘙痒为其外在表现。

古代中医文献还有关于四类病邪的认识与虫相关，但属"无形之虫"范畴，包括风邪、湿热、败血、浊邪。《神农本草经》中青葙子"杀三虫"功效所主，也可与风邪、湿热相联系，这是从无形之虫的病因学角度，来认识理解其"杀三虫"功效。

如此看来，青葙子主"皮肤中热，风瘙身痒，杀三虫"，不正是与中医虫理论诸如"细虫"或风邪、湿热等相关吗？在《神农本草经》记述以后，悠久的中医药学的发展长河中，对此，似乎并未能引起临床医家的足够重视。

谷青汤轻清头目

河南名医张磊，善治各种内科疑难杂病。他以谷精草与青葙子为主药，拟方谷青汤，且合用了青葙子与决明子，体现了轻清治法在内科病症中的应用。

谷青汤组成:谷精草30克,青葙子15克,决明子10克,酒黄芩10克,蔓荆子 10 克，薄荷 10 克，桑叶 10 克，菊花 10 克，蝉蜕 10 克，夏枯草 15 克，甘草 6 克。

功效：轻清升散、疏风泄热。

主治：风热、郁热所致的头目疾患，如肝经风热上旋，或风热上犯导致的头痛、头胀、头懵、头热、耳鸣、眼痛、鼻渊等病。

用法：水煎服，每日一剂，早晚分两次温服。

方解：头目疾患虽与阳经有关，但与足厥阴肝经也密切相关。如《临证指南医案·头痛》邹时乘按曰："头为诸阳之会，与厥阴肝脉会于巅，诸阴寒邪不能上逆，为阳气窒塞，浊邪得以上居，厥阴风火乃能逆上作痛。故头痛一证，皆清阳不升，火风乘虚上入所致。"说明头痛多由风火循肝经入巅顶所为。眩晕病与肝脏关系更为密切。华岫云在《临证指南医案·眩晕门》中记录："经云：诸风掉眩皆属于肝。头为六阳之首，耳目口鼻皆系清空之窍，所患眩晕者，非外来之邪，乃肝胆之风阳上冒耳，甚有昏厥跌仆之虞。"故方中所选药物多归肝经，如谷精草、青葙子、菊花、薄荷、蔓荆子、决明子、黄芩、夏枯草等，取其疏肝经郁热、散阳经风热之功。方中药物性多寒凉，味多辛甘，质多轻清，多为风药。头为诸阳之会，其位最高，非风药莫能上达至巅；风热之邪壅塞清窍或阳气郁热，非寒凉莫能清，非辛味莫能散。只清不散则取效不捷，只散不清则取效不彻，故应清散合用，使风热之邪无潜藏之所。方中清上润下，上下分消。谷精草、青葙子、菊花等清上焦风热；黄芩清热燥湿；决明子润肠通便、泻肝热。少阳阳明经郁热，易大便干，故通大便以助清上，使上下分消，取效较速。

加减运用：若头痛偏于太阳经部位，加羌活、川芎；偏于阳明经郁热，加白芷、葛根；偏少阳经，则加柴胡；风热夹肝阳上亢者，加生石决明、珍珠母、天麻、钩藤；风热郁久伤阴，则合四物汤或加玄参、麦冬等；风热外感兼夹者，合银翘散；便溏者，去决明子；夜间眼珠胀痛重，重用夏枯草至30克；头晕不清、恶心，加荷叶、竹茹。

　　病案举例：彦某，女，60岁，以目痛月余为主诉，于2014年3月17日初诊。症见：眼目憋胀疼痛，眼眶痛，太阳穴处胀痛，视物昏花，口干，善太息，纳可，眠差，入睡难，大便稍干，两日一行，舌质红，苔白腻，脉弦有力。证属肝郁化火，风热上攻。处方：谷精草30克，青葙子15克，决明子10克，黄芩10克，蔓荆子10克，薄荷15克，桑叶30克，菊花10克，蝉蜕10克，夏枯草30克，郁金10克，甘草6克。7剂，水煎服，每日一剂。2014年4月23日二诊：自服上方21剂，眼胀痛愈，主要症见眼目干涩，视物模糊，继以杞菊地黄汤以善后。（《中国中医药报》2017年2月5日）

鸡冠花取以药用

　　在药用历史上，鸡冠花子也曾用作青葙子。

　　从宋代《证类本草》药图和明代《本草品汇精要》药图来看，当时的青葙和现在的植物青葙是同一种植物。它的植物形态，古人描述得很详细。比如明代李时珍在《本草纲目》里说："青葙生田野间。嫩苗似苋，可食，长则高三四尺。苗叶花实与鸡冠花一样无别，但鸡冠花穗或有大而扁或团者，此则梢间出花穗，尖长四五寸，状如兔尾，水红色，亦有黄白色者。子在穗中，与鸡冠子及苋子一样难辨。苏恭言其结角误矣。"这一描述非常准确。

　　两种植物分得清，两种植物的种子却是不容易分清的，它们的种子是极其相似的。古代有时会把鸡冠花子误做青葙子。中国中医科学院郑金生研究员认为，明代《补遗雷公炮制便览》青葙子条目的图即是某种鸡冠花，可见当时把鸡冠花也做青葙子用。

青葙和鸡冠花长得很像，从植物学讲它们是近亲，属于苋科青葙属，同科同属，二者种子的功效也类似，直到近现代，鸡冠花的种子在某些地区还习惯作青葙子使用。

明代李时珍《本草纲目》蕴含了丰富的植物分类学思想。李时珍认为青葙子、鸡冠花子功效类似，而且形态类似，因此书中的药图将二者并列绘制。

民国时期的张山雷（1872–1934 年）将青葙与鸡冠花合为一条进行论述，并进一步阐释了《本经》中所谓"唇口青"的机理。他说："然治唇口青，即厥阴肝经郁热气滞之证，非肝肾虚寒之唇口变色也，苦寒滑利，善涤郁热，故目科风热、肝火诸证统以治之。"张山雷的补充非常到位。

现代各种药材标准已经明确了青葙子的药材基源，所以不能混同二者，却可分别入药。

鸡冠花的花和种子均可药用。花可凉血止血，有止带、止痢功效。主治功能性子宫出血、白带过多、痢疾等，可用为妇科良药。种子有消炎、收敛、明目、降压、强壮等作用，可治

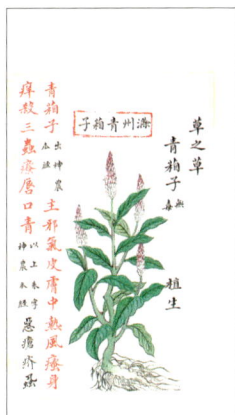

《本草品汇精要》卷十三青葙子图。考其应是仿《证类本草》滁州青葙子而彩绘

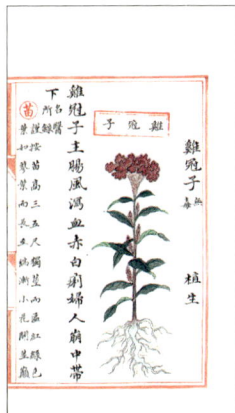

《本草品汇精要》鸡冠子绘图

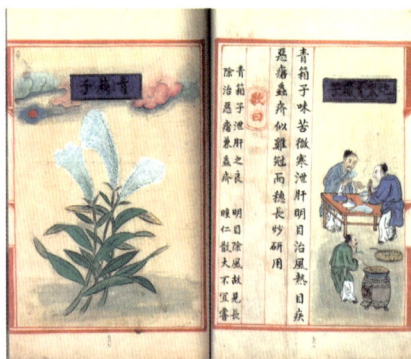

明《补遗雷公炮制便览》卷五青葙子图。左侧可能为某种鸡冠花，右侧是炮制加工场景

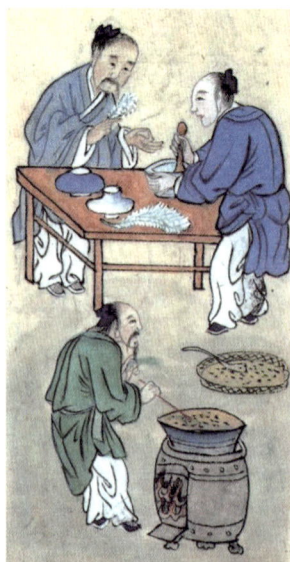

肠风便血，赤白痢疾，崩带，淋浊，眼疾等。

　　"竹头木屑，马勃牛溲。咸豫兼收，未尝轻弃。"作为本土创新的中国传统医药学，应急治病时，有时也考虑到药材的使用是否有便利资源与方便取用。这也形成了中药材品种的多样性与可使用代用品。如果没有青葙子，想到以鸡冠花子代用，未尝不可。

　　而鸡冠花的药用，非常值得推荐"黄金冠"与"白鸡散"两则止带验方。这是我的母校老前辈、国医大师张志远（1920-2017年）先生的家传验方。鸡冠花药用，取其消炎固涩。张老对鸡冠花的药用介绍，就引出了自己的家传验方：

　　"老朽根据民间经验，治疗妇女阴道炎、子宫颈糜烂所致的白、黄带下症，开（鸡冠花）15～30克。有血丝者谓之赤带，加参三七、炒荆芥穗，均能见功。同芡实、穿心莲、败酱草、苍术、土茯苓等配方，收效更佳。师法张山雷先生，把本品和黄柏、海金沙各等量，碾粉水泛成丸；或与白果各一半打制粉末，置胶囊中，每次 5 ~ 10 克，日服三四次，也可获得良好效果。前者称黄金冠，后者即白鸡散，乃家传验方，公诸社会，疗疾济世。"（张志远"药笼小品实验录"）

草决明引出的官司

话说"草决明"之称，既是中药决明子的别名，又是中药青葙子的别名，两者同名而异物，因为二者都有明目的功效。

有一则关于两种草决明的官司，涉及到黑打、打黑或者行业保护的话题，有点儿意思，不妨录之。争执由药店误付草决明而引起。

抗日战争以前，杭州有家"万承志堂"药店。一天，有病家前来配方，方中有一味中药"草决明"。或许医家用意取决明子，但因用了别名，造成误解。店员接此处方，配给了青葙子。病家发觉后，气势汹汹来药店交涉，并故意恫吓说："病人服后病情恶化，药店要承担一切责任。"如果系药店配错药味出现凶险，则事关人命，必担责任。如果事情闹大，"万承志堂"声誉将大受影响。药店老板是个精通医道的行家，他懂得草决明是决明子和青葙子共同的别名，而且二者都有平肝明目的功效，本可代用。即使误服，也当不至于使病情恶化，考虑此系病家借故发难，有向药店勒索钱财的不良企图。于是，他串联了药业同行会一众骨干，向全市药店发出通知，明确规定：草决明即是青葙子的别名，凡是药方上写草决明时，药店应当配给青葙子，而写马蹄决明时，才明确配给决明子。这样一来，这起药店被告误配药味的纠纷也就不了了之。自此以后，杭州及浙江各地药店都把草决明与青葙子作为同一味中药，得以长久沿用。

药店老板的规定，最重要的依据就在《神农本草经》，因为在该书中，青葙条目下有"子名草决明"的原文。其实，如果药方中写的是决明子或青葙子的正名，根本就不涉及需要澄清的问题了。所以，药品与中药材必须使用通用的规范名称，这成为一种行业规范。上面的事例毕竟已成历史，但也给今人以宝贵启示。

翻阅本草，让人明白了许多事，可也有令人糊涂的地方：像青葙子，并非毒剧药物，是不该列在《神农本草经》下品药中那些毒药之列的。细思之，当是因为记述它有"杀三虫"功效。若以此为据，它不归下品又该如何归类呢？学以助识，当后来发现了青葙子的明目功效后，它是最该与决明子并列的。

决明子与青葙子，在明目之用时，此二者往往可互相代用。

神农本草经

下品

青葙子

青葙子　味苦，微寒。主邪气①，皮肤中热，风瘙身痒②，杀三虫③。子：名草决明，疗唇口青。一名草蒿，一名萋蒿。生平谷④。

《名医》曰：生道旁，三月三日采茎、叶，阴干；五月六日采子。

案《魏略》云：初平中有青牛先生，常服青葙子。葙，当作箱字。

——清·孙星衍、孙冯翼辑本《神农本草经》

〔注释〕

① 邪气：与人体正气相对而言。泛指六淫七情等各种致病因素及其病理损害。同"邪""邪物"。气，指人或物的某种特质或属性。《广韵》："邪，鬼病。"《诸病源候论·邪注候》："凡云邪者，不正之气也，谓人之脏腑血气为正气，其风寒暑湿，魅魅魍魉，皆谓邪也"。

② 风瘙身痒：身体瘙痒的症状表现。古人认为其病因与风邪相关，故加风字以强调。

③ 三虫：指常见的人体肠道寄生虫病蛔虫、蛲虫、姜片虫。《诸病源候论·卷十八·三虫候》："三虫者，长虫、赤虫、蛲虫也。""长虫，蛔虫也。""赤虫，状如肉色，"该虫色赤，即现代医学的姜片虫。三虫广义似可泛指人体寄生虫病。

④ 生平谷：谓药材生境。"平谷"应为海拔较低的山地及山沟。

根据《辞海》的解释，"山"即地面上由土石构成的隆起部分；"谷"即两山之间的夹道，或流水道；"川"即水道、河流；"泽"即零小的洼地，如湖泽、沼泽等；"池"即池塘；"邱陵"即小山丘、土坡。

《神农本草经》所载生境的类型主要是："山谷"应为海拔较高的山及峰谷；"川谷"应为河流两侧的峡谷；"池泽"应为池塘水域；"平泽"应为沼泽、洼地、池地等；"川泽"应为大河两侧的洼地；"大泽"应为湖泊旁侧之洼地；"邱陵"应为山丘坡岭山地；"田野"为栽种作物的田地；"平土"即为荒野平原之地。

丹 参

功 同 四 物

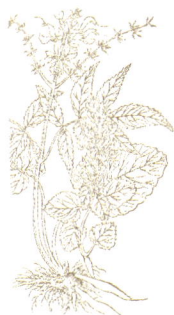

Salvia miltiorrhiza Bge. 丹参

自抱丹心，方棱青叠。独干丛根，一枝五叶。

肠罢辘轳，身轻蹀躞。红紫纷纷，飞蛾形接。

——清·叶志诜《丹参赞》

根茎色赤称丹参

有种中药叫丹参，属于参药（如人参、西洋参、党参、沙参、太子参等）之一。

丹者，赤色，红色。把丹参叫成红参不行吗？那不行！因为红参是人参经过蒸熟后的一个炮制品种，将人参根茎经过浸润、清洗、分选、蒸制、晾晒、烘干等工艺后，它变红了，就成为了红参。所以，红参不是丹参，丹参也不叫红参。偶尔有人将丹参叫成红参，这种情况要尽量避免，以免混淆。非要用红字，

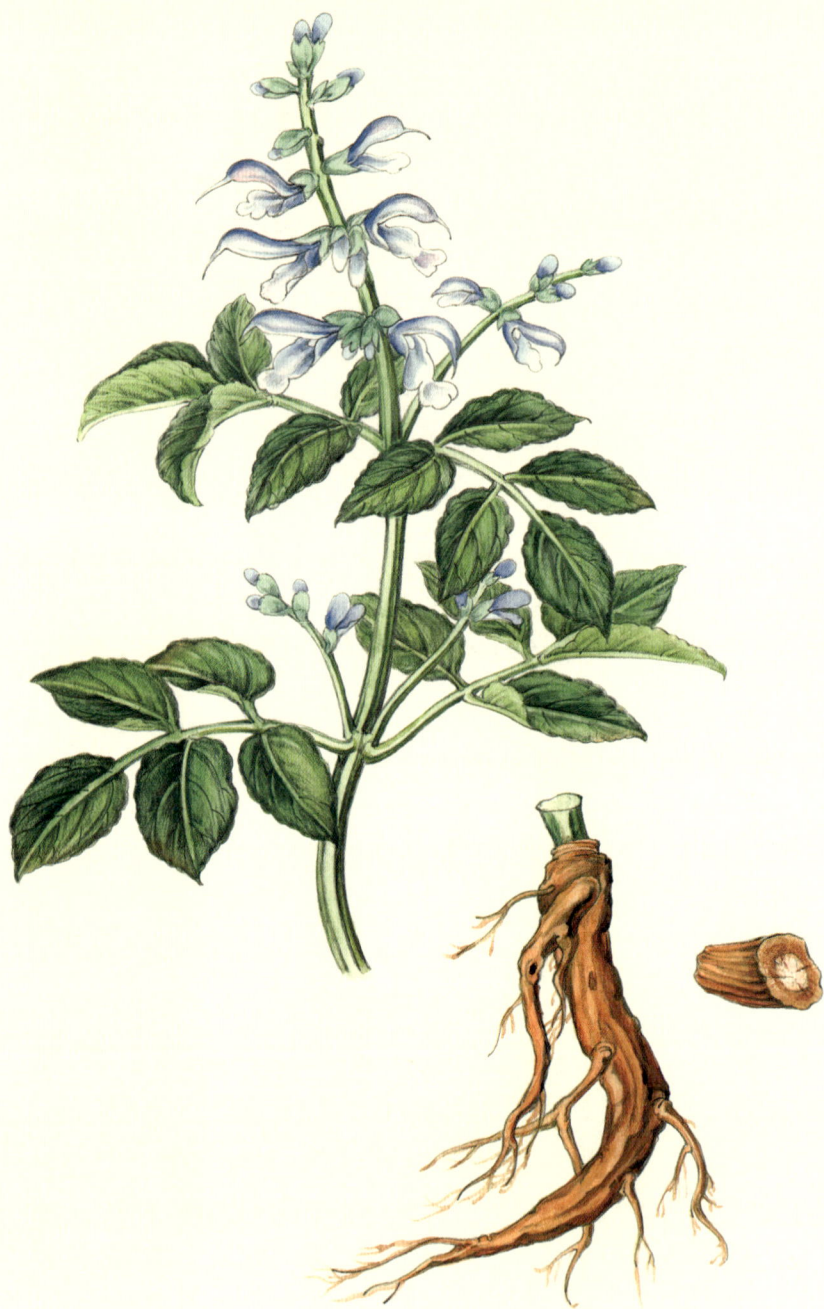

就有人把丹参叫成了"红根"，可能也为了避免与红参重名而将其从参药降格的"待遇"吧。

丹参早在《神农本草经》中就已记载，列为上品。在《吴普本草》中称它为赤参，《日华子本草》称它为山参。由于其根皮丹红而肉紫，后世的人们有时又称它为紫丹参。

丹参药材来源为唇形科多年生草本植物丹参 *Salvia miltiorrhiza* Bge. 的根及根茎，我国大部分地区均有分布。其根茎细长，呈圆柱形，外皮为朱红色，故得名丹参，又称赤参、紫丹参、血参根等。从丹参具有"茎方""花紫""如荏（荏为植物白苏）"、叶有"毛"等本草古籍的记述进行考证，这些特征与丹参的植物形态是完全符合的，古今无二。

丹参为绿植，花期在阳历4月至6月份。花期的丹参尤其具有观赏性，花儿排队开放而且紫色鲜明：它是典型的唇形花，花冠蓝紫色，开在顶端或腋部，一枝一串儿，最后组成假总状花序。

丹参花那鲜明的蓝紫花十分雅致，开放后显得分外秀丽而恬静，非常适宜用作园林地被植物。如将丹参大面积成片种植，可形成蓝紫花的花海：绿叶覆盖地面，花朵点缀绿毯。由于丹参花的花色、花型与薰衣草比较类似，都是蓝紫色的小碎花，所以令丹参花田不输于那

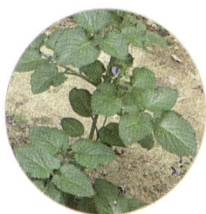

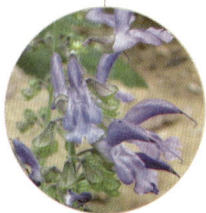

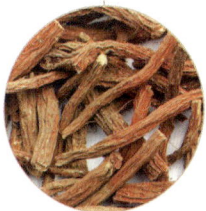

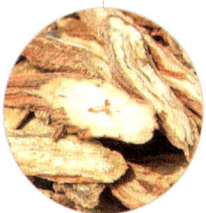

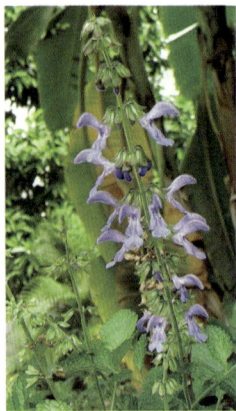
丹参植株

些外来引进的薰衣草植被，足以营造出一种紫色梦幻般的境界，也充满了别具特色的浪漫多情的气息。这体现出中药材别具一格的本土风格，兼具观赏与实用之美。

丹参的植株高 40 至 80 厘米，茎方形，有柔毛。叶常为单数羽状复叶；小叶 1 至 3 对，卵形或椭圆状卵形，两面有毛。

清代叶志诜撰有中药诗集《神农本草经赞》，对出自《神农本草经》中的每一味古老中药献上一首赞美诗。根据古代本草学家对丹参的植物学描述，如苏颂曰"茎方有棱，青色，一苗数根"，李时珍曰"一枝五叶，小花成穗如蛾形，红紫色"，他化为赞美丹参的诗句《丹参赞》：

"自抱丹心，方棱青叠。

独干丛根，一枝五叶。

肠罢辘轳，身轻蹀躞。

红紫纷纷，飞蛾形接。"

叶志诜《丹参赞》中，"自抱丹心"句化自吴融《闻李翰林游池上有寄》"皇恩自抱丹心报"；"肠罢辘轳"句化自陆龟蒙《井上桐》"愁因辘轳转"；"身轻蹀躞"句化自苏轼《次韵王巩颜复同泛舟》"蹀躞身轻山上走"。足见他既熟识中药形态，还有广博的文学涵养。

现今对丹参药性的认识：味苦、性微寒，入心、肝经，功能祛瘀止痛，活血通经，清心除烦。用于瘀血所致的月经不调、经闭痛经、癥瘕积聚、胸腹刺痛、热痹疼痛、疮疡肿痛、心烦不眠以及肝脾肿大、心绞痛等。

祛瘀止痛外科首用

《神农本草经》首载丹参之后，医籍中较早记述的成方多将丹参外用以活血祛瘀止痛。

王冬梅硕士论文（2014）分析历代方书与医籍，通过对含有丹参的成方进行统计，在排除单方（仅丹参一味）和超过 13 味的大复方之后，晋代含有丹参的成方 10 首，分别见于《延年秘录》4 首、《肘后方》2 首和《刘涓子鬼遗方》4 首。晋代用丹参主要功效体现为止痛（3 方）和止痒消痈（7 方）。如晋代葛洪《肘后方》取丹参八两，细锉，以水微调，用羊脂二斤煎，三上三下，涂疮上，可用于热油火灼，除痛生肌。《刘涓子鬼遗方》制丹参膏，方用"丹参、芍药、白芷各二两，上三味，以苦酒渍一夜，猪脂六合，微火煎三上下，膏成敷之"，治疗"妇人乳肿痛，乳痈及治乳核结聚不消散"。

至唐代，有关丹参的方剂则既用于外科疾患，以止痛为主，更扩大到了临床其他各科。符合上述情况者，丹参成方 40 首，在《千金方》（要方 + 翼方）中有 27 首、《必效方》1 首、《开元广济方》1 首和《外台秘要》11 首。唐代应用丹参，功效以止痛为主（26 方），其次为调经止带（4 方）、养血除烦安神（4 方），再次为止痒消痈（3 方）、安胎（3 方）之用。

《神农本草经赞》中记述："萧炳曰，（丹参）治风软脚，可逐奔马。

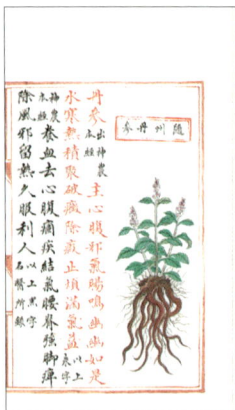

《本草品汇精要》丹参绘图

故名奔马草。"萧炳乃唐代药学家，他是兰陵（今属山东）人，号兰陵处士。他编成《四声本草》四卷，已佚，部分佚文见《证类本草》。因有《四声本草》丹参"治风软脚"的记载。从丹参有奔马草的别名来看，萧炳应当比较重视丹参治疗外科病症的应用。而在明代董宿原所撰《奇效良方》卷二中，载有"治风软脚：以丹参酒浸服之，可逐奔马。"

后世活血主胸痹

丹参专入血分，具有活血祛瘀的功效，可以治疗因瘀血引起的各种痛症。

丹参祛瘀止痛，常用于治疗心脉瘀阻所引起的胸痹心痛，故现代临床丹参治疗胸痹心痛最为常用。丹参与三七配伍，为祛瘀生新、消肿止痛的药对，适用于气血凝滞，心腹疼痛。丹参与三七配伍用于治疗冠心病、心绞痛、心肌缺血等疾病，最为现代中西临床所熟知。

中药用量与比例难把握，有人称其为中医不传之秘。20 世纪，北京四大名医之一的施今墨（1881–1969 年）对丹参、三七药对治胸痹，据其病情发展阶段不同，在药量上给予变化调整。他认为：丹参与三七配伍，用于治疗冠心病、心绞痛初起，应重用丹参，稍佐三七；而用于治疗冠心病、心绞痛病程日久，有器质性病变的患者，则应重用三七，稍佐丹参，临床运用随证加减可收事半功倍之效。

我母校的老前辈、国医大师张志远先生（1920–2017年）对丹参、三七药对也极为推崇，并命名其组方为"双虹丹"。他认为：

"（丹参、参三七）两味组方，内外科都可应用。投予重点，一是心脑血管硬化，通过扩张血管，软化血脂斑块，解除梗阻（塞），促进血流量，改善供血不足，治疗脑瘀血、梗死、心脏冠状动脉粥样硬化、梗塞病。二是治疗跌打撞压导致的骨折、软组织损伤，疼痛不已。二味碾粉，水泛为丸，或制成片剂，比重根据情况，丹参占3/5至4/5，参三七占1/5至2/5。习称双虹丹，每次6～9克，日三服。外伤用量增加三分之一，收效良好。"（张志远"药笼小品实验录"）

丹参与三七配伍，为重要的活血药对。实验研究表明，丹参与三七配伍，单煎与合煎液相比，其有效成分具有一定差异，二药合煎之后可以产生出新的物质。成药的推广更方便了使用，以丹参为主的复方丹参片（丹参、三七、冰片）、复方丹参滴丸是极为常用的中成药品种。丹参治疗冠心病、血栓闭塞性脉管炎等方面疗效确切，被誉为心血管疾病之"清道夫"。

治胸痹心痛，惟一味丹参？在以丹参治疗冠心病、心绞痛得到广泛推崇成为"热潮"的时候，名医裘沛然（1916–2010年）却经历了对此的"冷思考"。他在谈到自己从医六十余年的教训时，自我批评不可"学而不精""学而不广""学而不化"。中医最懂得辨证论治，个体化用药，只识丹参，不会化用其他活血化瘀药，甚至其他治则治法治疗胸痹心痛，就是典型的"学而不化"。

　　"举心胸疼痛为例，目前多习用丹参一味，我亦曾武步其后，临床有效有不效。为此细察并世医家之善治该病者，则并不局限于活血化瘀一路。有的作痰饮治，有的用行气宽胸之法，或用芳香宣窍，也可用养阴或扶阳药，并有用甘缓以及和胃或养心等法，效果远胜于用单味丹参。这使我感到'胶柱鼓瑟'之非。即活血化瘀而论，也不必定用丹参。我曾治过一些病人，先用丹参无效，继用手拈散、失笑散也无效，最后考虑到用仲景抵挡汤，服后效果非常好，病情明显缓解。我深深感到自己学而不化的东西太多了，我还进一步理解到，学习一门学问，如果不精、不广、不化，就等于不学。我认识到以前就是犯这个毛病，现在总算是刚刚入门。"（裘沛然《瘦因吟过万山归》）

　　著名的方剂丹参饮（《医宗金鉴》，公元 1742 年），由丹参、檀香、砂仁三味药组成，功能活血祛瘀、行气止痛，可治疗因瘀血气滞而引起的心腹、胃脘各种疼痛。以丹参配伍降香、赤芍、川芎、红花等，治疗冠心病心绞痛，也有较好疗效。中医学一般认为丹参药性略偏寒凉，对于血热瘀滞者较为合适；如果属于血瘀偏寒，应当适当配伍温里药。

　　近代名医张锡纯《医学衷中参西录》中创制清凉华盖饮，以生没药、丹参、知母各 12 克，甘草 18 克，水煎服，治疗肺痈，时吐脓血，胸中隐隐作痛或旁连胁下疼痛。若病剧加三七冲服，脉虚弱加天冬、人参各适量。

活血通经"功同四物"

四物汤，由当归、地黄、川芎、芍药组成，是中医妇科补血调经之名方，以方中仅有四味药物而得名，四药合用，具补中有通、补而不滞之效。但有一味中药性能颇胜成方四物汤，这就是丹参。对此，李时珍还专门在《本草纲目》中作过论述：

"按《妇人明理论》：四物汤治妇人病，不问产前产后，经水多少，皆可通用。惟一味丹参散，主治与之相同。盖丹参能破宿血，补新血，安生胎，落死胎，止崩中带下，调经脉，其功大类当归、地黄、芎䓖（即川芎）、芍药故也。"

《本草汇言》也有丹参"补血生血，功过归、地，调血敛血，力堪芍药，逐瘀生新，性倍芎䓖，妇人诸病，不论胎前产后，皆可常用"。因此，中医学常概称丹参为"一味丹参，功同四物"。丹参虽有参名，但补血

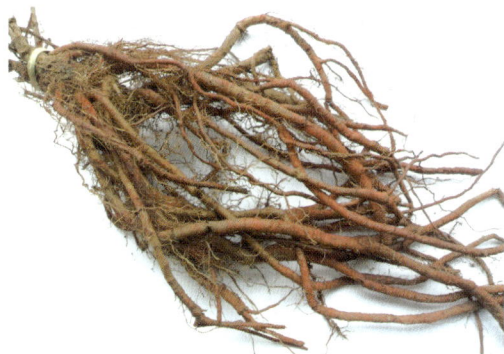

之力不足，活血之功有余，用于调理血分多可用为首药。

丹参对妇产科多种疾病有良好疗效，是一味妇科良药。《神农本草经》有丹参"破癥除瘕"的功效记述，但历史上丹参内服用于治疗妇产科疾病的成方始见于唐代，而自宋代以后才逐渐多起来。唐代《备急千金要方》中载，取丹参 120 克细切，用清酒 1000 毫升，煮取 600 毫升，每次温服 20 毫升，日三次，适宜于妊娠堕胎，下血不止者。通过活血养血以达止血的目的。与此颇同的是，宋代陈自明《妇人大全良方》载有丹参散，适用于妇人经脉不调，或前或后，或多或少，产前胎不安，产后恶血不下诸症。这正是《妇人明理论》中所称赞的一味丹参散，即用"丹参洗净，切晒为末，每服两钱，温酒调下"，经脉不调食前服，冷热劳不定时服。本方除治妇产科病症外，还可治"冷热痛，腰脊痛，骨节烦痛"（《本草纲目》）。

单方最能助人体会该味药物的主要功效。云南名中医李继昌（字文桢，1879–1982 年）既得家传，又中西贯通，德术双馨，医名远扬，且寿享期颐。在《李继昌医案》中有大剂丹参治闭经一案，亦显宝贵。

徐某之女，39 岁。患闭经 4 个月，体质中等，面色微黄滞，胸腹满闷，烦躁，食眠稍差，二便尚正常，舌质略淡，苔薄白，脉沉弱。诊为肝郁气滞，胞脉闭阻。宜疏肝理气，活血通络。但患者日内要出差外地数月，不便配药，欲用成药。李老因思紫丹参一味有"功同四物"（《妇人明理论》）之说，能调经活血，通络止痛，蠲痹破积。而昆明郊区农村将紫丹参俗称为"沙槟榔"，常用此药调经。李老乃嘱其购生药一公斤，切碎晒干，每日用一二两（30 ~ 60 克）加红糖少许，煎水服用。数月后返昆，因感冒来诊，言所带紫丹参服完大半，月经即来潮，色量尚可，经期仅觉腰酸，轻微胀痛，余无不适。

值得说明的是，丹参的安胎之用，从唐朝开始，宋代有沿用，清代

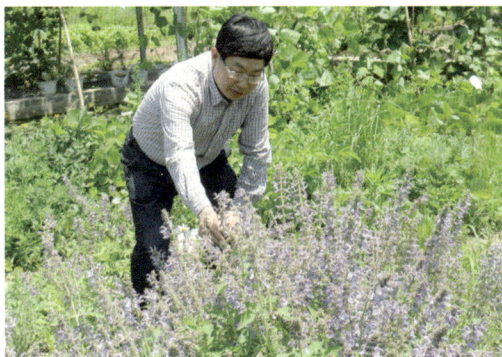

本书作者在学校百草园中观
看丹参开花

－高德民摄

使用较为广泛，但在近现代文献中已乏相应方剂。

丹参既可补血又可活血，更因药性寒凉而又可凉血，因而对血分疾病有多方面的作用。近代用丹参治疗各种紫癜而取效，如属血小板减少性紫癜，可配伍当归、红花、益母草、川芎、鸡血藤等；属过敏性紫癜，配牡丹皮、桃仁、红花、当归、黄芪等。

痛经验方"三两半"

云南名中医来春茂（1915–2011 年）有家传治痛经的经验方，方名曰"三两半"，得名于方中仅有药物四味，其中三味药物用量皆一两合为三两，另一味仅用半两，是故全方用药剂量为每副三两半重，治痛经有佳效。

考此方最初是由云南省林业中心医院的来圣吉在《云南中医杂志》1985 年第 6 期介绍的。来圣吉还介绍了自己的治验。

药物组成：紫丹参、全当归、生山楂各 30 克，威灵仙 15 克。

功效主治：温经活血、通络止痛。主治痛经。

用药方法：水煎服，日 1 剂。先煎服 3 ~ 5 剂，疼痛缓解后研为散剂，每次吞服 3 ~ 5 克，早晚各服 1 次，温开水送服。7 天为一疗程。可继续服 3 ~ 4 个疗程。

"本方为家父来春茂老中医家传验方，具有温经活血、通络止痛的功效。笔者曾经治一中年妇女，曾被确诊为子宫内膜异位症合并慢性宫颈炎的患者，每当经期即发生剧烈疼痛，两乳房亦胀痛，面色苍白，眩晕呕吐。经行量少色黑，病史达五年余。经用该方三剂后，症状基本控制。继服十余剂，月经正常，慢性宫颈炎亦痊愈。观察两年，未再发生疼痛。"

此验方在舒鸿飞《杏林 40 年临证手记》中也介绍有运用的案例。

例 1：胡某，女，15 岁，2001 年 5 月 1 日初诊。诉经前腹胀痛，经行痛减，色淡，伴两乳房胀痛，头晕，吐清水痰涎。观其舌淡，切脉沉细。遂用上方加延胡索 15 克，白芍 30 克，香附子、甘草各 10 克。

山东某丹参药材种植基地

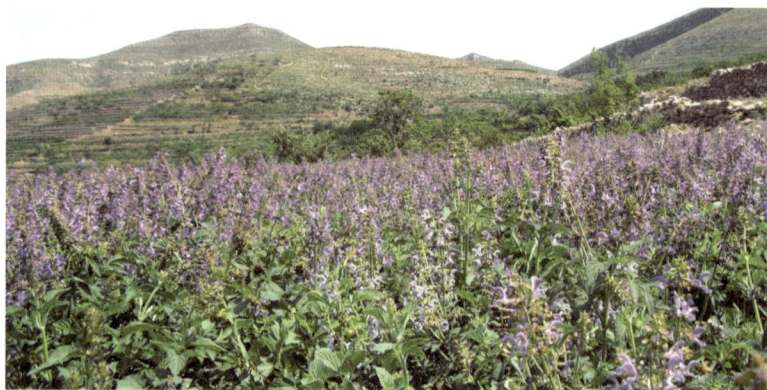

12月23日复诊，诉服上方痛减，现又发，守方加白芥子10克。2002年1月20日诉经前腹已不痛，吐痰涎已止，为巩固疗效，处上方10剂为末，嘱按法服用。经随访，此后未复发。

例2：舒某，女，34岁，2000年10月25日初诊。患者诉行经时剧烈腹痛，块多色黑，揉按及热敷可减，伴头昏乏力，面色苍白。经B超检查，子宫及附件无异常。舌淡红无苔，脉沉细。遂予上方5剂。11月26日复诊，疼痛有所减轻，守方5剂。12月28日三诊，诉本次月经来潮，腹部仅隐约疼痛，嘱再服5剂。后随访，行经时已不痛。

运用体会：本方有药物简单、使用方便的特点。本方验证过多例，对痛经均有佳效。由以上两例可以看出，无论是未结婚女孩还是中青年妇女，都可以使用。

清心安神有其用

《神农本草经》载丹参"止烦满，益气"，丹参确有除烦、安神的功效。后世如《滇南本草》记载其"补心定志，安神宁心，治健忘怔忡，惊悸不寐"。中成药天王补心丹（出自《摄生秘剖》），即用丹参与茯苓、酸枣仁、远志、柏子仁等同用，治疗虚烦失眠、心悸怔忡、健忘等症。

唐代《备急千金要方》丹参摩膏，用丹参、雷丸各15克，猪膏60克，同煎，滤去渣盛之，每日摩患儿身上，日3次，用于小儿惊痫发热。《千金翼方》创制有五参丸，用人参、沙参各30克，苦参45克，玄参15克，丹参10克，共为细末，炼蜜为丸，如梧子大，每服10丸，渐加至20丸。主治心经虚热，不能饮食，食即呕逆，不欲闻人语等。药王孙思邈记载有此两方皆是发挥丹参养心安神功用较早的成方。

丹参性寒，故有清热凉血作用。《温病条辨》之清营汤，用丹参配生地黄、玄参、连翘、淡竹叶等，治疗温热病之高热、烦渴、谵语、烦躁、不寐等症。在此方中丹参清热凉血、活血化瘀、安神宁心，系综合发挥一药多能的效应。

丹参汤剂内服常用量为9～15克。从用量上掌握，丹参总以小量时宁心安神，大量时活血化瘀。丹参在用量较大时，一般若超过30克易致大便稀溏，而对于脾胃虚弱者小量使用也易出现腹泻，不可不识。

尝药亲试丹参根。从小即体形偏胖的我，在40岁前后减肥欲望比较浓厚，曾偶得优质丹参根药材一束，欲试其减肥降脂之效，遂听取建议，每次折取约15～20克泡水代茶饮，单此一味。未承想饮后即现大便稀溏，没试几次，不能坚持而作罢。发生此种情形后来总结与自己的虚寒体质有关。现在后悔那次尝试过于随意。凡事预则立，如果当时更有心一些，略作坚持，并前后进行一下指标对比，或当有一些更深刻的参悟。

在中药十八反中有"藜芦反丹参"，故丹参不宜与藜芦同用。

药性寒热终依《本经》

自《神农本草经》"味苦，微寒"的记述之后，历代医家针对丹参的寒热药性颇有争议。现存的本草文献中，述丹参寒、温、平性者均有，可分为主寒凉说、主温热说、主平性说三种。如《本经逢原》曰："苦、平，微温，无毒"；《本草纲目》曰："色赤味苦，气平而降，阴中之阳也"，等。对于丹参寒热药性的论述之所以有如此大的差异，究其原因，多是出于医家各自的临证经历、经验总结等的不同，如某医家应用丹参治疗某些热性病证取得了很好的疗效，可能就以此归纳出丹参的药性为寒；同理，另外一些医家可能归纳出其性温或者性平。通过综合本草文献，结合丹参现代主治应用方而给以综合讨论，最终得出的结论仍然是——现代中医药相关文献所论丹参的主治范围虽然不断扩展，临床应用很广，但归纳其寒热属性而言，《神农本草经》记载丹参药性属于微寒的最初认识基本得到公认。

"丹参味苦，微寒。主心腹邪气，肠鸣幽幽如走水，寒热积聚，破癥除瘕，止烦满，益气。"对《神农本草经》丹参功效总的理解，可从其性微寒，故可清热，而可主寒热；破癥除瘕，《日华子本草》用其治"瘿赘"；主胸腹，又可从现代用丹参注射液治疗胃、结肠多发性息肉、肝硬化、慢性肝炎、晚期血吸虫病肝脾肿大等方面得到启示。

时方莫忘丹参饮

《神农本草经》记载丹参能治"心腹邪气"，有"肠鸣"等症状，自然是针对胃肠疾病而言的。成方丹参饮即代表了丹参的这一功效。

丹参在经方中罕见应用，可丹参时方不可忽视。时方莫忘丹参饮，解说丹参饮，首先就要澄清一下，切不可把丹参饮误认为另一主治健忘的丹参成方"丹参饮子"，二者组成与功效皆不同。

丹参饮本载于《医宗金鉴》，陈修园（1753–1823 年）将其收入《时方歌括》（撰于 1801 年）卷下。其组成为丹参 30 克、檀香 5 克、砂仁 5 克。重用丹参为君药，全方具有活血祛瘀、行气止痛功效，主血瘀气滞证。本方是治疗气滞血瘀心胃疼痛的基础方，诸多名医赞此为"调气活血"之法。现代常用本方治疗慢性胃炎、胃及十二指肠溃疡、胃神经官能症、肝炎、胆囊炎以及冠心病、心绞痛等，辨证属气滞血瘀者。

"丹参饮中用檀香，砂仁合用成妙方，血瘀气滞两相结，心胃诸痛用之良。"

方歌助识丹参饮，上面这一首方歌对丹参饮的功效解说得较清楚。其实早在《时方歌括》中陈修园已经为它编出方歌了，特点是把三味药的配伍比例解说得很清楚：

"丹参饮，治心痛胃脘诸痛多效。妇人更效。心腹诸疼有妙方，丹参十分作提纲。檀砂一分聊为佐，入咽咸知效验彰。"

江苏六和老中医吴熙伯（1924–1994年）于1948年毕业于上海中国医学院，师从近代名医朱小南、秦伯未、程门雪、金寿山等，得诸师亲传，行医家乡，享誉有加。他运用丹参饮治疗心胃诸痛，临证灵活加味，颇得显效。他认为"胃痛之由，是以滞字为因，肝脾失健为果"，运用丹参饮畅气行血，正是针对"滞"字这个关键。运用心得中，临证加味

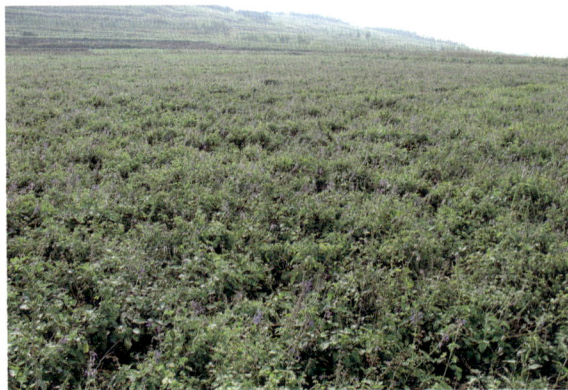

丹参大田种植场景

主分五型，各有侧重。

肝郁气滞型，多有疼痛食后尤甚、痛连胸胁表现，宜加赤白芍、延胡索、郁金等疏肝止痛之品；脾胃虚寒型，多见于年老体弱或胃痛经久不愈者，宜加桂枝、白芍、炮姜等温脾建中之品；湿热内蒸型，多有胃部嘈杂或火灼感，宜加赤白芍、金钱草、蒲公英等清热养胃之品；气滞瘀阻型，一般为刺痛、痛有定处，宜加赤芍、红花、山楂等活血化瘀之品；湿郁戕（qiāng，毁坏、损伤）中型，多有得食则舒表现，宜加赤白芍、白及、鸡内金等止痛护膜之品。他还有宝贵的饮食调护经验，强调食物中宜多食植物油，对保护胃黏膜、促进炎症吸收及溃疡面的愈合有所帮助。

从现代研究看，丹参饮成方中各味药均有一定的抗病原微生物的作用，有抗溃疡及胃黏膜保护作用，对中枢神经系统有一定的镇静、镇痛作用，且有抗炎、抗氧化损伤等作用，因此对慢性胃炎、胃及十二指肠溃疡、胃神经官能症应有一定治疗作用。该成方对心脏也有一定的扩张冠状动脉、增加冠脉血流、抗凝、促进纤溶、抗血栓形成及抗动脉硬化作用，对冠心病也能起到一定的治疗效果。

丹参的现代制剂有复方丹参注射液（含丹参、降香）、丹参注射液（含单味丹参）、复方丹参片（含丹参、三七、冰片）、丹参酮片（含丹参脂溶性成分）、丹参舒心片（含单味丹参）、丹参酮油膏等，在临床上有广泛的应用。

至于丹参饮子，其方源出自明朝徐春甫所撰《古今医统》第五十卷。组方中有丹参、当归、白术、天冬、麦冬、贝母、陈皮、知母、甘草、石菖蒲、黄连、五味子。功能养血清火，化痰安神。主治用脑过度所致的健忘。对比以助识：此方以丹参、当归为君药养血而治健忘，与石菖蒲、远志为主安神益智而治健忘，其不同的治则所针对的是不同的病机，背后的真谛是中医的辨证论治。

丹参现代研究

丹参药材中的化学成分研究始自 20 世纪 30 年代。丹参中主要含有丹参酮、异丹参酮、隐丹参酮等黄酮类成分，以及 β–谷甾醇、儿茶精、芸香苷、维生素等。古人为什么要强调丹参药材的颜色为"丹"色呢？现代研究发现，丹参类药材以根皮呈砖红色或红褐色者为佳，以根皮呈灰褐色者次之，因为其中有效成分的含量高低、抑菌作用强弱与根皮的颜色有相关性。

丹参的药理作用表现为多方面：对心血管系统，可增加冠脉血流量，降低心肌兴奋性和传导性，对心肌缺血缺氧所致的心肌损伤具有明显保护作用，改善微循环，降压、降脂作用，保护心肌细胞等；对血液的影响，可改善血液流变性异常，抑制凝血、激活纤溶，抗血小板聚积和血栓形成，稳定红细胞膜；对肝脏，表现为对肝损害的保护作用，对肝细胞再生的促进作用，及抗纤维化作用；抗菌消炎作用；对免疫功能的影响，具有改善机体免疫的作用；对中枢神经系统有抑制作用；以及抑制肺纤维化、对创伤愈合的促进作用、调节组织修复和再生；有一定的抗肿瘤作用等。

中药丹参的现代研究，更助推了丹参现代制剂的广泛运用。其中从复方丹参片到复方丹参滴丸的跨跃影响巨大。复方丹参滴丸，是传统方剂复方丹参（丹参、三七和冰片）的改良剂型，口服或舌下含服，起效快，疗效较传统复方丹参片高。经过多年且广泛的临床实践观察，证明其对心脑血管疾病疗效好、不良反应少，具有较高的安全性。

至于对"一味丹参，功同四物"的总结，是否有更为直接的依据呢？

据报道，武汉市中西医结合医院的专家对此从无机元素的角度进行了研究，在丹参与四物汤重量相同的情况下，对血的生成物——铁的含量进行测定，结果表明，丹参 4 克中含铁量为 4756 微克 / 克，四物汤中四味药各 1 克含铁量之和为 1720 微克 / 克，丹参为其 2.7 倍。这一结果对"一味丹参，功同四物"可从某些特定方面提供部分的佐证。

神农本草经

上品

丹参

丹参 味苦，微寒。主心腹邪气①，肠鸣幽幽如走水②，寒热③，积聚④，破癥除瘕⑤，止烦满，益气⑥。一名却蝉草。

生山谷。

吴普曰：丹参，一名赤参，一名木羊乳，一名却蝉草。神农、桐君、黄帝、雷公、扁鹊：苦，无毒；李氏：大寒；岐伯：咸。生桐柏，或生太山山陵阴。茎华小方如荏，毛，根赤，四月华紫，五月采根阴干，治心腹痛（《御览》）。

《名医》曰：一名赤参，一名木羊乳。生桐柏山及太山，五月采根，暴干。

案《广雅》云：却蝉，丹参也。

——清·孙星衍、孙冯翼辑本《神农本草经》

〔注释〕

① 心腹邪气：心腹，所指即胸腹、胃腹。如《丹溪心法》："心痛，即胃脘痛。"邪气：与人体正气相对而言。泛指六淫七情等各种致病因素及其病理损害。同"邪""邪物"。气，指人或物的某种特质或属性。

② 肠鸣幽幽：形容肠道蠕动所发出的声音。肠鸣多因受寒而发出，如《本草崇原》有"腹中寒则满，肠中寒则鸣。"幽幽：象声词，幽为"呦"的通假字。《诗·小雅·鹿鸣》："呦呦鹿鸣。"《药性论》丹参治"腹痛，气作声音鸣吼"，即为幽幽的佐证。《神农本草经》桔梗条目下亦有"幽幽"，义同此处。

③ 走水：流水。肠鸣幽幽如走水，此喻胃肠中有水过声，即在体外所能听到的胃肠道中发出的类似液体流动的声音。

④ 积聚：病名。积病与聚病的合称。《灵枢·五变》见之。《难经·五十五难》："病有积有聚，何以别之？然。积者，阴气也，聚者，阳气也，故阴沉而伏，阳浮而动。气之所积名曰积，气之所聚名曰聚，故积者五脏所生，聚者六腑所成也。积者阴气也，其始发有常处，其痛不离其部，上下有所终始，左右有所穷处；聚者阳气也，其始发无根本，上下无所留止，其痛无常处，谓之聚。"积为脏病，聚为腑病，故有五积六聚之名。

⑤ 破癥除瘕：破除癥瘕之谓。癥瘕，病症名，指腹腔内有包块肿物结聚的疾病。一般以坚硬不移，痛有定处的为癥；聚散无常，痛无定处的为瘕。二者关系密切，故每并称之。

⑥ 烦满：烦闷胀满。

酸枣仁
（酸　枣）

东 方 睡 果

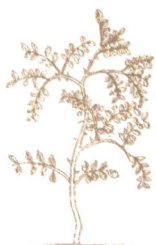

Ziziphus jujuba Mill. var. *spinosa*
(Bunge) Hu ex H. F. Chou 酸枣

酒客爱秋蔬，山盘荐霜梨。他筵不下箸，此席忘朝饥。
酸枣垂北郭，寒瓜蔓东篱。还倾四五酌，自咏猛虎词。

——唐·李白《寻鲁城北范居士失道落苍耳中
见范置酒摘苍耳作》节选

棘手偏偏有人摘

小时青皮皮，老来红皮皮，果在刺中央，秋来满
山岗。你来尝，我来尝，酸得口水往外淌。

这说的是什么呢？从它那酸，你一定想到了，是
它——酸枣！

而我，正是因为在大枣新收上市前吃到了济南南
部山区的酸枣，那酸甜的滋味引出了总结酸枣仁药用

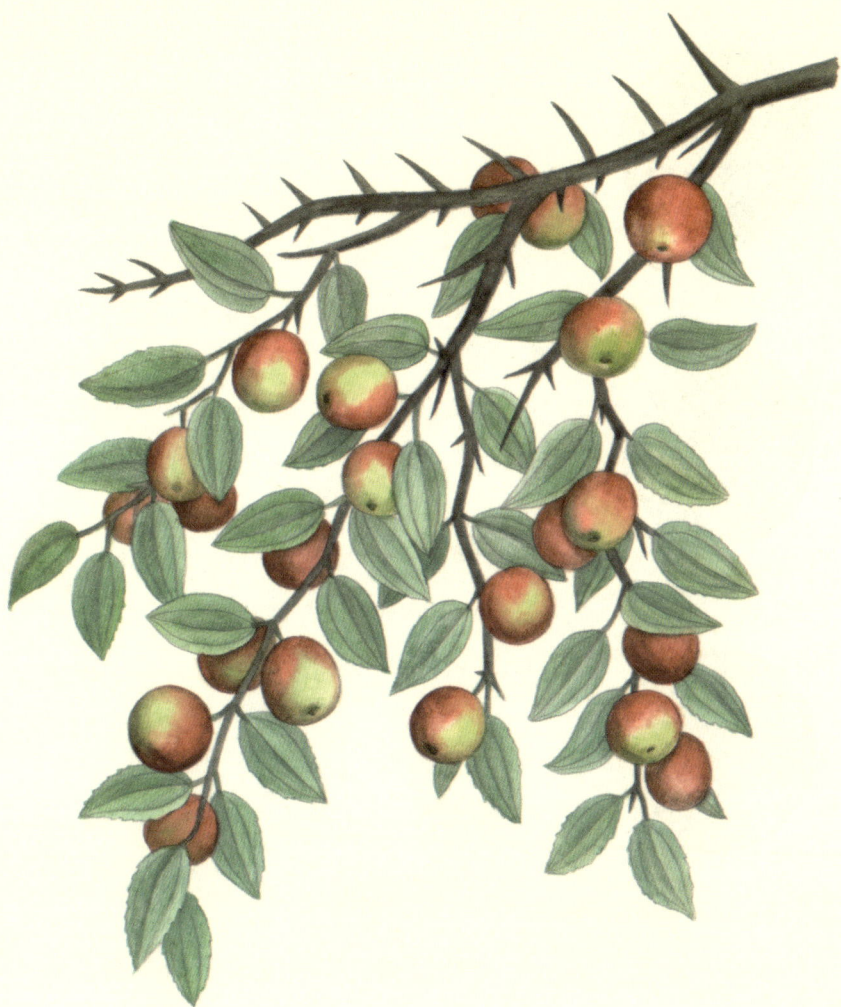

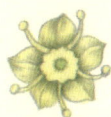 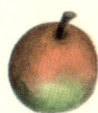

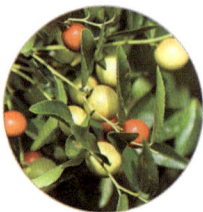

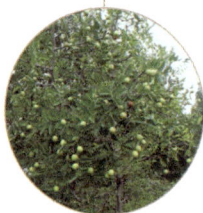

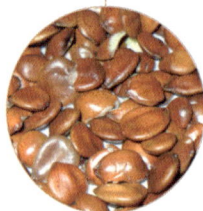

的话题。

　　"棘"，古指酸枣树，《诗经》《尔雅》称之。因茎上多刺，故生果在刺中央。"棘"字后用来泛指有刺的苗木，词如荆棘、棘刺、棘针，而"棘手"一词用以比喻事情难办。

　　酸枣多野生于荒山丘岭。李白诗言："酸枣垂北郭"。他说的北郭在今山东兖州（鲁城，即唐代瑕丘城，因唐初兖州曾名鲁郡）城北石马村后的甑山，一个小山丘而已。山东的酸枣因诗仙而出名。

　　酸枣是野生的棘，大枣是人类栽培酸枣后优化选育后形成的。古籍对植物的记述中，本草文献又是重要的农学资料。

　　山枣树如棘，子如生枣，里有核如骨，其肉酸滑好食，山人以当果。

　　　　　　——唐·陈藏器《本草拾遗》

　　酸枣……此乃棘实，更非它物。若谓是大枣味酸者，全非也。酸枣小而圆，其核中仁微扁；大枣仁大而长，不类也。

　　　　　　——唐·刘翰、马志等《开宝本草》

　　酸枣，小则为棘，大则为酸枣，其实一本。

　　　　　　——宋·寇宗奭《本草衍义》

想吃酸枣，莫怕棘手。最初没有酸枣，恐怕难来大枣。你说这酸枣重要不重要？

吃完酸枣留种仁

采摘酸枣虽然棘手，但却人人爱摘，这是一种来自山野的乐趣。采摘之后，酸酸的果肉吃得你口中酸水直淌之后，你切莫要把它的核丢弃了，因为砸开酸枣的果核，取得的种仁就是药用的酸枣仁。野生而珍贵，酸枣仁现今已成为一种贵重药材。

酸枣的药材，来源于鼠李科枣属植物酸枣 *Ziziphus jujuba* Mill. var. *spinosa* (Bunge) Hu ex H. F. Chou 的干燥成熟种子。但酸枣入药，一开始用的是它的果还是单独取用它的种仁，似乎不明确。因为首载它的《神农本草经》中只有"酸枣"的名字，虽将其列为上品，然而却不著其药用部位。

酸枣:味酸平。主心腹寒热，邪结气聚，四肢酸疼，湿痹。久服安五脏，轻身，延年。生川泽。

《名医》曰，生河东。八月采实，阴干，四十日成。

——清·孙星衍、孙冯翼辑本《神农本草经》

看得出，至少在《名医别录》中，有"采实"的记述，并说采摘酸枣后阴干，全果应用的可能性较大，但未能进一步说明酸枣"采实"后是否要取仁。后世医家对此有争议，入药有用果实者，也有单用种仁者。但至隋唐前后，已渐统一至用种仁入药。至于所述"酸枣仁"的功效则

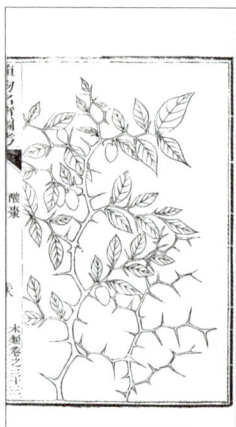

《植物名实图考》卷三十二酸枣绘图

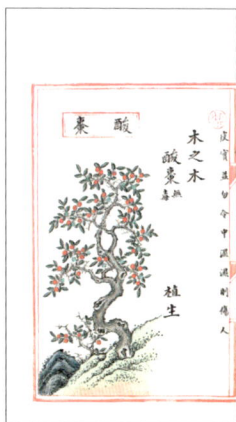

《本草品汇精要》中的酸枣绘图

大致与《神农本草经》"酸枣"药性相符。如唐代《药性论》记述："酸枣仁主筋骨风，炒末作汤服之"。唐代《新修本草》记述："《本经》用实疗不得眠，不言用仁。今方皆用仁，补中益肝，坚筋骨，助阳气，皆酸枣仁之功。"

将酸枣仁拿来药用，是充分利用大自然的恩赐，那漫长的历史长河中竟有着不可言传的神奇。

吃过酸枣的人便识得它的酸甜。酸枣的果肉也有很高的营养价值，现今人们进行深加工，生产出酸枣汁、酸枣粉、酸枣糕、酸枣酒等，因为它们都是用酸枣果肉做的，所以这些名字听起来就会让人回味到酸枣的酸甜。有人发现，常喝酸枣汁可以益气健脾，能改善面色不荣、皮肤干枯、形体消瘦、面目浮肿等症状。据报道，英国学者在对虚弱症患者的观察中发现，凡是连续按时吃酸枣的，其康复速度比单纯服用多种维生素类的快6倍以上。因此，酸枣被证明具有防病抗衰老与养颜益寿的作用。此外，酸枣中含有大量维生素E，可以促进血液循环和组织生长，使皮肤与毛发具有光泽，让面部皱纹舒展。

单独从酸枣的有益作用来看，《神农本草经》记述的主角也许正是那酸枣肉呢，而从果肉发展到药用单取果仁，应当是药用有效部位在治病实践中的"进化"选择。

成方有传酸枣汤

酸枣仁药用在医籍中初见于东汉张仲景《伤寒杂病论》，并因酸枣仁汤而著名。

后世统称的酸枣仁汤，最早叫做"酸枣汤"，《金匮要略》载之。到了清代，才由喻嘉言在其《医门法律》中改称为酸枣仁汤。这是中医治疗失眠的代表方剂之一。

这首成方的组成与古方剂量为：酸枣仁二升，甘草一两，知母二两，茯苓二两，川芎二两。用法：上五味，以水八升，煮酸枣仁得六升，纳诸药，煮取三升，温分三次服。该方现代应用剂量多掌握在各药分别为18克、6克、12克、6克、6克，加水煎成500毫升，临睡前服。功效：养血安神，清热除烦。主治：失眠，心悸，盗汗，头目眩晕，咽干口燥，脉细弦。

引起失眠的原因很多，基于中医的病机学说，有因于心肾不交者、肝血不足者、心脾两虚者、痰浊内扰者、胃气不和者等，并非所有的失眠都可以用酸枣仁汤来治疗。根据张仲景的明示，本方治疗因虚烦所致失眠——"虚劳虚烦不得眠，酸枣仁汤主之"（《金匮要略》）。

酸枣仁汤主治的失眠属于肝血不足，虚热内扰，血不养心而致，失眠者常伴有心悸盗汗、头目眩晕、咽干口燥、脉细弦等症状。现代多以本方加减用于治疗神经衰弱、期前收缩、更年期综合征、焦虑症等。

张仲景的酸枣汤，不仅为治疗肝血不足引起的失眠提供了有效的方剂，而且开创了"养血调肝安神法"治疗肝血不足失眠的治疗原则，对后世影响深远。不少治疗失眠的方剂都是在此基础上产生的。如唐代孙

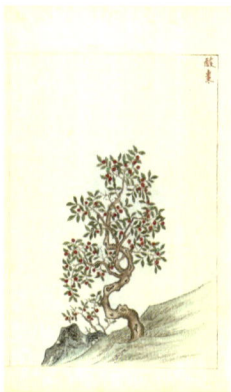

《金石昆虫草木状》酸枣绘图

思邈《备急千金要方》中的酸枣汤、王焘《外台秘要》中小酸枣汤、宋代《太平圣惠方》中的酸枣散、《类证活人书》中酸枣汤，它们都是治疗失眠的有效方剂。

临床应用酸枣仁汤，根据具体情况多有加减。血虚甚者，可加当归、龙眼肉养血安神；兼阴虚，舌红脉数者，可加生地黄、麦冬养阴清热；内热口苦，苔黄者，可加栀子、黄连；遗精盗汗者，可加五味子、龙骨、牡蛎；心神恍惚健忘者，可加人参、石菖蒲、远志。

我母校老前辈、国医大师张志远（1920—2017年）先生推崇龙眼肉—酸枣仁药对，并加丹参组成一自拟三联小方，命名为"正神汤"，治疗偏于以惊、悸、恐为主要表现的神志异常病症，失眠是其次要表现者。其经验为：

"龙眼肉、酸枣仁配伍，甘平而酸，补心养血，定悸安神。老朽经验，凡神经衰弱、忧郁、焦虑，出现失眠、健忘、惊恐、心绪不宁、记忆紊乱，投用较多。适用证应掌握惊、悸、恐三个症状，失眠是次要的。如再加丹参活血，以促进血液循环，纠正大脑功能失调，改善细胞营养，收效更佳，命名正神汤。1980年遇一35岁邹平男子，因遭恐吓致精神异常，心悸、易忘、失眠、多疑，每日惶惶不安，躲在屋内怕见亲友。经其兄介绍，登门求诊。即开正神汤与之，计：龙眼肉 50 克，炒酸枣仁 40 克，丹参 20 克。水煎分三次用。连服十剂，药物未有加减，已彻底治愈。"（张志远"药笼小品实验录"）

另外，在清代《医宗金鉴》中亦有酸枣仁汤，由酸枣仁、当归、白芍、生地黄、知母、黄柏、茯苓、黄芪、五味子、人参组成，主治心虚不固引起的盗汗。同名异方，需加以区别。

用酸枣仁安眠，究竟生酸枣仁与炒酸枣仁何者为优？有学者仔细检阅古今诸多医家的经验，大都提示熟者为优。如李时珍说酸枣仁"熟用，疗胆虚不得眠。"名医焦树德（1922-2008 年）也说："我治失眠是用炒枣仁，最好是新炒的。"临床观察，用炒枣仁粉 6 克睡前吞服，安神效果的确较生品为优。动物实验也证明，炒酸枣仁的镇静作用优于生酸枣仁。说明古人用炒酸枣仁配入归脾丸、天王补心丸等传统名方，确有道理。而这正引出了马有度妙用酸枣仁的故事。

马有度妙用酸枣仁

重庆著名中医马有度是我尊敬的一位老前辈，我们的交往在中医药文化的传播中也留下了抹不去的痕迹。下面述说马老体验并妙用酸枣仁的故事。

20 世纪 50 年代初期，马有度在中学读书时，曾因严重失眠，头昏，心悸，无法坚持学习，最终被迫休学。先后到几家医院多方求医，做过多种检查，服用多种西药，收效甚微。后延请一位老中医诊治，其处方中的第一味药就是酸枣仁，连续服药 10 剂，病情竟一天天好转，由此让他相信中医确能治病，并有特殊效验。这成为他后来报考中医学院，走上中医之路的因缘。

工作后，马有度用酸枣仁治不寐，一向遵照惯例用炒制品，或入汤剂，或单用粉剂睡前吞服，均有效。他曾有机会到药房亲身参加配药工作，才发现药房屡次所配酸枣仁，皆是生品，因而悟出生酸枣仁亦有安眠的作用。因他本人素来夜寐欠安，于是自用生酸枣仁粉6克睡前吞服，也有效果。虽然亲身实践证明了炒酸枣仁与生酸枣仁均有镇静作用。但他一定要追问个为什么：用酸枣仁安眠，生的和炒的究竟以何者为优呢？

用酸枣仁安眠，究竟生酸枣仁与炒酸枣仁何者为优？古今许多医家的经验都提示熟者为优。例如，李时珍说："熟用，疗胆虚不得眠。"近人焦树德也说："我治失眠是用炒枣仁，最好是新炒的。"于是我又自用炒枣仁粉6克睡前吞服，安神效果确较生品为优。且动物实验也证明，炒酸枣仁的镇静作用优于生酸枣仁。说明古人用炒酸枣仁配入归脾丸、天王补心丸等传统名方，确有道理。……倘用生酸枣仁，仍当遵照仲景先煎之旨，或捣碎入煎，方能奏效。

我一向以为，城市中人容易失眠，1959年下乡除害灭病，才知道农村干部中的不寐患者也为数甚多。边远农村，缺医少药，我首先想到的方子，自然是医圣的名方"酸枣仁汤"。但全方价格较贵，便将主药酸枣仁炒香研粉，嘱患者自采夜交藤、鸡血藤煎汤送服，居然获效。初战小胜，心中大喜，便自称为"枣仁双藤方"。以后每遇虚烦不得眠者，或单用此方，或酌情配伍，大多获效。

1969年我带领学生下乡巡回医疗，发现农村痛证甚多。仓促之间，每用醋炒延胡索粉6克，开水送服，日服二三次，多有良效。有些病人求效心切，往往倍用顿服，不仅疼痛迅速缓解，而且昏昏入睡，因而悟出延胡索似有安神之效。

为了弄个明白，于是查阅历代本草文献，但均未见延胡索有安神功效的记载；又查古今医案，也无用其治疗不寐的报道。后来，从一份内部资料中得知，将延胡索的有效成分试用于失眠患者，取得一定效果。此后，每遇虚烦不得眠者，便在"枣仁双藤方"的基础上，再加入延胡索粉，果然收效更捷，而且头昏、头痛的症状也迅速缓解。欣喜之中，又自称为"双粉双藤方"。有的病人，无法煎药，便减去双藤，仅用双粉，同样获得良好安神之效。

这些零散的经验提示，酸枣仁和延胡索在安神方面似有协同作用。继而约请研究单位进行药理实验。果然，酸枣仁的浓煎液和延胡索的有效成分，在镇静催眠方面确有协同作用，随着剂量的增加，其协同作用尤其明显。(《长江医话》)

三首治失眠方比较

不止一方治失眠，失眠方剂可比拼。

除了酸枣仁汤之外，归脾汤、天王补心丹（丸）也都是中医治疗失眠的常用方剂，三者有什么异同呢？以下从病位、功效以及主治方面总结其异同，以比较鉴别区别选用。

三方各自出处：酸枣仁汤（《金匮要略》）、归脾汤（《严氏济生方》）、天王补心丹（《校注妇人良方》）。

三方主治病位比较：酸枣仁汤所主病位在心、肝，归脾汤所主病位在心、脾，天王补心丹所主病位在心、肾。

三方功效异同比较：相同点为皆能养血安神，差异在于，酸枣仁汤

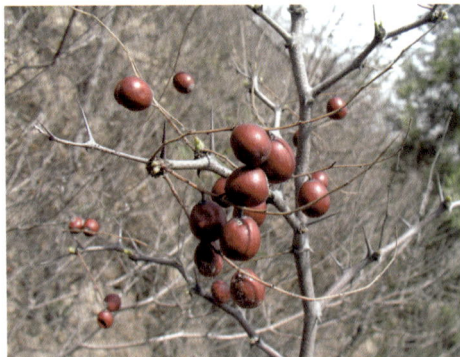
酸枣树

兼能清热除烦，归脾汤兼能养心益脾，天王补心丹兼能滋阴补心。

三方主治证比较：相同点为皆以神志不安，虚烦不眠，心悸健忘为主治。但酸枣仁汤主治肝血不足，虚热内扰，症见头目眩晕，心悸盗汗，咽干口燥，脉弦或细弱；归脾汤主治心脾两虚，气血不足，症见体倦食少，面色萎黄，月经量多或淋漓不止，舌淡苔白，脉细弱；天王补心丹主治心阴不足，心火亢盛，症见梦遗神疲，口舌生疮，大便干燥，舌红苔少，脉细数。

有比较，有鉴别。它们之间没有高下，考验的是用方之人，在面对不同的疾病时，如果选择了合适的"兵将"则功成，否则可能吞下苦果。识药不识药，可令医工之水平高下立见。好医生又怎能不多识药、多辨药呢。

若能对症，单验方亦效。民间有一验方，取用酸枣仁 10 克，百合 30 克，水煎代茶饮。可用于更年期妇女虚烦不眠。酸枣仁、百合药对在一些宁心安神的失眠复方中常用为主要药物。取用酸枣仁（生熟均可）每次 30 ~ 50 克，捣碎后煎取浓汁，同粳米 60 克煮成酸枣仁粥，可食治老年人失眠、多梦、心慌、盗汗，也有一定效验。

借酸枣述古今

有空闲暇看古迹，会令人想到酸枣的什么事吗？明朝的一位古人偏偏要说，正是酸枣令某地"千载驰名"！

> 由来斯枣名斯邑，特地参天独而奇。
>
> 一自司空垂笔后，孤标千载茂声驰。
>
> ——明·越应扬《酸枣遗踪》

诗的大意是：因为多产酸枣，而成就了酸枣邑这个地名。参天的一棵酸枣树，多么独特而奇异。自从大司空曹操写到了它，让此地孤零零的一个酸枣遗迹却千载驰名。

酸枣邑为古地名，三国之前即有之，位于今河南省延津县。大司空曹操与关东各州郡起兵讨伐董卓时，随盟主袁绍驻军酸枣邑，曹操曾提出过袁绍兵临孟津，酸枣诸将攻成皋，袁术入武关取长安的计划，但没有引起大家的注意，最终的军事行动没有成功。曹操所写《蒿里行》词，就记述了与酸枣邑有关的这段历史。

由酸枣邑又可引出尉迟敬德与酸枣阁的故事。在河南省延津县北，石婆固之东岳庙的西边，有一棵大酸枣树，株高数丈，其粗合抱不交。据清朝《延津县志》记载，唐尉迟敬德奉命重修之役（即监造东岳庙工程），曾系马挂策其上。后人便把这棵千年古树作为古迹保留下来。至明代东岳庙倒塌，大树枯死，而根侧却另发新株。当时有姚、高、陈三姓人等修围墙以护之，继而新株亦死。之后为保护树干，建一座长宽各八尺，高两丈余的方形阁楼即酸枣阁。阁楼向南留小门，东西山墙上部各有小窗一孔。阁内棚楼板，楼上北墙中嵌石碣一方，刻"挂鞭处"三字。楼下北墙亦嵌有石碣，镌有明代吏部尚书李戴所撰《古酸枣记》。酸枣树干位于阁之正中，宛如怪石壁立，其树皮曾屡被刮去治病，故遭刀砍斧削，迄今胸围仍有 1.92 米，唯新株痕迹无存。这个因植物名而成为地名的酸枣邑，名闻遐迩。

"廪延，古酸枣邑也，邑以木得名，必为土之所宜。历观郊野丛生者有之，未有成树者。惟石婆固东岳庙贵一株，其大合抱，其高数丈，宛如怪石壁立。居民皆不知所从来。考断郡记，则称尉迟敬德奉命修庙之役，曾系马挂策其上。"（"石婆固东岳庙古酸枣记"，引自清康熙《延津县志》，延津春秋时称廪延）

北宋苏轼有三个儿子，其中两个曾在河南做官，长子苏迈曾任酸枣县尉，这说明宋朝酸枣邑已升格为县级建制。

酸枣成树树成景

酸枣邑的古酸枣树只存树干，要看古老的酸枣树又该到哪儿去寻找呢？

最古老的酸枣树可能要数山西了。我国现存最古老的一株酸枣树在山西省高平市石末乡，树高 10 米，主干胸径超过 1.6 米，树龄约有两千年了，为我国最古老粗壮的酸枣树。2006 年人们为这棵酸枣王立了石碑，碑文有赞：

"世之奇山珍林者众，而灌木成树者寡。凡见过石末酸枣老树者，莫不叹其异、称其奇……"

　　甘肃省合水县固城乡董家寺有一株古酸枣树，树龄一千三百多年，树高约 20 米，树围 2.8 米，超过两人合搂。

　　陕西省延安市子长县玉家湾镇路家寺村有一棵千年酸枣树，树高 5 米，树干直径 70 厘米，双臂不能合抱，且能年年丰产酸枣。

　　北京市东城区有一棵古老的酸枣树，树龄已有八百多年，树高 20 米，下围 4.4 米，原生长在北京市东城区东花市的上堂胡同 14 号院内，因花市街道改建为住宅小区，此古树被原地保护而位于现今的"花市枣苑"小区内，小区的命名就与这棵古老的酸枣树有关，"千年枣王"更成为"花市十景"之一。此处立有《酸枣王记》石碑，碑文述：

　　"酸枣王系灌木，异化为乔木并存活至今，世所罕见。经八百年风霜侵蚀，依然枝繁叶茂、春花秋实，尤可珍惜，人皆以为吉祥树也。"

　　北京市昌平区南口镇王庄村有两株大酸枣树，为东西向生长，株间

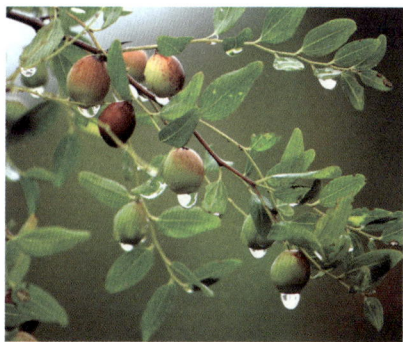

雨后酸枣树

相距约 20 米。此处所立石碑碑文述：

> "南口镇王庄村南王家坟地内生长两株酸枣树。一株树高 15 米，胸径有 70 厘米，冠幅东 44 米，南北 13 米；另一株树高 16 米，胸径 90 厘米，冠幅东西 13 米，南北 16 米。这两株酸枣树并列生长着，树龄约四百年，为北京郊区最大的酸枣树，被誉为京郊酸枣王。"

河南宝丰县周庄乡有一株古酸枣树，树高约 9 米，围长 3 米多，树龄在六百岁以上。

白居易有诗句曰："野枣花含新蜜气，山禽语带破苞声。"野生酸枣树得人珍视，因为在它的身上，既蕴含了山野中的诗情画意，也承载有令人珍视的过去与当下时光……

何人有心种酸枣？

酸枣仁当今已是贵重药材。河北赞皇是酸枣仁药材的主产区，那里的山区土地贫瘠，山上都是石灰岩、片麻岩、灰砂等，而这正适合当地人叫做"圪针"的野生酸枣生长。酸枣不是种植出来的，是当地丰富的野生酸枣资源，它成为当地农民谋发展强村富民的一种优势产业。

酸枣仁有治病之神奇，世间却实在少有人会种植酸枣。酸枣酸枣，它是最喜野生于大自然的。话说古人和今人种枣的多，种酸枣的实在不多，酸枣野生也不需要种。所以，偶遇的种植酸枣的经历，让当事人和旁观者都颇觉稀奇。请看马未都在《酸枣》一文中津津有味地述说，那是他在博物馆前移来的太湖石上植根的一株酸枣。

《酸枣》——马未都

春天买回的委身于太湖石上的枣树真是棵酸枣，一夏天没断了开花。说实话，我几次凑上前也没闻见香味，但一树米黄小花已沁人心脾，尤其当先前的花已结成青青的枣，后边的花依然孜孜不倦时，让人醉后怦然心动。

历经一夏，石缝中的青草败了几茬，栽上几丛家不家野不野的小花反倒开起来没完，许多参观博物馆的人喜欢在此留影。将来博物馆宽绰了，我会在旁边设置石桌石凳，放上茶壶随意品茗。

秋风起了，尽管天还不算凉，酸枣也悄悄红了，一树青红两色圆圆的果实，衬得小树别样风情。我少年时常去北京远郊山区，最喜上山摘拾酸枣，人年少时极为耐酸，多酸之果入口牙也不晃不倒，满口生津，回味无穷。那时北京卖杂货铺的小店里常卖一种食品，叫酸枣面，虽为面也往往呈现块状，掰下一块放入口中，其酸直通九窍，酸得有时让人顾不上牙碜。

我拿着相机为酸枣头年丰收留影。也许它已在荒郊野外结果无数，但入主观复博物馆此乃第一年。本想等待一场秋雨，湿漉漉地让小树如同出浴的美女，无奈阴云几日也不见雨滴，秋风又多事地刮晴了天，美中总有不足。于是，我端来一碗水，煞有介事地朝酸枣树喷了几口，果与叶立刻湿润起来，变得十分上像。这让我知道了生活的事多数是半真半假。酸枣是真的，雨水是假的；心情是真的，情景是假的；拍完照，我顺手摘下一颗酸枣放入口中，立刻牙倒齿无，其酸无比，人不到年纪真的不知生活中何为酸，何为甜，何为酸甜。（写于 2011 年 9 月 30 日）

无论是酸枣还是大枣，开花时实在不怎么引人注目，只有蜜蜂才对它那米黄色的小花感兴趣。观察过酸枣的人一定不少，但真正能够产生出怦然心动感觉的，未必很多。

酸枣树最是野生而生命力顽强，欲寻须关注旷野、山坡或崖畔。我国长江以北的大部分山区是它的主产区，西北地区黄土高坡一带更是常见。有一曲带着酸枣甘甜清香味道的陕北民歌，有着信天游的高亢淳朴，和着广袤的黄土高原上生生不息的情与爱，体现着大众百姓对它的倾诉心怀：

清早摘瓜过前湾，
崖畔上的酸枣红艳艳。
拦羊的哥哥打下它，
扑啦啦啦，落下了一铺团。
我悄悄地走过去，
把酸枣放嘴边，
哎呀酸不溜溜甜，甜格丝丝酸，
害得我丢了柳条篮篮，丢了柳条篮篮。
……
崖畔上的酸枣艳艳的红，
哥哥妹妹的心儿滴溜溜的乱。

伴随着陕北民歌这悠扬的酸枣乐曲，让人真心感谢在旷野、山坡或崖畔上那些红艳艳的酸枣果，它的果仁不知帮助多少人远离精神抑郁、失眠的烦忧，怀着对生活的甜蜜畅想，酣然入梦。

酸枣

酸枣 味酸平。主心腹寒热①，邪结气聚②，四肢酸疼③，湿痹④。久服安五脏，轻身延年⑤。生川泽⑥。

《名医》曰：生河东。八月采实，阴干，四十日成。

案《说文》云：樲，酸枣也。《尔雅》云：樲，酸枣；郭璞云：味小实酢；孟子云：养其樲棘；赵岐云：樲，棘。小棘，所谓酸枣是也。

——清·孙星衍、孙冯翼辑本《神农本草经》

【注释】

① 心腹：胸腹。心者，此指胸、胃部位。

② 寒热：其义当有三。其一，寒证和热证的合称。《灵枢·禁服》："必审按其本末，察其寒热，以验其脏腑之病。"其二，用指邪气之寒热性质。同义者如《灵枢·寒热》："此鼠瘘寒热之毒气也。"其三，指寒热相兼的病证。《素问·皮部论》："黄赤则热，多白则寒，五色皆见，则寒热也。"

"寒热"还可用指病状，系发冷发热之症状表现。《素问·风论》："其寒也则衰食饮，其热也则消肌肉，故使人怢栗不能食，名曰寒热。"《诸病源候论·寒热候》有："因于露风，乃生寒热。凡小骨弱肉者，善病寒热。"

③ 邪结气聚：外邪集结导致气机凝聚。邪结，亦作"结邪"。

④ 湿痹：痹病中的一种。属湿气偏盛的痹病。可表现为疼痛固定，兼有肢体沉重和肌肤麻木。《黄帝内经》名之曰着痹。《素问·痹论》："湿气胜者为着痹也。"又名肌痹。《证治准绳·杂病》："湿痹者，留而不移，汗多，四肢缓弱，皮肤不仁……"《症因脉治》卷三："湿痹之证，或一处麻痹不仁，或四肢手足不举，或半身不能转侧，或湿变为热，热变为燥，收引拘挛作痛，蜷缩难伸，名曰着痹，此湿痹之证也。湿痹之因，或身居卑湿，湿气袭人；或冲风冒雨，湿留肌肉，内传经脉，或雨湿之年，起居不慎。"《金匮要略·痉湿暍病脉证并治》则谓："太阳病，关节疼痛而烦，脉沉细者，此名湿痹。"

⑤ 轻身：指身体轻盈。尚有另意，一意道教谓使身体轻健而能轻举，一意指飞升，登仙。

⑥ 延年：指延长寿命，增延寿命。如《楚辞·天问》："延年不死，寿何所止？"

当 归

药 以 寄 情

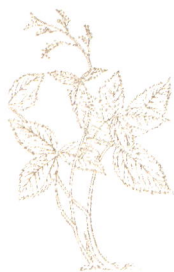

Angelica sinensis (Oliv) Diels. 当归

一雁雪上飞，值我衡阳道。

口衔离别字，远寄当归草。

目想春来迟，心惊寒去早。

忆乡乘羽翮，慕侣盈怀抱。

零落答故人，将随江树老。

——唐·张说《代书寄吉十一》

怀春思念盼当归

中药远志有好名，当归也被常念叨。

有关中药当归的传说与当归能治疗妇科疾病密不可分，众多的传说中有这样一则：

古时候有一青年叫王福，他幼年丧父，与母亲相依为命，靠采药为生。在离家五百里的老君山上有名

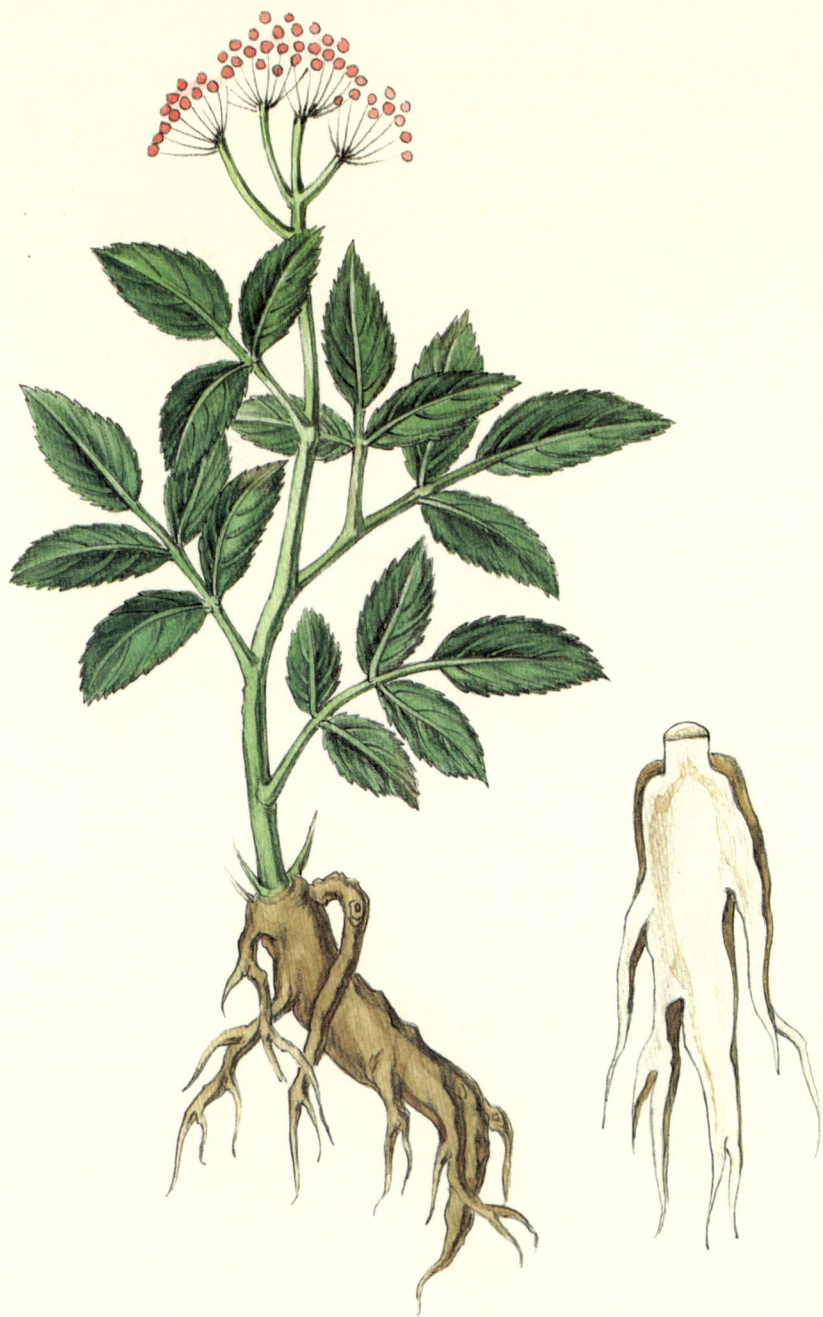

贵药材，但山势险要，虎啸狼嚎，许多人都不敢去。王福却执意要去此山采药。王母阻拦不住，只好让儿子与邻村的一位姑娘完婚后再去。完婚后，王福进山采药去了，妻子在家天天等，月月盼，谁知三年过去了王福仍然没有归来。妻子盼夫心切，积劳成疾得了妇科病，月事不调。疾病严重之际，王福回来了。他从采到的诸药当中，找出一种草药煎汤后给妻子喝。一个月之后，妻子的病好了。为了表达妻子对远方丈夫的思念之情，以及此药能治疗妇女月事不调，从此这种草药就得名"当归"。

以上这则中药故事，细究之不过是一则民间口头传说，古籍难寻。其实，关于当归之名的来历，还有多种说法，归纳总结起来，主要有三种情况：一是其名称与功能有关，因为"能使气血各有所归，当归之名必因此出也"；二是其名称与产地有关，因为产在当州的"蕲"为道地药材，"蕲"和"归"呷韵相通，因此名当归，这与后来有称不同产地的当归为"秦归""西归""岷归"之意相同；三是其名称与人们以药寄情的缘由相关，如李时珍在《本草纲目》中所解说："古人娶妻为嗣续也，当归调血，为女人要药，有思夫之意，故有当归之名。正如唐诗'胡麻好种无人种，正是归时又不归'之旨相同"。民间故事中当归得名正是以药寄情的体现。

李时珍所提到的唐诗，原来是唐代女诗人葛鸦儿的《怀良人》：

"蓬鬓荆钗世所稀，布裙犹是嫁时衣。

胡麻好种无人种，正是归时胡不归？"

《怀良人》诗中所说的胡麻，即脂麻、芝麻，是汉代张骞出使西域，由大宛引种而来。西域为胡地，故称胡麻。古代民间传说，胡麻必须夫妻一同播种才会生长茂盛而高产。所以，我国南方有这样的歇后语："尼姑种芝麻——无收。"葛鸦儿在诗中借用夫妻同种胡麻表达了盼望远行的丈夫早日归来的怀春思夫之情。

从俗语到雅句，在此再欣赏宋代词人陈亚的药名闺情诗，诗中嵌入多味中药名。他借用当归以言闺中情趣，也体现了中医药文化渗透到中国人生活中的诸多方面。

> 相思意已深，白纸书难足。
>
> 字字苦参商，故要槟郎读。
>
> 分明记得约当归，远至樱桃熟。
>
> 何事菊花时，犹未回乡曲。
>
> ——宋·陈亚《生查子·药名闺情》

猜谜语，可供人们在茶余饭后消遣娱乐。以药名设谜，更增加了一份专门的神秘与趣味。民间有这样的一个四句谜语，用中药半夏、防风、当归、白芷的药名，巧妙地构思了"闺情"与"思夫"的谜面。

> "堪堪来到五月中，家人买纸糊窗棱，
>
> 丈夫出门三年整，一封书信半字空。"

以药寄情有当归

古代有一风俗即"以药寄情"，用中药表示不同的情感，相送与相招，都可用特殊的药物来表达。而相招时寄之以当归，相送时却是赠之以芍药，即是一例。据西晋崔豹《古今注》记载："古人相赠以芍药，相招以文无。"这是因为文无一名当归，芍药一名将离。

"歌以咏志，诗以传情。"清代钱谦益《瑶台歌》："相思难避如逃疟，一味文无是良药。"用当归的别名文无，说的正是相思。

> "崔豹《古今注》云：古人相赠以芍药，相招以文无。文无一名当归，芍药一名将离故也。"
>
> ——清·卢若腾《岛居随录》卷下

"文无"之典，实出自《三国志·吴志》太史慈传："曹公闻其（太史慈）名，遗慈书，以箧封之，发省，无所道，但贮当归"。太史慈（166–206年）善射而有名。曹操闻其威名，向太史慈寄了一封书信，以箧封之，内无他物，只放了少量当归，寓意看重他而相招。自此之后，当归方得"文无"之名。下面的这则历史典故，亦证前人托当归以药寄情之意：

唐代安史之乱时，唐玄宗和杨贵妃被迫离开长安，临行时，大臣罗公远将一个密封的锦匣送给皇帝，匣上写着"愿此物保君王一路平安"。玄宗匆匆离京，无心看里面装的是什么。安禄山、史思明的叛乱被平息后，唐玄宗才命人打开包封，只见匣中是几支上等的当归。皇帝大喜，即命摆驾返回长安，重赏罗公远。

当归如此有情趣，多被文人在文学作品中加以渲染。熟悉当归，也有助于欣赏领悟她的身影为何出现在文学作品中的此时、此地、此情、此景。

明清之际作家周清源，在其短篇平话小说集《西湖二集·吹凤箫女诱东墙》中，非用其药性而是一语双关引用了药名。小说描写了一位因患相思而近乎病入膏肓的女子。"归"，古代可指女子出嫁，而文中巧用"当归"，用以指代女子正当出嫁的年龄，可谓精妙。

"这小姐生得面如红花，眉如青黛，并不用皂角擦洗，天花粉敷面，黑簇簇的云鬟何首乌，狭窄窄的金莲香白芷，……朱砂表色，正是十七岁当归之年……"

四大古典文学名著之一的《红楼梦》，被王希廉评价为"可谓包罗万象，囊括无遗，岂别部小说所能望见项背。"书中万象犹见医，医中更涉药，药中又有当归。

《红楼梦》第三回，贾母爱怜"病如西子胜三分"的林黛玉，将自己常吃的人参养荣丸赠予黛玉，让她服用。人参养荣丸这款成药，除了以人参为主药，还配伍当归、五味子、茯苓、远志等药材制成，具有补虚养血、镇惊安神之效。第八十三回中提到"黑逍遥散"，其方由含有当归的逍遥散加芍药组成，有疏肝调经之功，主治肝郁血虚证。在第五十一回中，晴雯治病，宝玉认为胡庸医乱用了虎狼药，后请王太医重新开药，少了枳实、麻黄等药，多了当归等。此时所用当归，正是取其补血养血功能。完成如此巨著，医药细节亦堪推敲，由此可见曹雪芹所具有的中医药文化素养。

清代长篇小说《镜花缘》，在第二十九回中出现了保产无忧散："全当归一钱五分，川厚朴姜汁炒七分……专治胎动不安，服之立见宁静，如劳力见红，尚未十分伤动者，即服数剂亦可保胎。"此处用当归，也是用为"妇科要药"。作者李汝珍既是著名文学家，还精通医药，在《镜花缘》书中，他借多九公的嘴、唐敖的笔，向人们传授了中医药知识和一些简便易行的民间验方。

求实最是医病，药用寻源本经。《神农本草经》收载当归，列为中品，述其"味甘，温。主咳逆上气，温疟，寒热，洗在皮肤中，妇人漏下绝子，诸恶创疡，金创。"

现今《中国药典》规定，当归药材来源为伞形科当归属多年生草本植物当归 *Angelica sinensis* (Oliv) Diels. 的根。秋末采收其根供药材，所用多为三年生，少有二年生者。

当归也属香草，全株有特殊的香气。其植株高 30 ~ 100 厘米，茎直立，绿色或带紫色，有纵深槽纹，光滑无毛。其叶为二至三回羽状复叶，叶片卵形。6 ~ 7 月开白色小花，复伞形花序。果实有棱，为椭圆形的双悬果。根为圆柱状，分枝，有多数肉质须根，黄棕色，有浓郁香气。

现代对当归药性的认识：味甘、辛，性温，入肝、心、脾经。功能补血调经，活血止痛，润肠通便。主要用于血虚症、妇科病、腹痛、痛疽疮疡、风湿痹痛、跌打损伤、血燥皮疹、肠燥便秘。

当归主漏下之用

当归用于妇科，《神农本草经》中仅言其主"妇人漏下绝子"，唐代甄权所著《药性论》也述其"主女子崩下"。可见古人最早是把主治崩漏和不孕视为当归在妇科的主要功效。而今当归用为妇科要药，更为统治血症之要药。

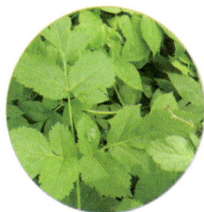

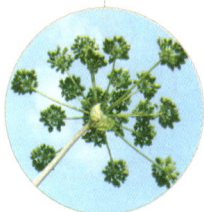

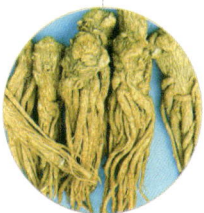

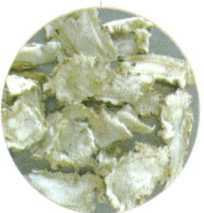

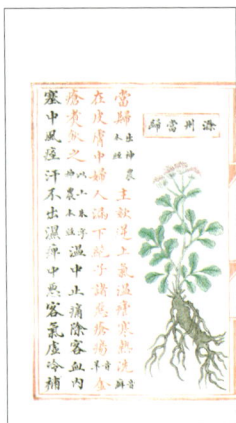

《本草品汇精要》中记录
的当归

崩漏是中医妇科病症名，是月经的周期、经期、经量发生严重失常的病证。其发病急骤，暴下如注，大量出血者为"崩"；病势缓，出血量少，淋漓不绝者为"漏"。有研究者通过对医籍中当归在妇科崩漏症中的应用考查，历代医家大多都持较为审慎的态度，甚至多数不主张使用，认为其有活血行血之功，用之反会使血量骤增。

崩漏是以出血为主要症候的疾病，何以用后世所公认的"活血药"当归治之？其实，当归具有双向调节作用，用之并无不当，熟知当归药性者认为"用之颇宜"。因"久崩多虚"，"久漏多瘀"，当归具有补血活血之功，用于崩漏，多可选用。

张介宾（号景岳）在《景岳全书·本草正》中有论述："当归，其味甘而重，故专用补血，其气轻而辛，故又能行血，补中有动，行中有补，诚血中之气药，亦血中之圣药也。"他的论述精辟概括了当归的性味功专，功专补血，故用于治疗血虚型的崩漏，诚为正治。临床针对其他情况的崩漏，应当恰当配伍，如崩漏证属血热者，用当归可配伍生地黄、白茅根、小蓟等凉血止血；崩漏证属气虚者，可配伍党参、黄芪、升麻等补中益气；崩漏证属血瘀者，可配伍丹参、三七等活血化瘀。充分体现中医辨证论治的精髓。

当归治疗崩漏，自然更可以从临床实用上寻找证据。金元时期张从正《儒门事亲》载方当归散，系重用当归，配伍龙骨、香附、棕榈炭等治疗血崩。现代名医如蒲辅周、马有度等亦常用当归治疗崩漏，取效甚捷。

明朝周晖撰南京掌故笔记《金陵琐事》，其中杂有医案。有一则是其家属的治验，正是用当归治疗崩漏症：

> 余内人幼年病血山崩，诸医皆危之。刘春斋用当归一两、荆芥一两，酒一钟、水一钟煎服，立止如神。（《续金陵琐事》）

女子以血为本，血虚为患是妇科临床常见病症。当归味甘而重，故以补为先，为补血之上品。将当归在妇科中的应用发挥到极致的，当数明末清初的名医傅山。他尤擅妇科，在《傅青主女科》女科卷中，共载方80首，用到当归的有54首，占67.5%，体现了当归为"妇科圣药"的特点。傅山治疗血崩的多个方剂中，竟有五个方剂选用当归，其中尤以当归补血汤治疗崩漏而取效甚捷。

傅青主年老血崩汤：由黄芪30克、当归30克、桑叶30克、三七10克组成，治疗老年妇女突然阴道大量出血，如热加生地黄30克；亦治疗少妇崩漏。

"傅青主年老血崩汤，习称当归补血汤加味，当年学习《医学衷中参西录》时见过此方，但属于走马观花，没有引起重视。后来应用实得益于四川名医余国俊老师。余师不管有无热像，均于方中加生地黄30克，使全方药性趋于平和。临床只要是无明显气滞血瘀腹痛的崩漏患者皆可用之，多2至4剂血止，善后应用归脾丸和乌鸡白凤丸等巩固，多无复发之虞。现代很多医生都喜欢应用这首方子，有的根据自己的临床经验加入一两味药物，疗效明显。……值得一提的是，还有一位现代中医李静擅长应用本方，重用生地黄，加白芍30克。考白芍，罗芷园说其止咯血吐血如神，常以白芍为君，佐藕节、生地黄、三七等治疗，多一剂即效。郭永来老师根据此论，于自拟的崩漏汤中重用白芍60克，取其止血之效。"（天下中医网网友交流）

用当归治崩漏，还有下面的成方胶红饮。

清代鲍相璈《验方新编》所载老年血崩汤（胶红饮）：由陈阿胶一两，全当归一两，西红花一两，冬瓜仁五钱组成。治疗老年妇女突然血海大崩不止，速投此方一剂可止。少妇大崩不止，减西红花一半服之；如发热，加六安州茶叶三钱煎服，如无，用其他茶叶亦可。血止后用胶红饮加当归、白芍调理。

"鲍相璈之老年止崩汤，是当年一位老同学所传，此同学大我二十余岁，家传中医。……我们多年来一直保持着联系，他曾经送给我两个方子，一是此方，一是连栀温胆汤治疗口臭，效果都很好。胶红饮，老同学应用的是三七10克代替藏红花，既可以用于老年，又可用于青年崩漏。他一再告诉我一定要用三七根（田七、参七），不要进购三七药面，假冒伪劣太多，对此我亦有同感；真正的三七单用就可以治疗崩漏，既可以止大量出血，又可以疗慢性出血淋漓不止。胶红饮用之恰当，确实可以一二剂血止，善后用归芍六君子汤，以绝复发。蒲辅周老中医于胶红饮中加入熟地黄一味，改西红花为草红花，集塞流、澄源、复旧为一炉，效果甚优；陈义范老中医于胶红饮中改藏红花为三七6克，改阿胶为阿胶珠，治疗非肿瘤引起的绝经后妇女功血，多一二剂血止，善后亦用归芍六君子汤。"（天下中医网网友交流）

从当归具有补血和活血的双相作用出发，认识当归用于治疗崩漏证，其作用发挥以其"补益"为主，以活血为辅，寓活以补，补血而不留瘀，逐瘀而补虚。临证诊治，当据此随证取用，方可取得理想的疗效。

当归为统治血症之药

中医学认为，心主血，肝藏血，脾统血，而当归能入心、肝、脾三经，故能治一切血症，为血病之要品，尤为妇科良药。因此，凡妇女月经不调、经闭、痛经、胎产诸症，不论血虚血滞，皆常用为主药。无怪乎李时珍谓："当归调血，为女人要药"。

《金匮要略》温经汤、胶艾汤、当归芍药散、当归散等均是张仲景创制的以当归为主药的经方，当归在温经汤、胶艾汤方中都是发挥养血补血、调经止痛之功，而在当归芍药散、当归散中均发挥其养血、安胎之功。

著名的妇科常用名方四物汤，被尊为补血调经之主方，专门用来治疗妇科血症，被后世医家称为"妇科第一方""补血第一方"。四物汤药味仅由当归、川芎、白芍、熟地黄四味组成，功能补血调经，主治冲任虚损，血虚血滞，

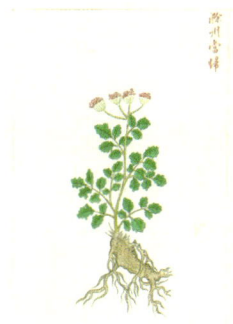

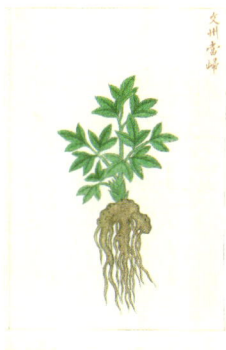

《金石昆虫草木状》中当归绘图

月经不调，脐腹冷痛，崩中漏下，以及妊娠宿冷，胎动不安，血下不止，各种血虚证。若气血两虚者，常与黄芪、人参等同用，如当归养血汤、人参养荣汤等。

四物汤最早见于晚唐蔺道人著的《仙授理伤续断秘方》，仲景胶艾汤是四物汤加阿胶、艾叶、炙甘草而成，故又有胶艾四物汤之名。

张锡纯《医学衷中参西录》中单有《当归解》一篇，记载有案例：

"一少妇，身体羸弱，月信一次少于一次，浸至只来少许，询问治法。时愚初习医未敢疏方，俾每日单用当归八钱煮汁饮之，至期所来经水遂如常，由此可知当归生血之效也。"

当归润肠通便，是取其补血润肠之功，用治血虚肠燥便秘，当归常与麻子仁、大黄等同用，如润肠丸——主治脾胃伏火，大便秘结，不思饮食。

当归辛香善走，有"血中气药"之称。临床上与理气药配合，可治气血凝滞之症；与祛风药配合，可治风湿痹痛。

广州名中医王香石介绍"当归运用之我见"，强调不可忽视当归可用于下利。

当归尚可用于下利。有君疑之，当归质地柔润性温，用于血虚之肠燥便秘尚可，若湿热之下痢，非但无功，还恐有恋邪之弊。殊不知下利又称"滞下"，即大肠气机郁滞，正气传导失司，气血运行受阻而致。当然，造成滞下的原因多是温热之邪，但既有气滞血行不畅，治疗时就应在清热利湿之基础上，适当加入行气活血之品。正如前人所言："行血则便脓自愈，调气则后重自除。"当归为血中气药，其性"动"，用之甚为恰当。

临床上用于老人或体弱者下利便脓血，效果甚佳。当归以上两种功用(注：止咳功用见下述)，临床常有被忽视者，故特记于此。(《南方医话》)

不孕症名方当归芍药散

当归芍药散是由医圣张仲景创制的名方，出自《金匮要略·妇人妊娠病脉证》篇，由当归、芍药、川芎、茯苓、白术、泽泻组成，原方主治"妇人怀妊、腹中痛"及"妇人腹中诸疾痛"。方中重用芍药敛肝、和营、止痛，佐以当归、川芎以调肝和血，更配以茯苓、白术、泽泻健脾渗湿，共奏调肝脾、理气血、利水湿之效。

后世医家在临床不断扩展其范围，应用广泛，不限于妇科，在内科、外科、皮肤科、五官科等多有应用。在此单述其用于不孕症。在妇科杂病中，凡不孕者，只要见经期小腹痛而经量少，带下量多几症，以血虚湿阻论治，获效多验。亦有用当归芍药散加益母草、香附、玫瑰花、淮山药治愈肝气郁结，气机不利，脾不生精，以致冲任失调的不孕症等。

山东胶东名医毕明义 1990 年在《陕西中医》发表了《当归芍药散

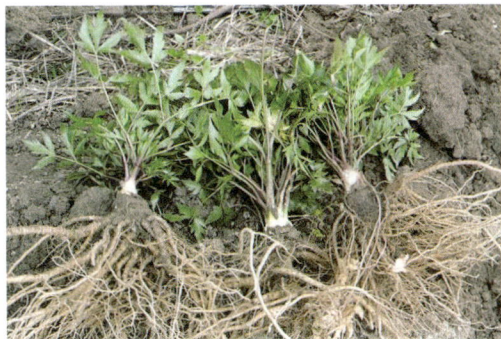

刚采挖的鲜当归

治疗不孕症 138 例》的论文。他运用当归芍药散治疗肝郁型、血瘀型、痰湿型不孕症，根据病情轻重给以汤剂，或散剂，或汤散并进。对于每逢经前乳房胀痛、小腹痛，给以经期时服用汤剂；逢经后服散剂；病重者汤剂与散剂并服。汤剂：当归、川芎各 10 克，赤芍 50 克，泽泻 25 克，白术、茯苓各 12 克，水煎取汁，每日三次饭前服。散剂：当归、川芎各 45 克，赤芍 250 克，泽泻 125 克，白术、茯苓各 60 克，为极细末，每服 10～15 克，每日 2～3 次，饭前用温黄酒送下。治疗 138 例不孕症患者，年龄从 27 岁至 36 岁，至少为婚后 2 年未孕（8 例），多为 3 年不孕（93 例），甚至有长达 6 年以上者（8 例）。经治疗后收效较为满意，痊愈即获得妊娠者 118 例占 85.5%，总有效率 93.5%。

与此极为相似的治疗用药与方法，日本的松本玲子于 1995 年在《日本东洋医学杂志》（5 期）报道了《当归芍药散作为不孕症治疗首选药的尝试》论文，结果亦颇可观：

以 1991 年 1 月～1994 年 7 月因要求生育而就诊，并除外 2 度闭经、卵巢性闭经、无精子症的 57 例患者为对象，经不孕检查后，首选当归芍药散每日 6 克治疗，观察有无妊娠及转归。原则上以 3 个月经周期为

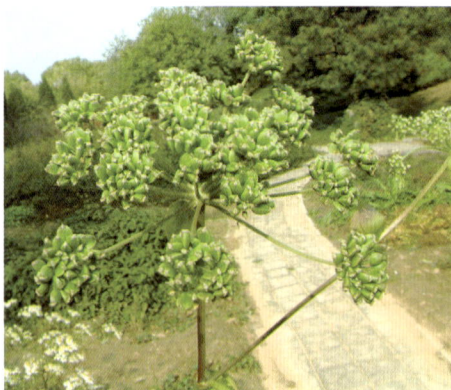

当归种子

一疗程，如仍未妊娠则考虑其他疗法。必要者进行人工授精。同时，以
68 例将枸橼酸氯蒁酚胺作为首选药者为对照组。结果给予当归芍药散的
57 例患者中，获得妊娠 28 例，占 49.1%。从服药至确定妊娠的时间为
1～4 个月，平均 1.7 个月。对 2 例施行了人工授精。给予枸橼酸氯蒁
酚胺的 68 例对照组患者中，获得妊娠 26 例，占 38.2%，从服药至确定
妊娠的时间为 1～6 个月，平均 2.7 个月。当归芍药散组中出现流产仅
2 例，占 7.1%，而对照组中出现流产 5 例，占 19.2%，另有宫外孕 1 例。
对单独给予当归芍药散而未妊娠的 19 例患者施行当归芍药散与枸橼酸
氯蒁酚胺并用疗法，其中妊娠 6 例，占 31.6%。由此认为，当归芍药散
可以提高妊娠率，降低流产率，可作为不孕症治疗的首选药。

活血止痛堪细说

关于当归止痛，《神农本草经》是没有记载的。但该书对其他几种
香草的主治，都指出了有止痛的作用。如蒿本有"除风头痛，治妇人疝瘕、
阴中寒肿痛、腹中急。"川芎（芎䓖）有"治中风入脑头痛，寒痹挛急。"
白芷有"治风头浸目泪出。"独活有主"金创止痛"的功效。为何独有
当归无止痛的记载呢？

《名医别录》中是说当归"温中止痛"的。晋代张华《博物志》一
书曾引有《神农本草经》序例中的一句话："大黄除实，当归止痛"。陶
弘景所注《神农本草经》中没有这句话，清代重刊《神农本草经》的编
者孙星衍曾说"今本当有脱简。"据此，本草考证专家指出：陶弘景所
看的《神农本草经》和张华所依据的《神农本草经》可能不尽相同。而《名
医别录》中已说明当归有止痛作用，也可能是依据《神农本草经》，可能"当

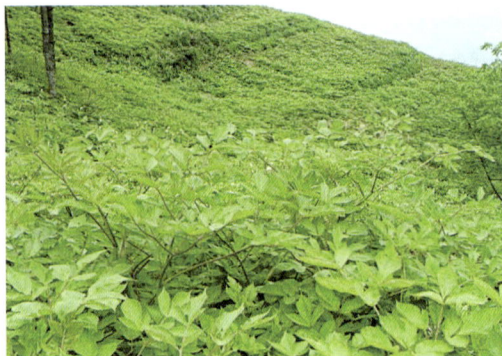
当归种植大田

归止痛"四字就是《神农本草经》的原文，由于朱书墨书互混，而划入了《名医别录》。

唐代方书中用当归止痛已非常明确。如唐代甄权《药性论》明确指出当归止腹痛、齿痛及妇女腰痛。唐代《外台秘要》中有治头痛欲裂的古单方："用当归二两，酒一升，煎取六合饮之，日再服"（一日两次共用当归四两）；又有治心痛方："用当归一味，酒调服方寸匕。"葛洪《肘后备急方》、张文仲方、必效方均相同。孙思邈《备急千金要方》中多用当归治疗各种痛症。明代时对心腹蛔痛，也选用当归治疗，当归散、当归汤、当归圆（丸）诸如此类的止痛方非常多见。李时珍《本草纲目》中更是概括地总结了当归止痛的多种功效。

当归所具有的活血止痛作用，不仅仅用于妇科。《神农本草经》所谓主"诸恶疮疡，金创"，故外科用当归治痈疽疮疡，可以消肿排脓；伤科用当归治疗跌打损伤，可以活血止痛。尤其在外科止痛方面，均以用当归为急，如仙方活命饮、千金内托散都以当归为君药。治疗跌打损伤、痈疽疮疡、风湿痹痛等症，当归常与乳香、没药或桃仁、红花、穿山甲等同用，成方如活络效灵丹、复元活血汤等。外科专著《刘涓子鬼遗方》

中，配用当归者达数十方之多，有内服有外用，成为当时治疗外科疾病的重要药物之一。

综合当今各科的应用，当归为用药频率较高的药物，古有"十方九归"之说。有人统计出中药处方中25种使用频率最高的药味，当归列第八味。当归常用量为6～15克。当归属补润之品，又有活血之功，故湿盛中满，大便泄泻，则不宜使用。

来碗当归生姜羊肉汤

当归在药膳中很常用。美味药膳，很容易让人联想到著名的"当归生姜羊肉汤"。

就先从李时珍《本草纲目》中所引宋代名医寇宗奭治疗的一则医案说起。寇宗奭是著名的药物学家及本草学家，对于药性尤为娴熟。

有一产妇值寒冬生产，因不慎受了寒，引发脐腹疼痛，痛不可按。当时有医生想投活血的抵当汤治疗，那是攻逐瘀血的治法。针对病症，寇宗奭认为此治法并不适合，可以选择用张仲景的当归生姜羊肉汤。病妇服用后，果然二服即愈。

一妇人产当寒月，寒气入于产门，脐下胀满，手不敢犯，此寒疝也。医将治之以抵当汤，谓其瘀血。予教之曰：非其治也，可服张仲景羊肉汤，二服而愈。

——明·李时珍《本草纲目》

寇宗奭用当归生姜羊肉汤治疗产后腹痛的经验，不独令李时珍颇为重视，后世有清代名医谢星焕（字映庐），在治病时不惜"生吞活剥"地重复运用了一次，根据病人的具体情况，还灵活地多加用了两味调料——陈皮、葱白。

周吉人先生内人，冬月产后，少腹绞痛，诸医称为儿枕之患，祛瘀之药，屡投愈重，乃至手不可触，痛甚则呕，二便紧急，欲解不畅，且更牵引腰胁俱痛，势颇迫切。急延二医相商，咸议当用峻攻，庶几通则不痛。余曰：形羸气馁，何胜攻击？乃临产胎下，寒入阴中，攻触作痛，故亦拒按，与中寒腹痛无异。然表里俱虚，脉象浮大，法当托里散邪。但气短不续，表药既不可用，而腹痛拒按，补剂亦难遽投。仿仲景寒疝例，与当归生姜羊肉汤，因兼呕吐，略加陈皮、葱白，一服微汗而愈。得心应手之妙，不知其然而然者有矣。

——清·谢映庐《得心集医案》卷五产后门

羊肉熬成汤，加上香料当归，生姜调味——当归生姜羊肉汤，是一款典型的美味药膳。其出身颇正，源出医圣张仲景《金匮要略》。原始配方为当归三两（45克），生姜五两（75克），羊肉一斤（250克）。功能温中补血、调经散寒。治产后腹中疞痛，并腹中寒疝，虚劳不足。

此方得到许多名医的推崇，有不少异名，如小羊肉汤，见于药王孙思邈《备急千金要方》卷三；当归汤，出自《圣济总录》卷九十四；羊肉汤，出自《景岳全书》卷六十一。

在明清时期，当归生姜羊肉汤这款药膳得到宫廷的重视。它显得如此珍贵，需要御医提请才能吃到。嘉庆皇帝的华妃侯桂氏，长期情志不畅，造成肝郁并耗伤阴津，气血不足。御医根据病情，连续奏请嘉庆皇帝，要求给"华妃娘娘上炒当归黄芪煮瘦羊肉"。

羊肉汤你不会做吗？不妨让中医大夫教你一下。

"你的语文课是体育老师教的？"请放心，这样的感觉不会有，因为好中医都是多面手。

制备方法：将羊肉入沸水锅余去血水，捞出切条，置于砂锅加入清水，放入当归、生姜，炖至烂熟，食肉饮汤。其中生姜，在作为食疗时用量酌减即可。

羊肉性温热，可补气滋阴、暖中补虚、开胃健力，在《本草纲目》中被称为补元阳、益血气的温热补品。后世的不断运用，也扩大了当归生姜羊肉汤的适用范围。

当归生姜羊肉汤既适用于妇女血虚寒凝之月经不调，月经推迟，血虚经少，血枯经闭，痛经，经期头痛，寒疝，乳胀，子宫发育不良，胎动不安，习惯性流产，产后腹痛，头晕，面色苍白等众多病症；也适用于慢性虚弱性病患，如形体消瘦，面色不华，头晕目眩，心悸失眠，肢体麻木，怕冷者。

再来款三两半炖鸡

"一两当归一两芪，半两防风一两膝，再加一只小母鸡，各种调料都加齐。膳叫三两半炖鸡，补虚祛痹堪称奇。"

这一款包含配方与制作其至功效的药膳顺口溜，在我国许多地方都有流传，可见沿用之广泛。

这款有名的滋补药膳叫"三两半炖鸡"。为何叫"三两半炖鸡"呢？因为配方要用到当归、黄芪、淮牛膝各一两（30克），防风半两（15克），和约一千克重的小母鸡来制作。此药膳配方从古代流传下来，还有着动人的故事。

据说是在清朝乾隆年间，有个叫诸葛双林的年青人，到一家药铺当学徒，给老板拉中药匣子抓药。他是位好学青年，在抓药的过程中，往往喜欢问一下来人各种情况，比如这药方是治疗什么病的，病人是什么情况，又是找的哪位大夫瞧的病。这样一来二去，在抓药的过程中也学习到不少医药知识，对常用中药和一些药方的功效都有所了解。他发现，几乎每天都会有人拿着"三两半炖鸡"的处方前来抓药，应用广泛，很有效验。

一天，他突然接到家信一封，拆开一看，方知其妻子因崩漏下血过多，致使身体十分虚弱，让他快速回家。为了妻子的身体，诸葛双林根据抓药时获得的经验，认为妻子的失血疾病造成了气血虚弱，三两半炖鸡应该是合适良方，于是就在药铺内抓了三剂三两半炖鸡的药材。诸葛双林赶回家中，见过妻子，确定可服用三两半炖鸡，便立即杀了一只小母鸡，将三两半的药物用纱布包好，塞进鸡腹中同入砂锅，加入黄酒半斤，盐适量，糖少许，然后加水以淹没鸡身为度，将砂锅置文火上慢炖至熟烂。妻子吃肉喝汤，一只鸡分两天吃完。如此其妻食完三剂三两半炖鸡之后，气色逐渐好转，慢慢地浑身都觉有劲了，精神也好转了，还能料理家务。左邻右舍都问他是如何治好妻子病的，诸葛双林介绍了三两半炖鸡。从此，三两半炖鸡能治疗气血虚弱病证就到处传开了，成了众多家庭的一种药膳补品。

当归炖鸡用到黄酒，当归配酒也是极好的用药方式或食疗方法。一般要先用黄酒100毫升倒入中药内浸泡1小时后,再放水煎煮。意义在于，黄酒作为药引，有通络行经、活血温阳的作用。同时黄酒有助中药有效成分充分溶解而发挥药力。当归的功效适合用酒来加以配伍。"酒为百药之长"，酒能行药势。对酒助当归发挥药效，清末《本草汇编》中有总结：

> "当归治头痛，酒煮服，取其清浮而上也。治心痛，酒调末服，取其浊而半沉半浮也。治小便出血，用酒煎服，取其沉入下极也。"

根据药物组成进行分析，并经过广泛验证，药膳三两半炖鸡对妇女产后、病后体虚、气血虚弱、似有风状、亚健康状态、免疫功能下降都有较好的疗效，对风湿痹痛也有良好的调理作用。它很适合许多中老年人用于滋补强身。

从介绍三两半炖鸡，又引出江浙等地区颇为民间熟知的"三两半药酒"。三两半药酒用到的四味中药分别是：当归、炙黄芪和牛膝各三两（90克），防风半两（15克）。以上药味浸制成药酒，治疗风湿筋脉拘挛病症。

这款三两半药酒的疗效好，应用广泛，所以后来形成了商品中成药。其处方被数版《中国药典》收载，但药材用量与民间所称的"三两半"小有差异。

三两半药酒《中国药典》处方：当归100克，黄芪（蜜炙）100克，牛膝100克，防风5克。以上药材用白酒2400毫升与黄酒8000毫升的混合液作溶剂，浸渍48小时，采用渗漉法收集酒液，加蔗糖840克搅拌溶解后，最后成为产品。功能益气活血，祛风通络。用于气血不和，四肢疼痛，感受风湿，筋脉拘挛。口服用量每次30～60毫升，每日3次。禁忌事项为高血压患者慎服；孕妇忌服。

良药自可寄情，莫忘有此当归。

当归保肝等新发现

特别值得一提的是，现代研究发现，当归在"保护肝脏"方面显示出了良好的应用前景。武汉大学医学院有关专家通过建立器官、细胞、亚细胞三种结构的 5 种不同肝脏毒性模型系统，研究当归对肝功能、肝脏生化指标、肝脏解毒、抗氧化酶系统、肝药酶等方面的作用，结果发现当归对受毒物影响的损伤肝细胞表现为抗损伤效应，可广泛地保护肝脏，显著降低反映肝脏受损指标的丙酮酸氨基转移酶（ALT，原称谷丙转氨酶）达 40%～60%，降低肝细胞膜受损程度 20%，有时甚至能使肝细胞膜恢复正常，同时，还可以恢复肝糖原的含量。该研究成果在中药抗肝病研究中具有突破性意义，具有进一步研究和开发价值。

当归在现代美容方面发挥了很大作用，因其含有大量挥发油、维生素、有机酸及微量元素，能扩张人体外周血管，降低血管阻力，增加血液循环，因而能抑控制黑色素的形成，能治疗黄褐斑、雀斑等，营养肌肤、护发润发，这使得当归成为美容行业的佼佼者。人体中的酪氨酸酶能使人体产生出黑色素，形成衰老特征的皮肤雀斑、黑斑、老年斑，研究证明，当归水溶液具有极强的抑制酪氨酸酶活性的作用，从而可以延迟衰老体征的出现。另外，美国以当归为原料制成当归液用于宇航员，以使宇航员的血液循环在太空航行中保持正常。中药当归已越来越焕发出其诱人的魅力。

神农本草经

中品

当归

当归 味甘，温。主咳逆上气①，温疟②，寒热，洗在皮肤中③（大观本："洗"音"癣"），妇人漏下绝子④，诸恶创疡⑤，金创。煮饮之。一名干归。生川谷。

吴普曰：当归，神农、黄帝、桐君、扁鹊：甘，无毒；岐伯、雷公：辛，无毒；李氏：小温。或生羌胡地。

《名医》曰：生陇西，二月八月，采根阴干。

案《广雅》云：山蕲，当归也。《尔雅》云：薜，山蕲。郭璞云：今似蕲而粗大，又薜，白蕲。郭璞云：即上山蕲。《范子计然》云：当归，出陇西，无枯者善。

—— 清·孙星衍、孙冯翼辑本《神农本草经》

① 咳逆上气：即咳喘。《诸病源候论》卷十四咳逆上气候："肺虚感微寒而成咳。""咳而气还聚于肺，肺则胀，是为咳逆也。邪气与正气相搏，正气不得宣通，但逆上喉咽之间，邪伏则气静，邪动则气奔上，烦闷欲绝，故谓之咳逆上气也。"《神农本草经》所载药物中主"咳逆上气"功效者尚见于石菖蒲（昌蒲）等，可互资参考。

② 温疟：含义有三。一者，疟疾的一类。《金匮要略》"温疟者，其脉如平，身无寒但热，骨节疼烦，时呕，白虎加桂枝汤主之。"二者，疫病的一种。《温疫论》之温疟，"设传胃者，必现里证，名为温疟，以疫法治之生，以疟法治之死。"三者，在《神农本草经》中泛指多种疟疾。由于当时历史条件的限制，对疟疾的分类还处于笼统的状态。

③ 洗洗在皮肤中：他本有作"洗洗在皮肤中"。洗洗，同"洒洒"。可与《神农本草经》阿胶项下功效互参。

④ 漏下：病症名。指妇女经水停后，又续见下血，淋漓不断者。简称漏。《诸病源候论》卷三十八妇人杂病诸候："漏下者，由劳伤血气，冲任之脉虚损故也。……妇人经脉调适，则月下以时；若劳伤者，以冲任之气虚损，不能制其脉经，故血非时而下，淋漓不断，谓之漏下也。"

⑤ 绝子：断产或不孕。《备急千金要方》卷二见之。多指妇女因病而导致不孕或不能生育。词义相近者有"绝产"，又名绝生、断产，《脉经》卷九见之。

麻 黄

发表第一药

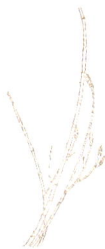

Ephedra sinica Stapf 草麻黄（华麻黄）
Ephedra equisetina Bge. 木贼麻黄
Ephedra intermedia Schrenk et C. A. Mey. 中麻黄

当生姜失去麻黄，才懂得什么叫做彷徨；

当佩兰失去藿香，才知道什么叫做神伤……

——中药名连缀而成的现代诗句

麻黄是什么?

外行的人听到，可能联想到的是，它可是不能随便大量购买的一种药材。

听到这一问题，中医药从业的专门人士往往首先想到要为麻黄进行辩解，恰似律师必须为当事人辩护一般。至于辩解词，专业的"中医律师"也许会这样说：麻黄可是我等曾在《中药学》里学到的第一味中药，不是毒品。

当年入中医药高校学习中药，《中药学》教材详

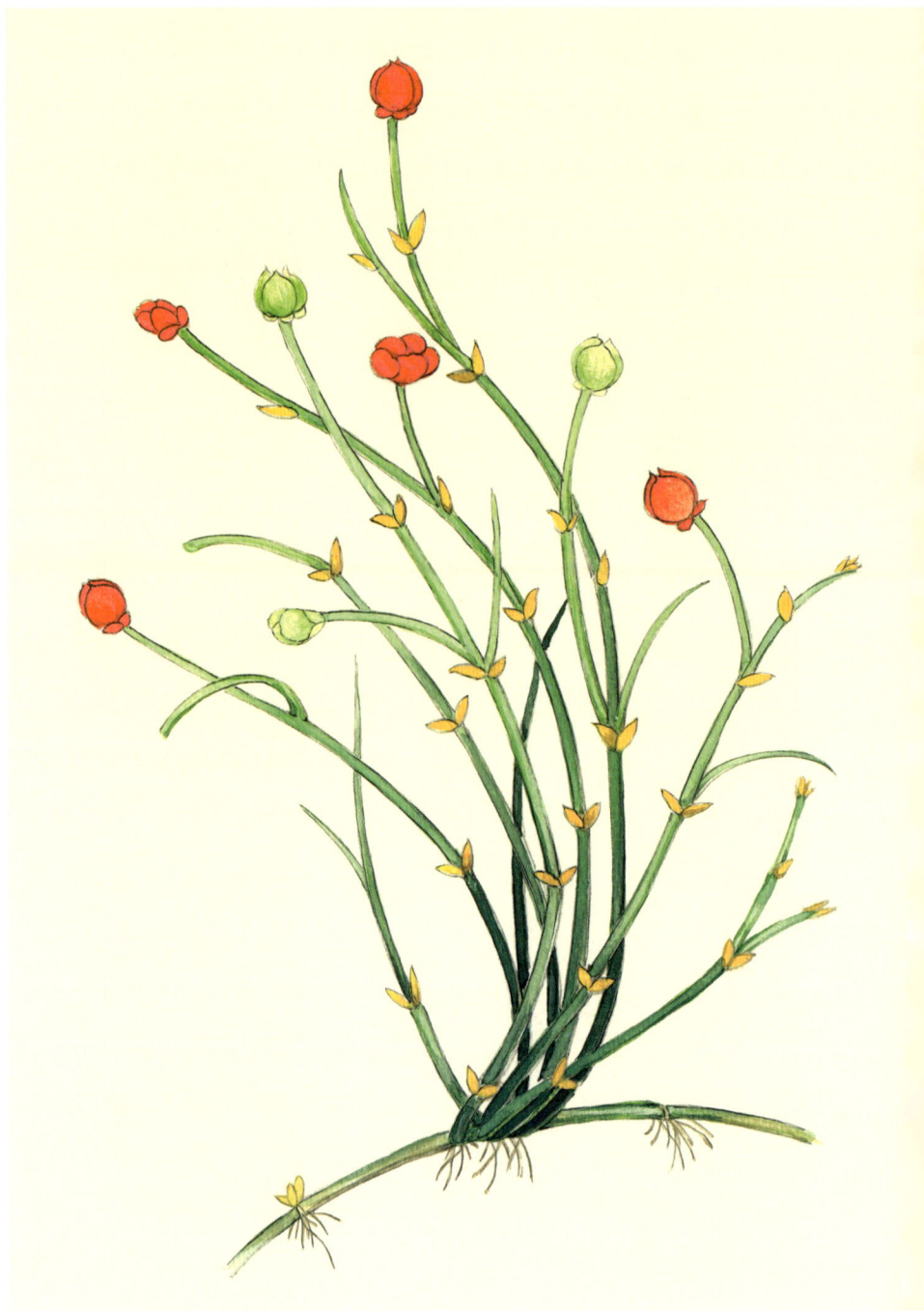

细介绍的第一味药物就是麻黄。名医陶弘景说麻黄是"伤寒解肌第一药"，后世本草著作称麻黄为"发表第一药"或"治外感第一要药"。这几个第一，自然是说麻黄有他药不可替代的作用。

本草诗中述麻黄

麻黄药材来源于麻黄科植物草麻黄（华麻黄）*Ephedra sinica* Stapf、木贼麻黄 *Ephedra equisetina* Bge. 或中麻黄 *Ephedra intermedia* Schrenk et C. A. Mey. 的草质茎。拉丁词 sinica 是"中国的""中华的"意思，这说明草麻黄的植物拉丁名定名时所依据的模式标本就是从中国采集的。内蒙古东部的科尔沁草原是我国草麻黄资源的富集地区。麻黄的药材是因为味道和颜色而得名的，李时珍在《本草纲目》中有解释说："其味麻，其色黄"。

由于其植物学特征是叶片已经退化，仅仅呈鞘状包在节上，所以有人称麻黄为"无叶草"。草本状灌木，高 20 厘米至 40 厘米；木质茎短或成匍匐状，小枝直伸或微曲。

中药药性理论认为，麻黄味辛、苦，性温，归肺、膀胱经。功能发汗、平喘、利水。

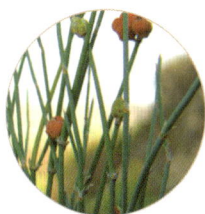

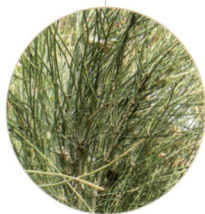

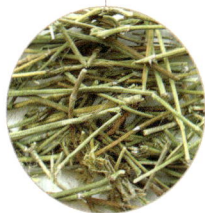

龙沙狗骨总休言，家在中牟有故园。

节去汗多方可发，沫存心恶不禁烦。

根旁余雪何曾积，食后寒风未许翻。

用的解肌第一叶，伤寒风学有渊源。

——清·赵瑾叔《本草诗·麻黄》

　　龙沙和狗骨，可都是麻黄的古名，历史已经太过久远，几乎被人们遗忘了。龙沙，谓麻黄细枝密集如龙须状，"沙即须之假借。龙沙者，龙须之义"（《本草经考注》）；而狗骨，谓麻黄茎扭曲之形状。如果你不偶尔翻阅一下本草，恐怕无法得识其本原了。

　　到了宋朝的《本草图经》中还说，麻黄药材"以河南荥阳、中牟者为胜"。然而，因为药用，它最终被采用殆尽，令河南中牟只有麻黄园的故迹，在这儿根本找不到麻黄，这令清朝的赵瑾叔发出了"家在中牟有故园"的感慨。

　　古人又是怎样认识到麻黄药材的温热属性呢？因为细心的古人发现，生长有麻黄的地方，冬天不积雪，这说明麻黄有强大的"阳气"场，其周围因泄内阳而能令冬雪不积，"观此则性热可知矣"，这是古人运用"取类比象"认识和利用大自然的典型事例，而中医学更是将"取类比象"理论运用到了极致。可以说，一个不懂得取类比象的人，是无法学好中医中药的。古人还强调说，凡服麻黄药，须避风一日，不然病情容易复发。为什么呢？因为服用麻黄令皮肤毛孔开放（即疏松腠理），易受外感可知。如此复杂的专业知识，赵瑾叔用"根旁余雪何曾积，食后寒风未许翻"一句诗就概括了。

　　古代中医药知识的流传，有许多的途径，行业传承之外，还有神话、文学作品、民众口耳相传等，所以几千年来中医药学余脉不断。传统的中医药学，是我们中国人从古至今最伟大的本土创新！

功用概括：发汗平喘利水

在中医经方中，麻黄可是许多名方的主角。

被奉为中医学经典的《伤寒论》，其实是一部阐述外感病治疗规律的专著。通过发表治疗外感病，麻黄因此而得称解肌第一。

在《伤寒论》中含有麻黄的处方有14首，《金匮要略》中含有麻黄的处方有13首，像其中的麻黄汤、大青龙汤、麻黄附子细辛汤等，都是经方中的重要方剂。总结麻黄的功效，主要有以下三个方面。

其一发汗解表功效：主要还是因其发汗解表力强，麻黄才被称为解表第一药。宣肺气，开腠理，透毛窍，散风寒，故可用于治疗外感风寒。后面故事中恽铁樵先生救儿外感高热所用麻黄汤正是代表方，由麻黄、桂枝、杏仁、甘草组成。其中经典的药对配伍就是"麻黄—桂枝"。

其二宣肺平喘功效：麻黄开宣肺气故能平喘。有成方小青龙汤，即以麻黄为主药，配伍细辛、干姜、半夏等，针对的是内有寒饮证，能够温化寒饮，平喘止咳。如果是热邪壅肺，导致喘咳者，麻黄与石膏、杏仁、甘草配伍，组成麻杏石甘汤，可以清肺平喘。

其三利水消肿功效：麻黄温化膀胱而行水利尿，有利水的作用，有助于消散水肿。适宜于治疗水肿而兼有表证者，一般与白术同用以利水渗湿。

由于麻黄发汗、宣肺、利水三大作用全部与肺经有关，故李时珍总结说："麻黄为肺经专药，肺病多用之。"

初学中药，死背方歌，这也算是一个入门的诀窍吧。这儿就有四句

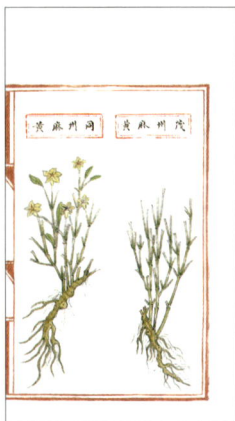

《本草品汇精要》中的麻黄绘图

歌诀，总结了麻黄的功效。歌曰：

> 发汗平喘宜麻黄，利尿消肿功效强；
> 外感风寒身无汗，痹痛咳喘水肿良。

麻黄药材有不同的炮制品种，发汗、利水宜选用生麻黄，止咳平喘多使用蜜炙麻黄。

具体来说，采割麻黄的草质茎，阴干后，切成小段，就是生麻黄，它的发汗作用较强，现代研究阐明麻黄发汗与所含挥发油关系最为密切，而生麻黄中挥发油没有受到破坏与损失。如果将生麻黄炒制，炒制过程中加入适量的蜂蜜，令蜂蜜被吸收，就成为炙麻黄或叫蜜炙麻黄。由于炒制使其所含挥发油有一定的损失，发汗解表的作用有所减弱，而平喘止咳的作用相对增强，而且所用蜂蜜本身也有一定的平喘止咳作用。生麻黄与炙麻黄，区别在此。

另外，还有麻黄绒与水麻黄，皆为了降低其发汗的力度。将麻黄捣成绒，筛去末，成为麻黄绒；将麻黄药材喷水炒制，称作水麻黄，又叫水炙麻黄。麻黄绒与水麻黄，其发汗之力减弱，对气血虚弱之人患外感者，以及老人、小儿患者，用之颇宜。

如果将生麻黄去节，它的发汗作用最强，"取其纯阳，以助宣发"。近代名医张锡纯就认为，麻黄带节发汗之力稍弱，去节则发汗之力更强。

发汗解表功最著

中药发挥作用，配伍更能出胜。麻黄的发汗作用，如果仅仅单用，功力还不够强大，欲增强其发汗，重在配伍。据河南中医学院李佺教授经验：

"……麻黄单用（不配其他发汗药物，不啜热粥），发汗力量缓和，有汗之人或夏月易汗之季用之，亦无过汗之虞。

中药的应用，以复方配伍形式居多，单味药与复方的作用不完全相同，甚或完全不同。麻黄与桂枝并用，如麻黄汤，在桂枝温经通阳畅行营卫气血的基础上，其辛散宣透功效得以最大限度发挥，发汗力量陡增，成为发汗解表峻剂；若无桂枝相辅，也无其他发汗药配合，如麻杏薏甘汤，则麻黄发汗力弱；若与石膏为伍，石膏之寒可抑制麻黄温散之性，虽仍有宣肺透邪之效，却无发汗之力，故越婢汤用麻黄治风水汗出，麻杏石甘汤用麻黄治热壅汗出而喘。总之，麻黄用于无汗和有汗病证，其机要在于配伍。临床用药，贵在灵活。前人经验，概源于临床，可取之处恒多。然由于各人实践条件不同，看问题难免会有偏颇之处，所以不必尽拘于古人之论，而束缚自己的思想。"（《黄河医话》）

古代名医善用麻黄者，首推医圣张仲景。从其配伍的麻黄方剂来看，无汗用麻黄的方剂固为多数，但有汗用麻黄的方剂亦有成例。如麻杏石甘汤证之"汗出而喘"、越婢汤证之"续自汗出"等，属于有汗也用麻

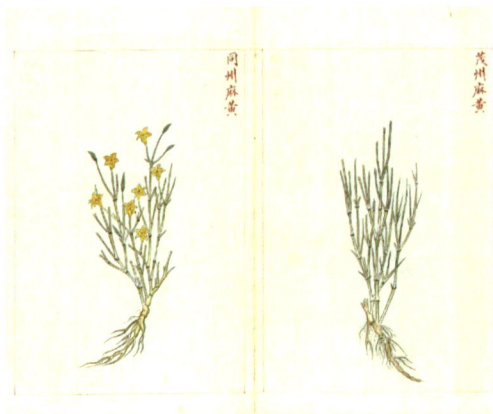

《金石昆虫草木状》麻黄绘图

黄处治，但都配伍了石膏，而且石膏的剂量超过麻黄剂量 1/3 或 1/2。石膏为里药，麻黄为表药，里药重于表药，自然制约了麻黄解表发汗的作用。此不可不识。

1957 年 7 月，毛泽东主席在青岛开会期间，患上了感冒，发热，咳嗽，加上失眠，随行的保健医生用西药治疗，效果不好，遂决定服用中药治疗。经当时山东省委书记舒同推荐，时任山东省卫生厅副厅长的刘惠民（1900–1977 年）被派去为毛泽东诊治。他根据病情，处方用含有麻黄的大青龙汤方进行了加减。主席只服药 2 剂即热退，3 天后感冒症状完全消失了。当年 11 月，毛泽东出访莫斯科，刘惠民被专门指定为随行保健医生。1959 年冬，刘惠民在为毛泽东诊治感冒时，在交谈中谈到了中医理论的解释，谈到了西医学习中医的问题。刘惠民后来荣升为山东省卫生厅厅长，创建了山东中医学院、山东中医药研究所，成为山东中医学院的第一任院长。

对于麻黄的解表之功，明代张介宾《本草正》认为："麻黄以轻扬之味，而兼辛温之性，故善达肌表，走经络，大能表散风邪，祛除寒毒。"

何绍奇（1944-2005年）有专文论及麻黄用药经验，有从临床实践中体悟，亦有从书本知识中参悟，尤以医案值得重视。

1975年农忙季节，我所在的医疗队曾广信医生4岁的女儿高热，用西药解热药、中药银翘散，打针、输液，高热不退或退而复炽，已经三天。想送县城，又逢连日倾盆大雨，焦急万分之际，乃转求当地夏耀光老中医。夏老说无汗而热，乃伤寒表实证，即投以麻黄汤，一服即汗出热退。其时我因事返城，回到医疗队后，毕业于江西医学院的曾医生向我道及此事，感慨地说："没想到中医治急症疗效也这么好！"如今，这位小姑娘已经是绵阳市人民医院的医生了。（何绍奇《麻黄应用经验》）

该汗放胆用麻黄

"有汗不可用麻黄"。这似乎成为一种定例。如果不辨证、不讲求实际，就可能失于教条。中医世家出身的国家级名老中医龚子夫对此曾指出："汗出有虚实之分，闭脱之异。凡表虚自汗，阳虚自汗，阴虚盗汗以及一切脱证的自汗，麻黄当在禁例"。但是，"凡遇暴热暴冷使人体经络、腠理骤然闭阻，以致邪正相搏过甚，内闭已极致汗出淋漓，这种汗势出之较猛，通过大剂麻黄使经络腠理之闭阻得以疏通，从而汗出自止。"龚子夫撰文"大汗用大剂麻黄取效之验谈"，举有一精彩案例，可资说明：

江西名老中医姚荷生教授于抗战期间曾遇一四十余岁患者，男性，常近酒色，炎暑外出经商，中途步行，双足灼热难忍，于清溪中欣然洗濯，顷刻间脚痿不能任地，遂抬回家中，延姚诊治。见其榻前堆置毛巾甚多，频频拭汗，尤以下肢为甚，但双足不冷，亦不恶风，口微渴，食纳、二便以及神色、舌苔均无特殊表现，尺脉沉稍欠流利。姚老根据季节、病史判断其属于《内经》所谓"湿热不攘""着则生痿躄"者无疑。但据大汗、尺脉沉以及患者的生活史，当挟有肾虚。以苓桂术甘汤合二妙散化气行湿兼清热而不碍正虚之法，自以为考虑周全，私心窃慰。谁知患者连服六剂，仅汗出稍减，足痿毫无起色。患者焦急难耐，欲请某"草药郎中"，但此医常以猛药治疗顽疾，又未敢轻易领教，故而拜托姚老主持判定。姚自忖无能速效，半出虚心，半出好奇，不得不于另室窥之。未几，草医果来，一见未及问病，即指患者脚曰："你这是冒暑赶路，那热冷水中得的呵！"姚已讶其诊断之准，又闻其所言确有小壅信息，并刻期三天下床行走，更觉得有观其处方之必要。见其药用满纸，几达二十余味，反复玩味，似不出麻黄、杏仁、苡仁、甘草等大法，另草药外敷未见写处方。处方后，患者对麻黄用至二两深有顾虑，草医有所察觉而申言："照本意要用四两，你们害怕，今用二两决不可少"。为此，患者坚称如姚老不作主，决不进服。姚老根据现场见闻，再三考虑，该草医既然认识本病的发病原因，用药又无原则性错误，况大汗用麻黄《千金》早有先例，但恐万一大汗亡阳，嘱其预备参末，以防不测。患者闻之，认为有备无患，立即进药，与此同时也敷了草药。服药后大汗顿减，下床行走，一如预言。姚老叹服之余，只有暂时归功于无法探询之外敷草药。谁知不久，气候更加炎热，居室主人之姨妹，素业冒暑营生，突遇暴雨，两脚痿废，其子背负登门求诊于姚老，亦见其汗出淋漓。仓促之间，乃援前例而用之麻杏苡甘汤合三妙散（麻黄连根节用量仅 24 克）一剂，翌晨患者即能步行复诊，取效之速，超出前例。细思本例与前例比较，起病为短，但并未使用外敷草药，可见原以为归功于外敷草药，其实未必尽然。现在虽时隔四十余年，姚老对此仍念念不忘。（《长江医话》）

单味麻黄，用一般剂量（成人 6 ~ 9 克）入汤剂，在体质壮实者，确无很强的发汗作用。蒲辅周（1888–1975 年）深知麻黄的利与弊，从前他在四川农村乡镇行医时，遇时行感冒，发热无汗者，常用"走马通圣散"，即麻黄绒打下的细粉二份，甘草研粉一份，二者合匀，每服 3 ~ 5 克，得汗则停服，可收汗出热解之效。"走马"赞语，言其奏效迅捷。他在家乡行医对使用麻黄就已经积累了丰富经验。

> 我祖父传此方，据防风通圣散，而命名走马通圣散。治冬日伤寒初起，恶寒发热无汗，头身疼痛。制麻黄绒（麻黄去粉）打下的粉研细，加入 1/2 量的甘草粉，和匀。成人每服二钱，开水送下。体弱者酌减。（蒲辅周）

蒲辅周使用麻黄治病，也并不是全部能够随心所欲的。1934 年，蒲辅周刚刚从家乡梓潼前往成都行医。时逢成都冬温流行，蒲老对该病早有研究，治疗当用麻黄。但因初到成都，病家尚未熟知他的医术，一看到他的处方中有麻黄就不敢服用。究其原因，乃当时的人们多误信"麻黄发表，庸医之道"。面对当时"城里人不能服麻黄"的偏见，他采取

麻黄茎

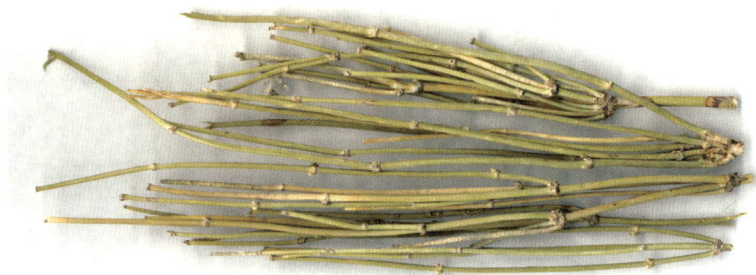

了巧妙的方法，将麻黄研末，包成小包的"药引子"，在给病人处方时并无麻黄，而是视病情需要时配给"药引子"一包，嘱咐病人用药汤冲服。这一招果然见效，病人服药后很快痊愈。不久，"蒲先生的药引子是家传秘方，灵验得很"的说法遍及大街小巷，前来求治者络绎不绝。

蒲老常用的走马通圣散，可在《景岳全书》中查阅到，但方中多了雄黄一味。分析走马通圣散，也并非峻汗之方，蒲辅周先生曾指出：麻黄汤中因为麻黄与桂枝相配，发汗之力大大增强，但亦非一般书上说的"峻汗"之方，唯大青龙汤才是峻汗之方，虽然也是麻黄与桂枝同用，但桂枝用量二两未动，麻黄用量却由原方的三两倍用为六两了。余无言（1900-1963年）在《余氏父子经验方》说.服桂枝汤不可汗出如水流漓，麻黄汤用后必须大汗淋漓始解，但麻黄汤发汗之力并不如何强大。

恽铁樵麻黄汤救儿

选择典型病例，莫忘麻黄救死。对近代名医恽铁樵（1878-1935年）用麻黄汤医儿之事，可详作解说。

恽铁樵的第二和第三两个儿子，都因患伤寒热病而不救。时任上海商务印书馆编辑的恽铁樵，丧儿之痛，使他下苦功攻读《伤寒论》数年。后来，他的四子又患上伤寒病，发热无汗而喘，虽遍请名医，所疏方用药，仍不过是过去儿子病伤寒时所用过的栀子、淡豆豉、豆卷、桑叶、菊花、薄荷、连翘、苦杏仁、浙贝母之类，服药后热势不退，咳喘更甚。此情此景使恽先生急得"终夜不寝，绕室踌躇"，思索到天亮，遂拿定主意：这不就是《伤寒论》中"太阳病"的表现吗？"头痛，发热，身痛，腰痛，骨节疼痛，恶风，无汗而喘者，麻黄汤主之"。他遂提笔书方如下：

麻黄七分（2.1克），桂枝七分（2.1克），苦杏仁三钱（9克），炙甘草五分（1.5克）。恽先生持方对夫人说：二儿、三儿都死于此病，现在四儿又病了，其他医家又都谢而不治，与其坐而待毙，何不如含药而死。夫人亦无言可对，除此并无他法。于是配药煎服，药后效果明显。咳喘稍平，肌肤干燥减轻而有润泽。就继续服用此方，竟然出汗后咳喘平复，病儿获愈。

恽铁樵自学《伤寒论》，第一次处方麻黄汤，竟然挽救了儿子的生命。如此奇案，怎能不传？恽先生的弟子何公度在追悼恽铁樵先生的文章中，专门详细记述了这则宝贵的医案。

何公度作《悼恽铁樵先生》文中之一节云："……越年，二公子三公子相继病伤寒殇。先生痛定思痛，乃苦攻《伤寒论》。……如是者有年，而四公子又病伤寒。发热，无汗而喘。遍请诸医家，其所疏方，仍不外乎历次所用之豆豉、山栀、豆卷、桑叶、菊花、薄荷、连翘、杏仁、象贝等味。服药后，热势依然，喘益加剧。先生乃终夜不寝，绕室踌躇。迨天微明，乃毅然曰：此非《伤寒论》'太阳病，头痛，发热，身疼，腰痛，骨节疼痛，恶风，无汗，而喘者，麻黄汤主之'之病而何？乃援笔书：麻黄七分，桂枝七分，杏仁三钱，炙草五分。持方与夫人曰：'吾三儿皆死于是，今四儿病，医家又谢不敏。与其坐而待毙，曷若含药而亡！'夫人默然，嗣以计无他出。乃即配药煎服。先生则仍至商务印书馆服务。及归，见病儿喘较平，肌肤有润意，乃更续予药，竟得汗出喘平而愈。

四公子既庆更生，先生乃益信伤寒方。……"（录《现代中医月刊》第二卷第九期）

——曹颖甫、姜佐景《经方实验录》"麻黄汤证"

麻黄使用无误，强调根据体质、地域等因素用合适的量。名医陆九芝（1818–1886年）曾强调："麻黄用数分，即可发汗，此以治南方人则可。盖南方气暖，其人肌肤薄弱，汗最易出，故南方有'麻不过钱'之语。北方气候寒冷，其人之肌肤强厚，恒用七八钱始能出汗者。"

麻黄配方之妙，确能令疾病霍然而愈。北京名医岳美中（1900–1982年）早年在山东菏泽曾有亲验："昔在菏泽曾治一男子，秋感风寒，全身发冷，寒甚热微，脉象沉细，多法治疗未愈。乃投麻黄附子细辛汤，半剂下咽，患者全身发热，自揭被褥，一剂入腹，皮袄亦脱，病竟霍然。"

麻黄发汗太过有危险

应当注意的是，用麻黄发汗太过，对病人确实是不利的。

服用麻黄后，病人的反应往往比较明显，如出汗、心慌等，所以人们对麻黄一直心存警惕。中医文献对麻黄过汗的危害告诫颇多，如有"夏日不可用麻黄""有汗不得用麻黄"等说法。在记载中也有用麻黄以后导致虚脱的病例。清人许仲元在《三异笔谈》中记载了"伪药致误"这么一件事，说假药害人不浅，并没有反对使用麻黄。

有一位姓金的医生，效法李东垣，用药严谨细心，每味必亲自拣视。但他自己却说，就是这样一生谨慎，还是多次有失误。有一个五岁的孩子，患风邪中于肺经所致病证，一开始先用麻黄三分（0.9克）没有效果，然后加量到五分（1.5克），五分不行到第三诊用到七分（2.1克）。就在麻黄七分服下去以后，患儿额汗如珠，脉已脱，有虚汗休克的迹象。赶快用人参、五味子、牡蛎、龙骨来救脱，才恢复正常。后来细查用药的药渣，发现前面两诊药店给的麻黄都是假麻黄，第三回才是真麻黄。想不到真麻黄七分就已经过量了，令患儿出现了危险。

　　伪药致误。经明金良玉铨，工诗善医，予家小云台时，对衡望宇，先府君以叔事之，与外祖蔡尤厚，谈必移晷。作剂宗法东垣，其视药尤严，味味拣之，谓某一生谨慎，然几误人性命者已屡。一为某家五岁儿，病肺风，初用麻黄三分，不应，益以五分，又不应；第三剂益至七分，而额汗如珠，脉亦欲脱矣。急以人参五味止之，掺以牡蛎龙骨始瘥。访之，则前所用皆伪者，七分则真麻黄，不觉已过重矣。一为某店一主计，病水肿，以十枣汤逐之，再剂不应，因鉴前辙，索药验之，朽败绝无气味，立饬赴别店易之，一剂而愈。全仗老医练事，故幸而免，然亦稀矣。

——清·许仲元《三异笔谈》卷四

　　这则医话提示真麻黄发汗功效确实，并非虚传。清代陆以湉《冷庐医话》中也载有案例。当时吴郡有位医生，读宋代许叔微《伤寒九十论》，见许叔微擅用麻黄汤，也学着用。一位女患者热病无汗，他就用麻黄汤发汗以治，结果病人却因服药后汗出不止，最后不救而死。这是麻黄发汗的不良反应。陆以湉评论说，考虑到南方人的体质，用紫苏、葱白、豆豉、薄荷等发汗功效轻微的药物就可以了。

　　吴郡某医，得许叔微《伤寒九十论》，奉为秘本。见其屡用麻黄汤，适治一女子热病无汗，谓是足太阳表证，投以麻黄服之，汗出不止而殒。盖南人少真伤寒，凡热病无汗，以紫苏、葱白、豆豉、薄荷等治之足矣，岂可泥古法乎？

——清·陆以湉《冷庐医话》卷一

西方最是惧麻黄。麻黄在美国早已引种成功，并于 1985 年和 1986 年批准麻黄碱、伪麻黄碱作为非处方药物。后来由于发现麻黄的上述成分具有类似苯丙胺的兴奋作用，服用后尿检呈阳性，现已经严格控制其使用：在美国有 14 个州限制麻黄制剂的销售，不容许用于 18 岁以下的未成年人。为什么呢？因为在 20 世纪八九十年代，麻黄曾经作为减肥药在美国被广泛使用。美国的胖子非常多，减肥在美国是一大行业，他们使用麻黄减肥，但没有按照中医学使用麻黄的指征来使用，结果出了问题。1994 年美国得克萨斯州网球锦标赛中一妇女死亡，分析原因认为与服用含麻黄的一种减肥药"处方 1 号"有关，为此有关生产厂家受到美国食品药品监督管理局（FDA）的通报，从此一律禁止在食品中使用麻黄。不仅是美国，在澳大利亚和英国，麻黄都是非医师执照人员禁用的，只有具备医师资格者，才能凭处方使用麻黄。世界卫生组织（WHO）拟订的全球通用草药手册范本，亦将麻黄从目录名单中取消。

宣肺平喘有其功

李时珍有语："麻黄乃肺经专药，故治疗肺病多用"。推崇用麻黄者，有"止咳必用麻黄"之说。止咳名方就有医圣张仲景的三拗汤，由麻黄、苦杏仁、甘草组成。治疗喘咳，针对寒证，清代名医柯韵伯认为，"无论冬夏，不拘深浅，俱用小青龙汤多效。"

南京中医儿科专家陈寿春（1912–1998 年）善用麻黄治疗小儿哮喘，并总结了四条宝贵经验：一是慎用，只在出现支气管痉挛的喘息状态才投，当喘息已平即使仍散在干啰音亦不可用；二是炮制，选用蜜炙或水炙麻黄；三是用量，剂量宜轻，一般 2 ~ 3 克；四是配伍，用麻黄必配葶苈子，一升一降，一宣一肃，即拮抗又协同，葶苈子一般用量4～5克即可。

无独有偶，上海中医儿科名家朱大年在治疗儿科哮喘时，放胆用麻黄为主药，确有效验。他对此有详细的经验介绍：

哮喘急性发作时以邪实为主，病机主要在肺，治疗当以祛痰治标为主。麻黄辛微苦温，有良好的宣畅肺气、平喘止咳功效，属治疗哮喘发作的首选药物。麻黄在治疗寒喘、热喘、虚实兼夹或寒热错杂的小儿哮喘时，均可用作主药。如属寒痰内伏，应配伍干姜、细辛、白芥子温化痰饮；痰热内蕴，则可配合石膏、桑白皮、黄芩、黛蛤散清宣肺中痰热；风寒之邪实于表，痰热之邪郁于里而喘者，则可配伍桂枝、生姜以发表，石膏、黄芩以清里；对久发由肺及肾，肾不纳气时，则又可配伍附子、肉桂壮火益元，局方黑锡丹（包煎）摄纳肾气。

在炮制方面也必须注意。除生麻黄外还有水炙麻黄和蜜炙麻黄，水炙麻黄用清水焯过，辛散作用较缓；蜜炙麻黄用蜂蜜拌炒，辛散之力更弱。……一般无汗表实者可用生麻黄；表虚有汗者用水炙麻黄；但咳喘而无表证者用蜜炙麻黄。

有些哮喘患儿用麻黄后可引起汗出及心率增快。凡素体气虚、表卫不固的患儿，除采用水炙或蜜炙麻黄外，还应避免与桂枝同用，并在方中佐用龙骨、牡蛎敛汗固涩。对服麻黄后，容易引起心率增快者，可加用磁石及加大甘草用量的方法，以减轻这种不良反应。(《长江医话》)

北京近代名医之一的谢海洲（1921-2005年），对麻黄运用所持经验认为：

麻黄蜜炙后，发汗作用降低，平喘作用增强，麻黄用于喘证，不论虚实皆可用，因肺主宣发肃降，麻黄直接调节肺气宣降活动之能力，有助于恢复肺气的正常生理功能。尤其用于虚喘，单用补肺纳肾之品之效时，酌情适量配伍，常可收到较明显的疗效。可与葶苈子、杏仁配伍，调畅肺气，止咳平喘；也常与石膏、杏仁配伍，主治外邪郁而化热，肺气不宣所致的发热、胸痛、痰黄等症，麻黄与石膏的用量比例应为1：3，可减少麻黄的发汗作用而达宣肺之目的。麻黄宣肺气之作用还可应用于暴感风寒之失音，效确。(《谢海洲临床经验辑要》)

另据伤寒名家刘渡舟（1917—2001年）运用麻黄经验，治喘时师恰当配伍，以适应寒喘、热喘或湿喘不同的病机：

"麻黄治喘，寒热咸宜。与干姜、细辛、五味子相配则治寒喘；与石膏、桑皮配伍则治热喘；与杏仁、薏苡仁相配则治湿喘。除心、肾之虚喘必须禁用外，余则无往而不利也。"(《刘渡舟临证验案精选》)

利水消肿非发汗

麻黄有利水消肿的功效。其利水之功，不见于《神农本草经》记述，但张仲景含有麻黄的越婢汤（麻黄、石膏、甘草、生姜、大枣）却是利水以治水肿的，现代在治疗肾炎水肿时常辨证使用。麻黄功用，其发汗是令汗从表出，其消肿是令水从下消，难道消肿不是通过发汗的途径？

江苏名医、屠氏中医内科第五代传人屠揆先（1916–2003年）临床有体会，他认为"麻黄消水肿是利尿而非发汗"。他撰文介绍说：

自从张仲景创用越婢汤治风水水肿，沿用千载，咸推崇为有效经方。《内经》《金匮要略》所论风水证候与现代医学之急性肾炎的浮肿（水肿）有许多相同之处。故急性肾炎之浮肿，其脉证适宜用越婢汤者，用之亦辄效。古方越婢汤中之主药麻黄为发汗药。因《内经》有"开鬼门"（发汗），《金匮要略》有"腰以上肿当发汗乃愈"之说，故治水肿方中之麻黄，皆认为其主要作用是发汗。但作者多年来的观察，发现麻黄虽为发汗药，但用于水肿病，能获得浮肿消退之病例，几乎无一例有出汗现象，都是用麻黄后，小便量显著增加而浮肿消退，不是得汗而肿消。因此，笔者认为凡是古方用麻黄为主的治水肿方，都应看作是麻黄的利水功能，而非麻黄的发汗作用。（《长江医话》）。

临床用麻黄汤治癃闭，自然是麻黄利水功效的体现。举一例验案：

吴某，男，36岁，1984年2月15日就诊。患者以捕捉鱼虾为生，经常涉水淋雨，三日前突然畏冷发热，无汗，咳嗽声重，痰白而稀，伴小便点滴不畅，小腹胀急疼痛不可按，痛苦难以言状，而延余诊治。脉浮，舌苔薄白。此乃风寒犯肺，肺气郁闭而致尿闭不畅。方用麻黄汤加味：麻黄15克，桂枝、苦杏仁各9克，川牛膝30克，葱白3茎。水煎温服。1剂尽而小便通畅。（吴光烈医案《福建中医药》1987年1期）

麻黄尚可用治遗尿，也有确实的医案。由此可助人思考麻黄的功效。

某患者，女，32岁。1991年春因感受风寒而发热恶寒头痛，服用感冒胶囊等未愈。此后经常怕冷，微热，头痛身痛，体温常在37℃以上，住某医院治疗，发热有所好转，但小便开始不利，数日后不禁，迭经医治，病无起色。刻诊：形体肥胖，两眼睑虚浮，下肢浮肿，尿意频急，小便后仍有尿意，时有自遗，高声咳嗽、大笑时尿液自出。有尿时需急入厕，动作稍迟则尿湿衣裤，痛苦不迭。发热微恶寒，肢节疼痛，体温在 37～38℃之间波动，平时很少出汗，炎夏时亦是如此，查尿常规阴性。舌质淡润，苔白腻，脉浮微紧。查以前所服处方，皆温肾固涩、补肺健脾之法。鉴于此，另辟路径，以太阳表实证治之，投麻黄汤：麻黄 10 克，桂枝 6 克，苦杏仁 10 克，甘草 15 克，3 剂。服药后遍体津津汗出，发热解，小便正常，至今未有复发。（韩天育医案《吉林中医药》1992 年 4 期）

以上两案，病症似截然相反，一系癃闭，一系遗尿，但均以麻黄汤治愈。不能不从麻黄功效上加以理解。从病因看，两患者的病因同为感受风寒：遗尿患者"因感受风寒而发热恶寒头痛"，后发展成遗尿；癃闭患者因"经常涉水淋雨，三日前突然畏冷发热"而后出现小便点滴不畅。从病机看，"肺开窍于皮毛""肺为水之上源""通调水道，下输膀胱"。今皮毛被寒邪郁闭，肺之宣发功能受困，进而影响其通调水道功能，直接导致膀胱"开合"功能失常，临床上既可以表现为"遗尿"，也可表现为"癃闭"。治疗上，谨守"风寒袭表，皮毛被郁，肺气失宣"的共同病机特点，以麻黄汤发汗开窍、宣通肺气，启上闸而开支流，使膀胱开合功能恢复正常，则病皆可愈。

对于麻黄用于缩尿，名医谢海洲（1921–2005 年）也有宝贵的经验介绍：

"麻黄配黄芪、桑螵蛸、益智仁可治疗遗尿（5～14 岁），麻黄用量为 2.5～10 克，取其通阳化气，气化恢复，配合益气温肾，固脬缩中之品，使开合有度，遗尿自止。"（《谢海洲临床经验辑要》）

麻黄研究溯源

中国人很早就认识了麻黄。麻黄既是药用历史悠久的一味中药，又是一味较早得到现代研究的中药。这一古一今都有故事。

据《中国医学通史·古代卷》介绍，由考古发现的新疆罗布泊出土的干尸，据碳同位素测定，绝对年代为距今 3800 年左右。这些干尸普遍随葬有麻黄枝叶，附在尸体头下胸前，反映出先民对麻黄的特殊崇拜。但当时的这些人是否已参悟到麻黄的某些特殊药理作用，则不得而知。仅从麻黄属于《神农本草经》收载的药物，被列为中品药，足以证明其药用历史悠久。

对中药进行化学、药理等研究，在麻黄的个例中有很典型的体现。日本学者长井长义早在 1888 年（日本明治 21 年）即从中提取了麻黄素，认为是麻黄的有效成分。对麻黄素的药理研究始自 20 世纪初期，较早的研究者始自中国学者陈克恢，1924 年即有论文《麻黄有效成分麻黄碱的作用》，并与人合作于 1930 年出版有关于麻黄素研究的英文专著。

从成分和药理来认识麻黄，其主要成分为麻黄碱，并含少量伪麻黄碱、挥发油、黄酮类化合物、麻黄多糖等。麻黄挥发油有发汗、解热作用；麻黄碱和伪麻黄碱均有缓解支气管平滑肌痉挛的作用；伪麻黄碱有明显的利尿作用；挥发油对流感病毒有抑制作用。

挖掘麻黄更多的功效，可以见到民间用麻黄治疗多种皮肤病有效。江苏省名中医邹锡听介绍，常州已故名老中医、孟河学派的张效良先生有一治疗荨麻疹、湿疹、药疹的经验方，名三净汤：净麻黄 10 克，净黄连 9 克，净蝉蜕 15 克，白鲜皮 20 克，地肤子 20 克，紫背浮萍 20 克。此方治皮肤病效果很好。民间治疗老年性皮肤干燥症，用麻黄 15 克，猪皮 100 克，同煎，去渣后调入白糖 10 克，一日内分三次服（载《北京中医》1984 年 1 期）。对于一些体质壮实、大便秘结的荨麻疹患者，麻黄可与大黄、栀子等服用，方如防风通圣散。服药后患者往往汗出而大便通畅，皮肤的痒疹也随之消散。

早在《名医别录》中就有告诫，麻黄"不可久服，令人虚"。麻黄，绝不宜常服久服，这点是应用麻黄时必须特别注意的。

麻黄

麻黄　味苦，温。主中风①，伤寒头痛②，温疟③，发表④，出汗，去邪热气⑤，止咳逆上气⑥，除寒热⑦，破癥坚积聚⑧。一名龙沙。

《吴普》曰：麻黄，一名卑相，一名卑监。神农、雷公：苦，无毒；扁鹊：酸，无毒；李氏：平，或生河东。四月、立秋采（《御览》）。

《名医》曰：一名卑相，一名卑盐。生晋地及河东。立秋采茎，阴干令青。

案《广雅》云：龙沙，麻黄也。麻黄茎，狗骨也。《范子计然》云：麻黄，出汉中三辅。

——清·孙星衍、孙冯翼辑本《神农本草经》

神农本草经　／　中品

① 中风：其一，病症名，亦称卒中。指猝然昏仆，不省人事，或突然口眼㖞斜，半身不遂，言语不利的病症。其二，指外感风邪，属于太阳表证的一个类型，如《伤寒论》："太阳病，发热，汗出，恶风，脉缓者，名曰中风。"

② 伤寒：病症名。其一指广义伤寒，为多种外感热病的总称。其二指狭义伤寒，为外受寒邪，感而即发的病变。伤寒亦可为中医病因学概念，如王叔和"冬时严寒，触冒之者，乃名伤寒耳"（《伤寒例》）。

③ 头痛：病症名。古籍文献中亦作"头疼"。凡整个头部以及头的前后、偏侧部位的疼痛，总称头痛。

④ 温疟：当指以发热为主要表现的重疾。又名瘅疟，临床以但热不寒为主症。疟，即疟疾，古意为重病，恶疾。《释名·释疾病》："疟，酷虐也。凡疾或寒或热耳，而此疾先寒后热两疾，似酷虐者也。"

⑤ 邪热气：邪气与热气并称。可与《神农本草经》中槐实功效主"邪气热"互参。

⑥ 咳逆上气：即咳喘。同"咳逆"。《诸病源候论·卷十四·咳逆上气候》："肺虚感微寒而成咳。""咳而气还聚于肺，肺则胀，是为咳逆也。邪气与正气相搏，正气不得宣通，但逆上喉咽之间，邪伏则气静，邪动则气奔上，烦闷欲绝，故谓之咳逆上气也。"《神农本草经》所载主"咳逆上气"功效者尚见于石菖蒲、当归、杏核仁等条目下。

⑦ 寒热：其一，寒证和热证的合称。《灵枢·禁服》："必审按其本末，察其寒热，以验其脏腑之病。"其二，用指邪气之寒热性质。同义者如《灵枢·寒热》："此鼠瘘寒热之毒气也。"其三，指寒热相兼的病症。《素问·皮部论》："黄赤则热，多白则寒，五色皆见，则寒热也。""寒热"还可用指病状，系发冷发热之症状表现。可与《神农本草经》中连翘"主寒热"功效互参。

⑧ 癥坚积聚：同"癥瘕积聚"，省文可作"癥积"。癥坚，特指腹内痞块；积聚：积病与聚病的合称。

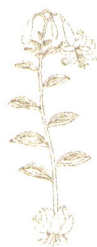

百 合

药 有 和 合

Lilium lancifolium Thunb. 卷丹（卷丹百合）
Lilium brownii F. E. Brown var. *viridulum* Baker 百合
Lilium pumilum DC. 细叶百合（山丹）

> 芳兰移取遍中林，余地何妨种玉簪。
>
> 更乞两丛香百合，老翁七十尚童心。
>
> ——宋·陆游《得香百合并种之戏作》

欣赏百合花开

仿佛如同一场梦 / 我们如此短暂的相逢 / 你像一阵春风轻轻柔柔吹入我心中 / 而今何处是你往日的笑容 / 记忆中那样熟悉的笑容 / 你可知道我爱你、想你、怨你、念你 / 深情永不变 / 难道你不曾回头想想昨日的誓言 / 就算你留恋开放在水中娇艳的水仙 / 别忘了寂寞的山谷的角落里 / 野百合也有春天……

提到野百合，好多人想到的该是《野百合也有春

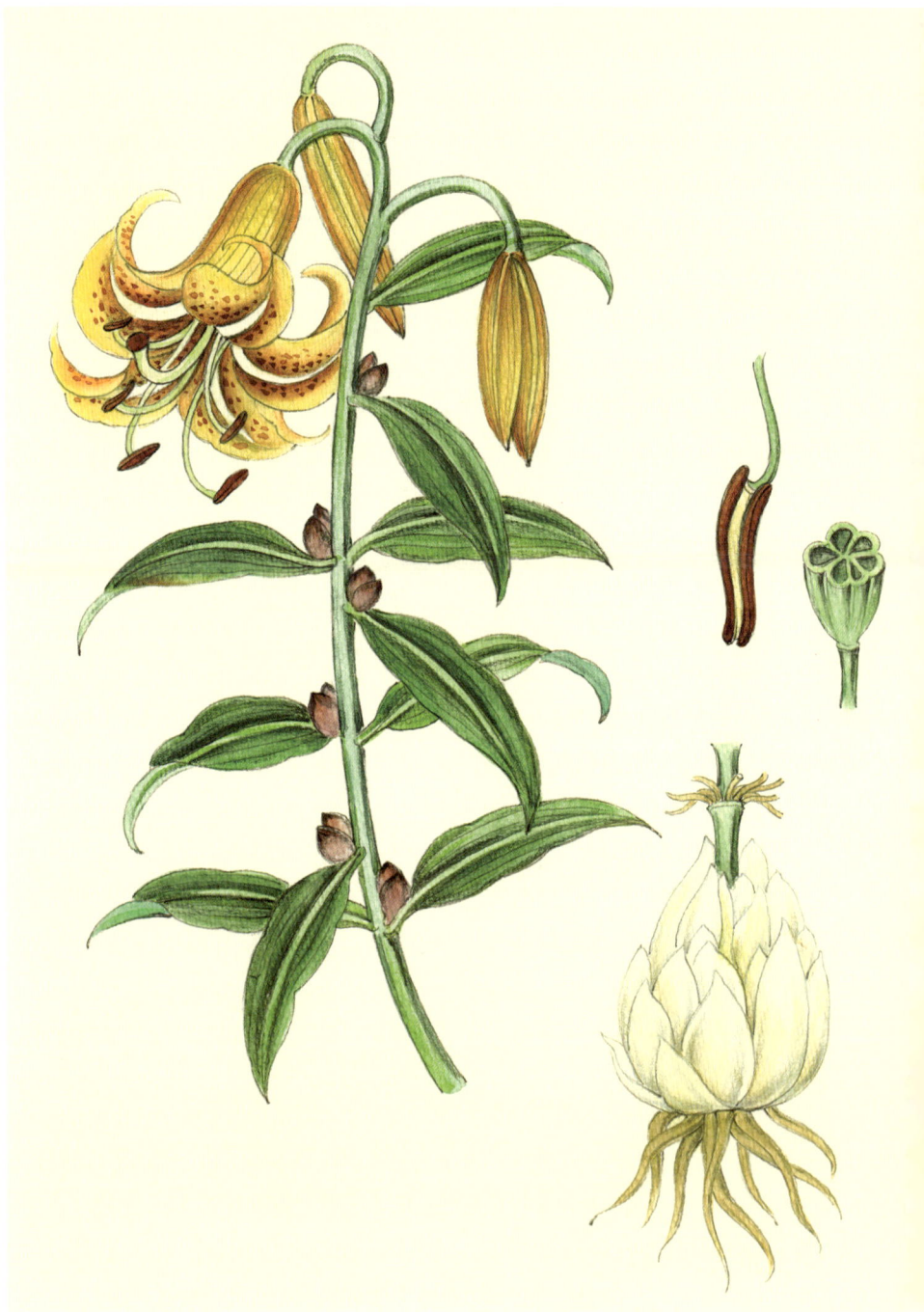

天》那首歌的吧。如是，由百合联系到了爱情？还有呢，联系到了切花？还有哪，联系到了食材？

这儿，还是从欣赏百合花开的励志故事起始。

在一个偏僻遥远的山谷里，有一个高达数千尺的断崖。不知道什么时候，断崖边上长出了一株小小的百合。百合刚刚诞生的时候，长得和杂草一模一样。但是，它心里知道自己不是一株野草。它的内心深处，有一个内在的纯洁念头："我是一株百合，不是一株野草。惟一能证明我是百合的方法，就是开出美丽的花朵。"有了这个念头，百合努力地吸收水分和阳光，深深地扎根，直直地挺着胸膛。终于在一个夏天的清晨，百合的顶部结出了第一个花苞。

百合的心里很高兴，附近的杂草却很不屑，它们在私底下嘲笑着百合："这家伙明明是一株草，偏偏说自己是一株花，还真以为自己是一株花，我看它顶上结的不是花苞，而是头脑长瘤了。"公开场合，它们则讥讽百合："你不要做梦了，即使你真的会开花，在这荒郊野外，你的价值还不是跟我们一样。"偶尔也有飞过的蜂蝶鸟雀，它们也会劝百合不用那么努力开花："在这断崖边上，纵然开出世界上最美的花，也不会有人来欣赏呀！"

百合说："我要开花，是因为我知道自己有美丽的花；我要开花，是为了完成作为一株花的庄严使命；我要开花，是由于自己喜欢以花来证明自己的存在。不管有没有人欣赏，不管你们怎么看我，我都要开花！"在野草和蜂蝶的鄙夷下，野百合努力地释放内心的能量。有一天，它终于开花了，它那灵性的白和秀挺的风姿，成为断崖上最美丽的颜色。这时候，野草与蜂蝶再也不敢嘲笑它了。

百合花一朵一朵地盛开着，花朵上每天都有晶莹的水珠，野草们以为那是昨夜的露水，只有百合自己知道，那是极深沉的欢喜所结的泪滴。年年春天，野百合努力地开花，结籽。它的种子随着风，落在山谷、草原和悬崖边上，到处都开满洁白的野百合。

几十年后，远在百里外的人，从城市，从乡村，千里迢迢赶来欣赏百合开花。许多孩童跪下来，闻嗅百合花的芬芳；许多情侣互相拥抱，许下了"百年好合"的誓言；无数的人看到这从未见过的美，感动得落泪，触动内心那纯净温柔的一角。那里，被人们称为"百合谷地"。

不管别人怎么欣赏，满山的百合花都谨记着第一株百合的教导："我们要全心全意默默地开花，以花来证明自己的存在。"

上面所节选的，是林清玄的精美散文《心田上的百合花开》。它是很适宜用作诵读材料的。但或许是因为朗读者的某次成功传播，令它的题目多变，从"百合花开""心田上的百合花"到"花开百合"等。是

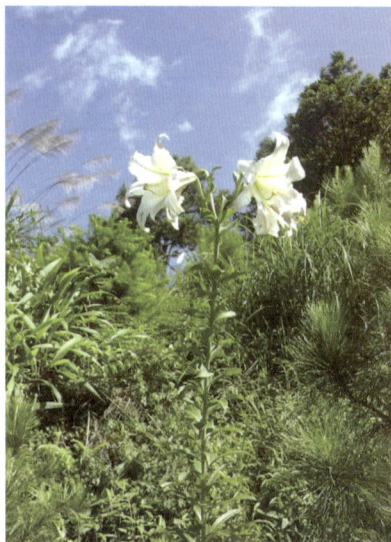

野生百合已开花

浮躁令人无法认真读书，是浮躁让人只欣赏它外在的花，而忽视了它的根蒂。为了方便，取用而已。从俗的我也是为了取用，借欣赏百合花开，传播其根茎（鳞茎）的药用之实。

中国人，最该欣赏百合花开，这是国人之福。因为野百合（原种百合）是原产于我国的一种植物。中国更是世界百合起源的中心。

既然说欣赏花开，人们喜爱的百合花，与漂亮的卷丹和山丹，它们开花都好美啊，可就是有人傻傻地分辨不开。物种相近易混淆，因为它们近源，同属于百合科。这几种长得好相似啊！——这种困惑从古至今延续好久，人们根据嵇含早在《南方草木状》中的区分，用口诀给予了简单的概括："花白叶阔为百合，花红叶尖为卷丹"。

所谓叶子的阔与尖，是在百合与卷丹间比较。又有人对此表述成："如竹叶者为百合，如柳叶者为卷丹"。其实最简单的比较，是卷丹在枝叶间长有黑色的珠芽，而百合全无。凭着这一清晰的记忆，一般是不会认错卷丹的，而且卷丹花开有斑点，不似百合花的洁白无瑕。与它们相近的还有山丹呢——"山丹丹开花红艳艳"。至于山丹，它的叶更细长，而且花朵的红色里全无黑色斑点。陕北民歌中高唱的就是"山丹丹的那个开花哟，红艳艳个鲜"，山丹花开放的颜色，那是个纯粹的红。

种下百合以奉亲

所罗门的《雅歌》中说，"他的恋人像山谷的百合花，洁白无瑕。"

百合花，象征着圣洁和吉祥。新娘手捧百合花，寓意百年好合，百事合意。百合花是一种姿态优美的草本花卉，常有隐隐幽香。百合花的花形大，每茎一花，多为白色，呈漏斗形或喇叭状，单生于茎顶。最后结出的蒴果长卵圆形，具钝棱。

现在欧洲栽培的百合，有些还是从我国移植过去的。比如，英国人称为的"布隆氏百合花"，就是东印度公司在广州的英国商人布隆，在一百多年前将我国的白花百合带回去栽培而发展起来的。著名的王百合，是20世纪初，英国人威尔逊从我国四川采种，在美国波士顿栽培成功，以后又引进日本，现在已成为驰名世界的优良种类。

> 芳兰移取遍中林，余地何妨种玉簪，
> 更乞两丛香百合，老翁七十尚童心。
>
> ——南宋·陆游《得香百合并种之戏作》

陆游种下了香百合，果真收到了怡情并养生之效。他的《北窗偶题》诗句就表达了这种愉悦："尔丛香百合，一架粉长春。堪笑龟堂老，欢然不记贫。"

洁白的百合花侧生在花梗的顶端，形状像喇叭，秀姿挺拔。百合之得名，并非因其花，而是因其根茎。它的呈鳞状地下茎，层层鳞片互相叠合，"数十片相累，状如白莲花，百片合成"，所以人们称之为百合。

人们看得到百合花开时，往往看不到它的根茎在地下不断的生长。观赏百合花是一种精神享受，百合更为人类提供物质支撑，百合的根茎即可果腹又可祛疾，它是一种很珍贵的药食两用物品。

百合在我国栽培历史悠久。南北朝时，后梁宣帝萧詧（chá，音察）曾为百合题诗，他的咏《百合》诗云："接叶有多重，开花无异色。含露或低垂，从风时偃仰。"描绘低垂的百合花叶含着晶莹如玉的露珠，时而微风拂过，则花儿摇曳俯仰，花浪此起彼伏，仿佛一群妙龄少女翩翩起舞，柔娜多姿，使人怜爱无比。这说明我国至少在一千多年前就已经栽培百合了。取以为用，以求健康和合，药王孙思邈重视百合的种植，也就更成为佳话了。

孙思邈在《千金翼方》（581–682 年）中记述的百合栽培法是很详细的：

"上好肥地，加粪熟属介记，春中取根大者，擘取瓣于畦中种，如蒜法，五寸一瓣种之，直作行，又加粪灌水苗出，即锄四边，绝令无草。春后看稀稠所得，稠处更别移亦得，畦中干，即灌水，三年后其大小如芋。又取子种是得，一年以后二年始生，甚小，不如种瓣。"

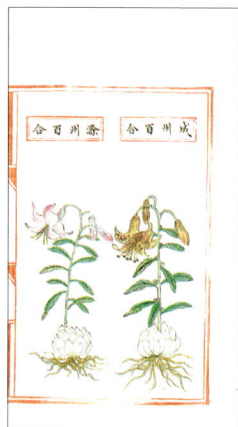

《本草品汇精要》记录的百合

明朝李时珍在《本草纲目》中也提到了按《岁时广记》记载的"二月种百合，法宜鸡粪"的栽培方法。《岁时广记》本是宋代陈元靓编撰的，与南唐的徐锴无关，但时珍此处却误为"徐锴《岁时广记》"。

"百合"顾名思义有百事合意之义，且百合的鳞茎瓣瓣紧抱，象征着团结友好。因此，逢年过节，包括在婚礼之上，人们都爱用百合花或百合为礼品互相馈赠。

冥搜到百合，真使当重肉。
软温甚鸥蹲，莹净岂鸿鹄。
食之当有助，盖昔先所服。

诗肠贮微甘，茗碗争余馥。

果堪止泪无？欲纵望乡目。

——唐·王维《百合》

　　用新鲜百合煮肉，红白相映，清而不腻，色香味俱全，别有风味。明朝汪颖的《食物本草》就明确地说："百合新者，可蒸可煮，和肉更佳。干者作粉食，最益人。"李时珍也赞同百合的这些食用方法。大诗人王维得到了百合，也喜欢配肉而食，但他更关心的是，这样食用究竟能不能起到止泪涕的食疗作用啊？"食之当有助""欲纵望乡目"。还是希望服用了百合，对老年人的多涕多泪有益。后来，清朝黄宗羲有《种百合》诗，述说自己种了百合，采来食用确收到了止泪的效果。

碗确山田另一塍，初移百合影层层。

采来瀑布山边种，送自头陀寺里僧。

却信佳诗可治病，从今清泪不沾膺。

太平犹记图花萼，倡和流传我亦曾。

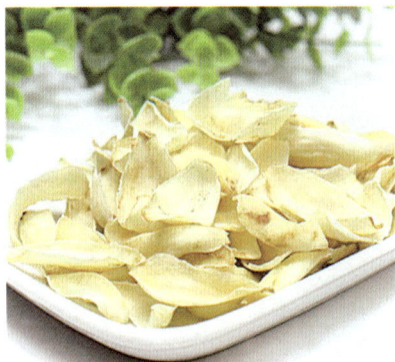

晒干后的百合

他在诗中注："王维诗言百合止泪。"而他
通过采食百合，"从今清泪不沾膺"，收到良好
效果。

药食百合皆非一种

百合是药食两用的佳品，人们取用百合科
中百合、卷丹等几种相近植物的鳞茎供食用或
药用。食用百合有三大品种，分别是太湖百合
（又称湖州百合，此种基原属于卷丹百合的一
种）、兰州百合（甜百合，此种基原属于川百
合的变种）和龙牙百合（白花百合），誉为"中
国三大百合"，它们之中只有龙牙百合才是白
花百合中的优良品种。龙牙百合，主要种植于
江西万载、永丰和湖南岳阳、隆回、安化等地，
其中以江西万载白水乡尤为知名。

不看花，专门看看上市的鳞茎：兰州百合
个小，味甜，以单头为主，因为味甜，受偏北
地区人们所喜爱，但药用功效较低；龙牙百合
个大，味稍苦，一般两头到三头，产量高，片松，
药效偏中；卷丹百合个稍大，片与片之间紧密，
一般三到五头，味苦，药效最好，在东南沿海
地区较为盛行。

药用的百合，植物来源并非一种。《中

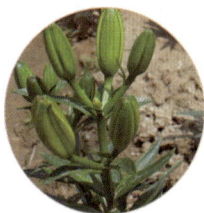

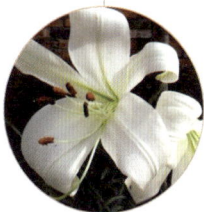

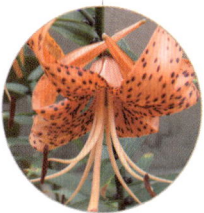

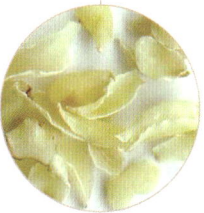

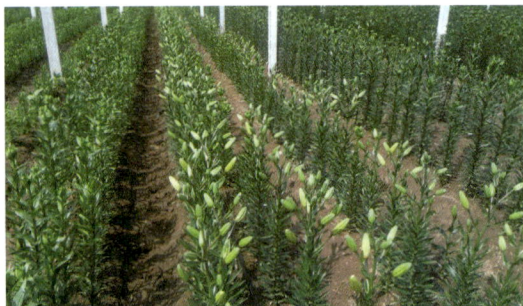

大田种植的百合

国药典》规定，百合药材来源于百合科植物卷丹（卷丹百合）*Lilium lancifolium* Thunb.、百合 *Lilium brownii* F. E. Brown var. *viridulum* Baker 或细叶百合（山丹）*Lilium pumilum* DC. 的干燥肉质鳞叶。

最主流的药用百合，实来自植物卷丹，又称苦百合或虎皮百合，其花上有斑点，因药材称百合可有卷丹百合的称呼，主产于江苏宜兴，苦涩味稍重，故江苏宜兴堪称药用百合的道地产区。虽说食用的百合干鲜皆可，比起药用的百合，还是少了一些苦味，自然药性也就平和了许多。

广泛种植以供食用与药用的百合，因为重视其鳞茎之用，关注点不同，是很难看到它开花的。正如吴藕汀（1913–2005 年）在《药窗诗话》中所说："近来太湖边，从浙江、江苏附近一带地方，种植百合极多……花蕊没有开放，就要把它摘去。我曾问过种百合的农民，开的是什么颜色的花，很少有人回答出来。"

百合花开值春深，春日深深又几许？百合开花一般在 4 ~ 7 月间，5 月份有母亲节，更有着百合花开。从为母亲献上洁白百合花的深情厚意，可让人联想到养老奉亲的实际。结合着百合这一味颇适合老年人的良药，来解说中药祛疾有助养老奉亲，是颇为合拍的话题。

百合主治百合病

百合药用，就要用其治病。百合收载在《神农本草经》中，被列为中品，谓其功效"主邪气腹胀，心痛，利大小便，补中益气。"从这些字眼中，是否可以解读出：百合所主可是与中焦病症相宜？

再读经典，医圣张仲景的经典处方中有百合的身影，《金匮要略》中载有百合知母汤、百合滑石代赭石汤、百合鸡子汤、百合地黄汤等经方。

先看一则表现出莫可名状的"百合病"医案：

一人病昏昏默默，如热无热，如寒无寒，欲卧不能卧，欲行不能行，虚烦不耐，若有神灵，莫可名状，此病名百合。虽在脉，实在心肺两经，以心合血脉，肺朝百脉故也。盖心藏神，肺藏魄，神魄失守，故见此症。良由伤寒邪热，失于汗下和解，致热伏血脉而成。用百合一两，生地汁半钟，煎成两次服，必俟大便如漆乃瘥。

——清·魏之琇《续名医类案》

医案中沿用的百合地黄汤，系出自医圣张仲景《金匮要略》的名方，见于《百合狐惑阴阳毒病脉证治第三》第五条：

百合病，不经吐、下、发汗，病形如初者，百合地黄汤主之。

百合地黄汤方：百合七枚（擘），生地黄汁一升。上以水洗百合，渍一宿，当白沫出，去其水，更以泉水二升，煎取一升，去滓；内地黄汁，煎取一升五合，分温再服。中病，勿更服。大便当如漆。

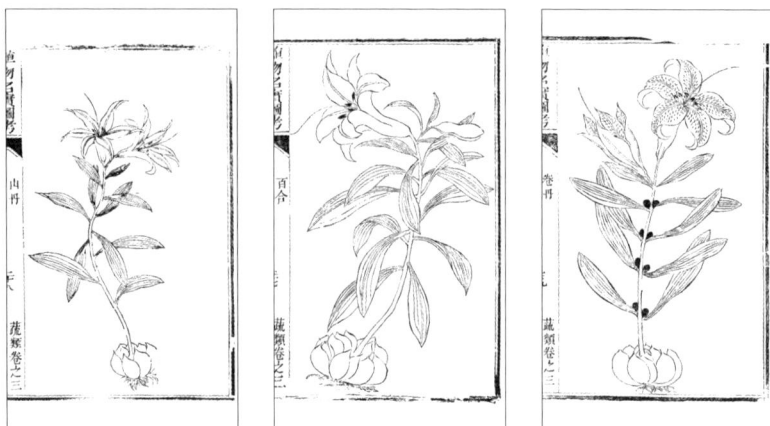

《植物名实图考》山丹、百合、卷丹绘图

百合地黄汤仅由百合与地黄二味药组成，是治疗百合病的主方。

百合病是一个典型的中医病症名，并且是以药名来命名疾病。百合病是以神志恍惚、精神不定为主要表现的情志病。中医最早就用百合单方来治疗，因其治疗以百合为主药，故名。当然也有另一种说法：是说中医有"百脉一宗"的认识，这一病症表现有举身皆痛，无法从经络传次来说明发病的先后，故名百合。中医学认为，百合病多起于伤寒大病之后，余热未解，或平素情志不遂，加外界刺激所导致。

百合可治百合病，这真是一个中医人有意为之的巧合。不妨让我们展开诗意的想像。有人很哲理地说，春天里的花，夏日里的花，秋风里的花，开不过心中的花。得百合病的人，正如心中的花开被抑制了，而百合能催开人心中的花：百合能治百合病，把花开到心里去。

山西名医门纯德（1917–1984 年），颇擅长运用经方治病，还重视收集偏方、验方，推崇小方治病。他介绍自己用百合知母汤的一则病案，并对百合用量深有体会：

"曾有一位妇女，既有像《金匮要略》上说的百合症状（心烦，如见鬼神），又有狐惑症状（多年口腔溃疡、外阴溃疡）。从来也没有治好过，各种内服、外用的药物均用过无效，结果服了几付甘草泻心汤后，症状就减轻了，之后又结合服百合知母汤，心烦及如见鬼神之症就好了。注意百合的量必须大，当用30克以上，因为百合为良善之药，量小不行。"

张仲景除创制了百合地黄汤，还创制了百合知母汤和百合鸡子黄汤等小方。

百合知母汤由百合与知母仅仅两味药组成，有养阴清热除烦的功效。可治疗百合病阴虚燥热，表现为心烦躁扰、口干咽燥等。

百合鸡子汤由百合和鸡子黄两味药组成，有养阴和胃除烦的作用，表现为虚烦不得眠等症。

百合鸡子汤是典型的食疗方，其煎服方法：将百合水洗以后，渍一宿，去其水，再以清水煎煮，鸡子黄不可入煎，也不是煮熟后入药，而是生用，直接趁热兑入煎好的汤液之中。

浙江名医范文甫（名赓治，字文虎，1870—1936年）曾治黄某"苦不寐，百药不能治。"处方仅给以百合30克，紫苏叶9克，三剂而安。有问曰："以此药治失眠，本于何书？"范回答说："我尝种百合花，见其朝开暮合。又种紫苏，见其叶朝仰暮垂。取其意而用之。"其虽不拘于方书，然而取类比象，道法自然，令脏腑功能和合而取效。既然取效，如果不能给出恰当解释，毕竟令人无法可依。较为合理的解释当是，此治与百合鸡子黄汤治虚烦不寐颇为类似，配紫苏亦不外有行气宽中和胃的效应。

百合类肺而为肺之药

百合类肺，而为肺经之药。百合以鳞茎入药，味甘性平，具有清润心肺之功、止咳安神之效，用于劳咳吐血、干咳久咳、热病后余热未清、失眠多梦等症最为相宜。

列举几则在民间流传且应用较为广泛的百合验方，它们还多是食疗方。

其一，治支气管扩张、咯血：百合、白及等量，研末，每日早、中、晚各服一次，每次3克。

其二，治肺结核咳嗽：百合15克，麦冬10克，吉祥草30克，冰糖30克，用水煎服，每日1剂。（注：吉祥草，百合科植物，《植物名实图考》又称松寿兰，《四川中药志》又称九节莲，《湖南药物志》又称软筋藤等）

其三，治神经衰弱、心烦失眠：百合15克，酸枣仁15克，远志10克，用水煎服；或用白鳝1~2条，去内脏，洗净血，与百合、淮山药各30克一起，加水适量，隔水炖熟，调味食用。

其四，治阴虚盗汗、心烦不宁：百合30克，浮小麦30克，糯米150克，煮熟食之。

简单是吧？看不出有什么神奇是吧？其实，一般人也都会有这样的感觉。

百合治肺病，到底有何神奇的疗效？不妨借江西著名老中医姚国美自食百合愈肺痨病案窥视之。

姚国美（1893–1952年），名公裳，号佐卿，字国美，南昌人。1893年出生于江西南昌县姚湾村。其家为世医，代代相传，传到他据家谱可查已祖传十代。他18岁时以全优成绩毕业于江西医学堂，曾得到名医文霞浦的精心教诲。

毕业时他考取了官费留日，然因父亲年老而未能成行，改在军队中任职。至19岁时，即独立挂牌行医，开始崛起于名医如林的南昌城，不到一二年就声名大噪，与老一辈名医刘文江、张佩宜、江镜清齐名。当地有患绝症或垂死的病患，多以经姚国美诊治而"死而无憾"，故当时南昌流行有童谣："请了姚国美，死了也无悔"。这是病家对姚国美医术高超的评价。20年代初，姚国美被公举为神州医药会江西分会会长。

29岁时，姚国美因过度劳作而患上了三期肺痨即肺结核，一度病至大咯血。在夫人的劝说下，辍业在庐山休养。他在庐山学佛、登山、栽花、种竹，用药只每日野百合一味，营养只鸡蛋两枚，历时十月即告痊愈。

名医用百合经验，还有肖珙介绍的其伯父肖龙友（1870–1960年）喜用生百合："在鲜百合上市时，常用冰糖煮用以润肺宽中，治阴虚久嗽"（《回忆龙友先伯》）。

既言百合治肺，肺者属金，又怎能不提及名方百合固金汤呢？此方出自明朝周之干《慎斋遗书》。周慎斋（1508–1586年）重视脾胃，

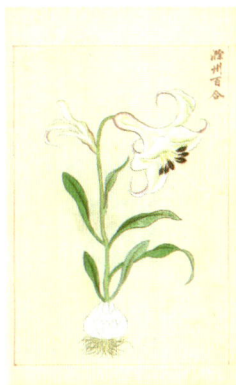

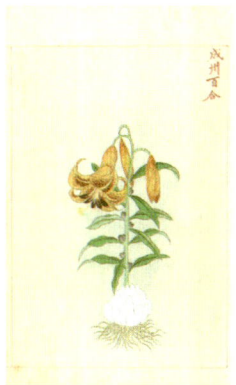

《金石昆虫草木状》中的百合绘图

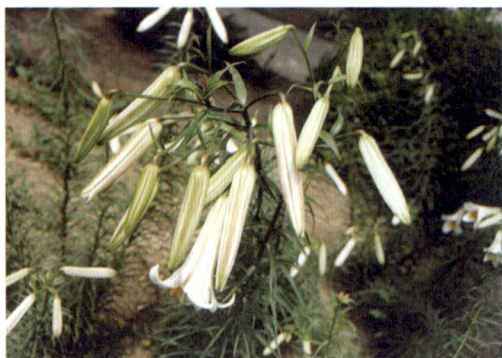

大田里的百合开花

他赏月识病的故事流传最广：他因患中满，名医皆束手，最终走向学医之路。他月夜乘凉时，因看到了风动云散月复明，令他妙悟阳气宣畅而阴霾可散，从而创制了治中满名方"和中丸"（干姜、肉桂、吴茱萸）。百合固金汤亦为周之干所创，功效养阴润肺，止咳化痰。为治肺肾阴虚咳嗽的常用方，以咳痰带血、咽喉燥痛、舌红少苔、脉细数为辨证要点。现多运用本方治疗肺结核、慢性支气管炎、支气管扩张、慢性咽炎等属肺肾阴虚、虚火上炎者。全方以百合生津润肺，生熟地黄并用以滋肾壮水，并清虚火，三药相伍润肺滋肾，金水并补，共为君药。与他药相合，使肺肾之阴渐充，虚火自清，达到固护肺金之目的，故名"百合固金汤"。

　　现代研究表明，百合具有明显的镇咳、平喘、止血和增强小鼠肺灌流量等作用，能提高淋巴细胞转化率，并增加体液免疫功能的活性，还能有效抑制癌细胞增生。近年还有百合用来防治艾滋病的报道。美国有关医学专家研究后认为，百合与甘草、人参等中药合用可以治疗艾滋病。

主心痛而疗胃脘痛

《神农本草经》中明言百合有主"心痛"的功效。此"心痛"实即"心口痛"之谓，中医又称之为胃脘痛，即上腹部疼痛。百合有益气调中的作用，可治胃脘痛。

有一则"百合乌药汤"实为治胃脘痛的简便良方，重用百合为君，对气滞胃痛者尤为适宜。

百合乌药汤两见于陈修园《时方妙用》卷二与《时方歌括》卷下。颇重尊经的陈修园指出，百合乌药汤"治心口痛，服诸热药不效，亦属气痛。"若百合、乌药再加一味甘草，即成百合乌药甘草汤。原方用百合一两（30克），乌药三钱（9克），重在通气和血。加一味甘草，意在缓急和中，用量多在10～15克。用于胃脘痛或痞塞不和，但无吞酸、胃灼热者，此方平和而效捷。

百合乌药汤方中，乌药行气止痛，可以理解，但百合补肺在此何用？陈修园并未详申。对此，北京名医步玉如（1919–1994年）先生认为：古人有"肺主诸气""诸气皆属于肺"之说，百合入肺，是治气之总司，肺气一通则诸气皆畅所以著效。而且步老体会，本方原为治疗胃脘痛属气郁化火，或热积中脘，服热药无效或增剧者而设。早在20世纪40年代，步玉如将临床气郁气滞之胃脘痛分为偏寒、偏热两种。偏寒者，选用辛温行气之方；偏热者，即用百合乌药汤，每收佳效。临床遇胃脘痛其他证型时，需要灵活配伍，药量可为百合与乌药2：1。北方名医魏雅君在"急性胃脘痛方药偶拾"的文章中介绍：

胃脘痛而见偏热者，百合乌药汤亦是良方。是方为陈修园"从海坛得来，用之多验"，载《时方妙用》。方即百合30克，乌药9克。百合配乌药行气止痛，凉润清热，治气郁化火，热积中脘之胃痛颇效。与叶天士"胃宜润则降"的观点相符。胃阴虚而致木贼者，甘凉濡养阴液，少佐利气，以理气机，药精义深。西苑医院步玉如老中医为擅用此方者，余仿效而用之，询为不诬。(《北方医话》)

百合乌药汤也得到福建名医俞慎初（1915–2002年）的推崇。俞老认为方中百合微寒甘润清热，乌药辛温行气止痛，二药配合凉温相宜，柔中有刚，润而不滞，用于治疗气滞日久化火之胃脘疼痛尤为适宜。然而气滞胃痛日久每多夹瘀，故俞老临床上常加活血祛瘀的丹参一味，组成"加味百合汤"，其功效较原方为著。所谓英雄所见略同，北京名医焦树德（1922–2008年）也擅长加减运用此方，他曾介绍说：我常用百合一两，乌药三钱，丹参一两，檀香二钱（后下），草蔻三钱，高良姜二钱，香附子三钱，川楝子三钱，作为基础方，随证加减，对溃疡病所致的长期胃痛，属虚实并见，寒热夹杂，气血皆病的症候，往往取得满意的疗效。

秋燥润肺百合食疗

南京中医药大学黄煌教授尚经方，识药证。他是熟知百合药性的，而他对百合在生活中的感受颇深：

立秋后，百合就开始上市了。百合比大蒜头大，鳞状的块茎犹如莲花座，剥去外面沾有泥巴的鳞片，里面光润洁净，一片片，象牙色，剥之粘手。吃百合很费事，先要把百合剥开，不少瓣尖上一点焦黑，要逐片轻轻撕下，伴随着丝丝一声，可以带下一层薄膜，透明的。当年外婆说，不去除它，百合更苦。

老家南面的宜兴市，出产百合，最有名。这种百合个头大，入口糯软，苦中带甜，最适合做羹熬粥。老家人吃百合，有单吃的，也有与糯米、红枣、莲子同煮的，考究的人家，还放入已经炖得烂烂的银耳。这种百合羹，是许多中年女性及老人午后或临睡前的甜点。

……百合药效相当平和，单用百合，与其说是服用的效果，倒不如是剥百合、聊家常、然后品尝百合的过程，倒也可以化解秋天的悲愁。想起当年剥百合时的外婆最安闲，她会边剥百合，边给我们讲故事，内容大多是《珍珠塔》《玉蜻蜓》等传统戏的情节，等到百合剥完，外婆就会去煮百合。百合糯软，红枣鲜甜，外婆看着我们吃百合，她特别高兴，常常帮我们碗里加上一大勺白糖。

明末清初的刘若金（1586–1665 年）著有《本草述》，其中说："百合之功，在益气而兼之利气，养正而更能去邪，为渗利和中之美药。"所以说，百合是有助和合的良药佳品。

秋季阳气收敛，阴气滋生，气候凉爽干燥，燥为秋的主气。按中医理论，秋天与人体肺脏相应，秋燥易伤肺，以致出现皮肤干裂、口干咽燥、咳嗽少痰等各种病症。加上深秋花木凋谢，叶落草枯，睹物伤感，情绪波动，心情烦躁，忧郁不乐。此时如适时调补，可以有效地减轻不适反应。进入金秋，正是百合上市的季节。适时选用百合食疗，可化解秋燥、滋润肺阴。

药膳食疗甚为风行，人们对使用百合润肺的药膳方特别感兴趣，根据不同的需求，也有不同的变化。

百合冬瓜汤：鲜百合 100 克，鲜冬瓜 400 克，鸡蛋 1 枚。将百合洗净撕片，冬瓜切薄片，加水煮沸后，倒入鸡蛋清，酌加油、盐拌匀熬汤，至汤呈乳白色时即可。此汤有清凉祛热解暑的功效，是暑季食疗佳肴，常人皆可食之。

百合汤：鲜百合 100 克，糖 30 克。煮汤，饮汤食百合，每日早晚两次。有镇静、滋补、润肺、止咳之效。

百合莲子汤：鲜百合 200 克，莲子 50 克。加水适量先煮酥烂，再加冰糖 20 克，继续以文火煨至黏稠。于睡前服用，可服食数日。有滋养、安心宁神之效，有助睡眠。

百合扁豆汤：鲜百合 100 克，赤豆 50 克，红豆 50 克。一起水煮至酥烂，后加入白糖，再以文火炖烂。每日早晚各服一次。有补益气血、健脾除湿、养胃强身之效力。对病后余热未清、脚气浮肿等症有辅助疗效。

百合雪梨汤：干百合 30 克，鲜品加倍，雪梨 1 个，冰糖适量。将百合用清水浸泡，将百合连同清水一起倒入砂锅，再多加清水，久煮至百合已烂，纳入去皮核的雪梨块及冰糖，再煮 30 分钟即成。有滋阴润肺的功效。

百合饮：鲜百合 50 克，白木耳 30 克，白冰糖 30 克。百合洗净后放入瓦罐中，加水 500 毫升，再加白木耳、白冰糖同炖至熟。食其百合和木耳，取汤频频饮用。能清热生津，解暑消烦，利咽润肠。适用于存在便秘、干咳、心烦口渴等情况。咽喉肿痛者饮用亦有一定疗效。

绍奇谈医论百合

何绍奇（1944–2005 年），四川梓潼县人，著名中医学者和中医临床家。从 2002 年起他在《中国中医药报》开设"绍奇谈医"专栏，先后刊发了有关治学心得和临床经验文章 80 余篇。他有关于百合的短文，录而助其传播，以广其名，亦为纪念。

1970 年夏，我（注：何绍奇）在甘肃南部碧口电站作医生。适值隆冬，开山的炮声此起彼伏，群山震动。随着泥沙石块滚滚而下的，有很多酷似洋葱头的鳞茎。民兵拾来问我这是什么？由于没有茎叶和花，我也认不得，乃剥下几片，夹在信中求教于南京叶橘泉先生。不久，回信寄到工地，叶老说是百合。

惭愧，惭愧——我的家乡百合就很多，尤其在剑门关一带的山崖上，百合的长势特别好，花开时，满山皆白，有的花竟至一尺长！农家庭院亦多种植之，既作药用，又可供观赏。恕我孤陋寡闻，当时还不知道百合能作菜吃。20 世纪 80 年代我去兰州、敦煌讲学时，始读到地方志上有关百合的记载："兰州百合，大可盈掬，洁白如玉，瓣肉肥硕，香甜可口，佳蔬良药。"并第一次吃到肉片炒的百合。如今，北京可以买到真空包装的兰州百合，"西芹（炒）百合"更是大小餐厅的一道名菜了。

百合味甘，性微寒，有清热养阴、润肺宁神之效，多用于热病后期，余热未尽，或忧愁思虑，郁久化火伤阴而神思恍惚（《金匮要略》称之为"百合病"，近似于神经官能症、癔病)，亦用于久病干咳，痰少，肺虚有热者。百合滋而不腻，补而不峻，清而不凉，然须多服、久服始效。此外，百合尚有止血作用，《济生方》百花膏(百合、款冬花)即用来治久咳咯血;《食物本草》治肺热咯血，用鲜百合捣汁和水饮之；近贤姜春华先生自拟百合片（百合、白及、百部、麦冬、天冬、丝瓜子）治疗支气管扩张咯血，有著效。

我与绍奇先生并未谋过面，但当年他的文章在《中国中医药报》专栏刊发时，我却与之有过笔墨之交，事涉枸杞为何有"甘枸杞"之名，给我留下了先生虚怀若谷的深刻记忆。

　　百合药材有着最古老的药用渊源，从利用野生资源为源头当是不难理解的。所以，最终还是要强调，如果您将药材百合仅仅对应植物学上的那种开白花的百合，那并不是正确的观点。至于答案，梳理至今，您自己也能总结出为什么了吧。

　　可观可赏，亦食亦药，在百合的身上，体现了和合的思想。

百合

百合　味甘，平。主邪气腹张[①]，心痛[②]，利大小便[③]，补中益气[④]。生川谷[⑤]。

《吴普》曰：百合，一名重迈，一名中庭。生冤朐及荆山（《艺文类聚》引云：一名重匡）。

《名医》曰：一名重箱，一名摩罗，一名中逢花，一名强瞿。生荆州。二月、八月采根，曝干。

案《玉篇》云：蹯，百合蒜也。

——清·孙星衍、孙冯翼辑本《神农本草经》

神农本草经　中品

〖注释〗

① 邪气腹张：邪气，相对于正气而言。腹张，同"腹胀"，即腹部胀大或胀满不适感。《神农本草经疏》："百合，主邪气腹胀。所谓邪气者，即邪热也。邪热在腹故腹胀，清其邪热则胀消矣。"

② 心痛：病症名。可泛指上腹脘部和前胸部的疼痛。亦可指胃脘痛。

③ 利大小便：有利于大小便的通畅、便利。利，通利，有利于。如利尿，即意为有利于尿液的排出。

④ 补中益气：中医治则学术语，属补法，又称"补脾益气"，用健脾的方法治疗气虚证。使用的药物相应属于补气药。

⑤ 生川谷：谓药材生境。川谷，应指山川之间或河流两侧的峡谷。

白茅根
（茅　根）

完 美 茅 草

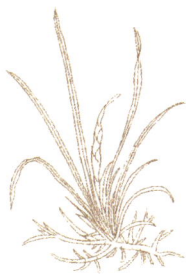

Imperata cylindrica Beauv. var. *major*
(Nees) C. E. Hubb. 白茅

秋高已是霜天中，如戟戳戳舞晨风。

但茸窝庐经风雨，也为良耜做劲梗。

挖来玉笋胜蔗味，煎得香汤厚世情。

莫道人生贱似草，贵比草芥非人生。

——艾玉林《咏白茅》

茅草地筋可卑微

大凡有点儿植物学常识的，大都知道禾本科。

禾本科是最为常见的一个植物科。为什么不说它"之一"呢？因为供我们人类食用的好多种粮食作物是属于禾本科植物的，比如大家所熟知的小麦、稻米、玉米、大麦、高粱等主粮品种，这些是人类的主食，你能说你不熟悉它们吗？难道还有比它们

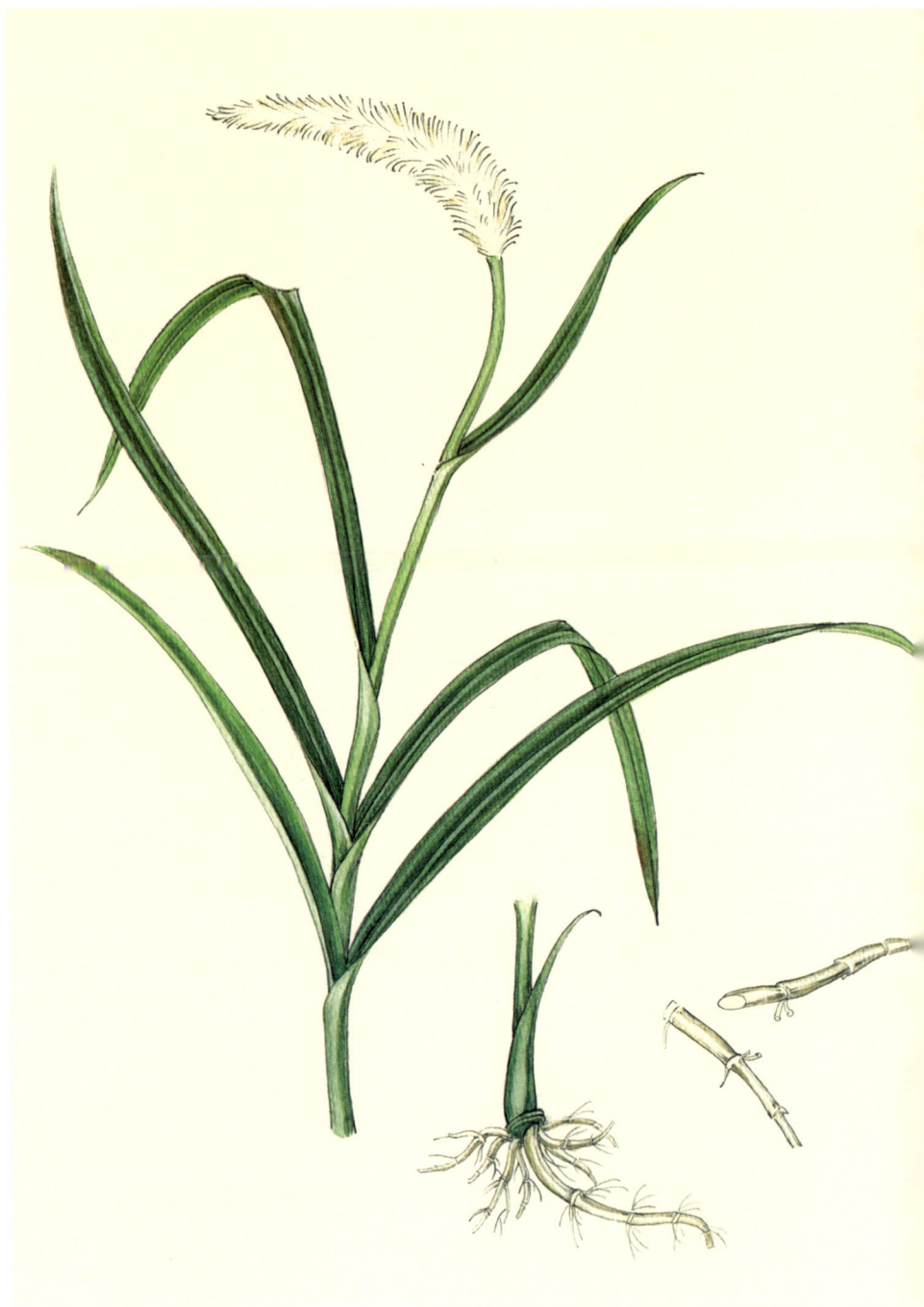

更重要的吗？

当然如豆类、番薯、荞麦等除外，它们不是禾本科的。人是杂食性动物，不可能只食用禾本科的主粮。

禾本科植物有它简单的一面，即属于单子叶植物，它们的分化较为简单，比起双子叶植物来是更原始而久远的种类。它们共同的特点是单叶互生。

除了极为重要的主粮品种之外，好多常见的野草也属于禾本科的植物。植物有草本、有木本，提到草，大多数会给人以低矮的感觉。禾本科，又分为禾亚科和竹亚科，禾亚科植物多是草本。至于高大的竹子，它们属于细分的竹亚科，那是另类的情况。

若言平常，莫如草木。要不何来寻常草木之说？在禾亚科植物那众多而又平凡的草类中，有一种白茅，是非常常见的一种野草。

白茅是多年生草本植物。它生有线形锯齿状的柔软叶片，边缘有锋棱，形状如"矛"。这大概就是茅草名称的来历吧。茅草也以白为美？原来这一种的茅草，它的叶片秋来由绿变黄，经霜后至冬季再褪色，"容颜"变得有些苍白寡淡，也许因此而得称白茅。谁还不知道它的出身？所以又常常叫它白茅草。

白茅具有喜阳耐旱的特点，生于路旁、山坡、草地等一些再平常不过的地方，是大地野性的一种体现。表面上它的茎叶是细弱的，可它的根密植于大地，卧长横生，节节草茎紧密相连，且在节上生出根须，向土壤中深扎。不管那土壤多么坚硬，它都不怕。因此，乡人又给了它"地筋"的名字，暗喻你要想除掉它，并不那么容易，想要开垦它已经生长的那片土地，即使是那金属的犁铧，也深知来自它的那份阻力：是谁说白茅柔弱无力的？它藏在地下的分明是铮铮铁骨。

根是白茅的筋骨，这个锄头是知道的。锄草时，锄头刃口总是能感触到根须与铁器纠缠剥离的啪啪声，她那紧抓土地的根茎犹如混凝土中的钢筋，将锄头磕碰得间或发出刺耳的声响。这种抵抗使得我们看到了锄头的脆弱。每次锄草后，父亲总要在磨刀石上，把锄头细细地磨砺一番，因为那刃口明显地钝了，甚至卷折。可气的是，被锄上来的茅草根，置于大路上，居然可以起死回生。一场雨后，你再看，白茅已经又吐出尖尖的芽。虽然一部分似乎还是那么枯黄，可就在这枯黄的保护色里，根系已经悄悄地扎下。

——杜怀超《白茅：被遮蔽的铿锵燃烧》

正是因为如此，即使在过去也难见乡下取它的根为薪，与那费力相比是不值的。但它的根仍被掘来使用，那是医人之药。区区草芥，能驱病痛，能救人生。谁人还能说，茅草是大自然中的卑微呢？

春天记忆有茅针

每年春季，白茅从往年的老根上抽出尖尖的嫩穗，人们叫它茅草缨或茅姑缨，又形象地叫它"茅针"。茅草缨，甜嫩好吃，又可供玩耍，儿童尤其喜爱。正如散文集《故乡有灵》中所描述的，春天里，那嫩嫩的茅针是诱人的。

"三月拔茅针。茅针是茅草的花芽，针状，三寸来长，形如未抽的麦穗。茅针在三月里最嫩，嫩得微甜。茅草是到处都有的，孩童在路边荒坡拔茅针，三十几枚就是一握，一枚一枚剥开来，鲜嫩的花蕊银白，有绒光，如月色。"

　　春天来了，到野外长有白茅的地儿拔茅针，是有趣的活动，最受小孩子们喜欢。在我的家乡不叫"拔"，而是俗称为"抵"——"抵茅姑缨"，包含了轻轻用力的那种小心。"抵茅姑缨"，往往令一群小人儿忘记了寻野花，挖野菜。茅针既好吃，又是一种玩具。细心剥开密裹着的淡绿色的叶片，里面那一条白色花蕊就是白茅的花芽，细细的，嫩而微甜，有股青草香，可以一吃再吃。记忆中的那份甜美，不知道有什么别的东西能够代替。可以说它因此而珍贵。

　　《诗经·邶风》中的《静女》诗说："自牧归荑，洵美且异。匪女之为美，美人之贻。"

　　这个"荑"指的就是茅草芽。原来，有那女孩子喜欢那男孩子，在约好的城边等着与他相会。送给心爱的他什么好呢？从郊外归来，就送给他一把采自田野的茅草芽，这应时的"小精灵"，确实好看而且出奇。"美人之贻"，真是一种美妙的怀春。

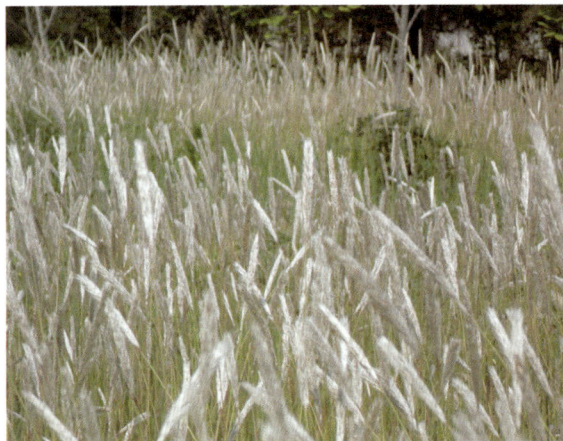

白茅花开也招摇

——作者摄校园中
白茅花开时的盛景

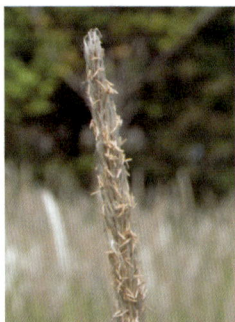
白茅开花细部观

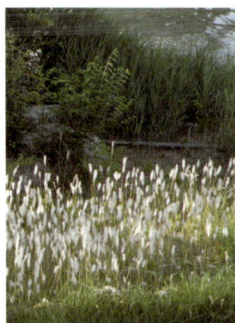
作者摄济南泉城公园中的
白茅景观

"剥开茅芽的外衣，一管絮状物就会呈现出来，洁白，滑溜，泛着月光一样柔和的银色光泽——这就是柔荑。它是白茅初生的未放花序，轻轻扯开，能看见丝丝缕缕的细微联结。触手柔软，像新生儿的皮肤，比之绸缎则更多了一分水润感。

"这么美，怎忍心吃它？小孩可不管，食是孩子们最大的天。也不知过去的几千年间，有多少小孩尝遍田野才知这茅芽可食呢。其实那味道，不是甜，当然也不咸，仅是一种生动的鲜。口感顺滑，从齿间滑向喉头时，分明感到有草木的清香，再一吞咽，春天便进了肚。如何不快乐？"

若没人破坏它的茅芽，白茅就会不声不响的开出白色的毛茸茸的花序。在小人儿的眼中，那是茅针"老"了。白茅开花，是一茎之上有一大片白色的长长的狗尾巴状的花序，随风起伏。一片白茅的群落，它们雪白的花穗在风中摇摆，极富动感，构成一道美妙的景致。"白花茸茸然，至秋而枯。"白花开过之后，茅草叶子就慢吞吞地长出来，直到秋来叶片由绿变黄，冬季再褪色，变得有些苍白。试想一下，到那时候，还会有谁继续在意那过时的茅草花？

白茅花止血验案

　　难道，初春的茅针与暮春的白茅花，你只是把它们当作一道风景来看吗?

　　其实，白茅花也是一味中药，有治病的功用，虽然它远不如白茅根的药用那样被大家熟知。

　　白茅花是有药用价值的。它略有活血止血、消瘀止痛、止血疗伤的作用。《本草纲目》述其性温而无毒，"煎饮，止呕血衄血，并鼻塞。"可能觉得使用白茅花的人毕竟不多，真正在意它的人也并不多吧。《本草纲目》白茅花下并无附方，也是明证。

　　我在读书时，曾最早录下两则白茅花止血的验案，都是煎汤口服的用法，单方使用，于此有补。

　　宋林次中御史在楚州，尝访一故人，久之不出。或问之，云子妇衄血垂尽，方救视，未延客。坐中一客云，"适有药。"急令撷茅花一大把，煎浓汁一碗，带囊中取小红丸两粒，令茅花汤吞下，一服即瘥。问其方曰："红丸乃含香朱砂丸，恐不信茅花之功，以此为记耳。"

——宋·苏轼、沈括《苏沈良方》

　　一人鼻衄大出，欲绝。取茅花一大把，水两碗，煎浓汁一碗，分两次服之，止。

——明·江瓘《名医类案》

　　继续深入的学习让我知道，白茅花确为治鼻衄或衄血的良药。

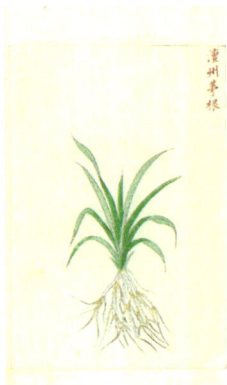

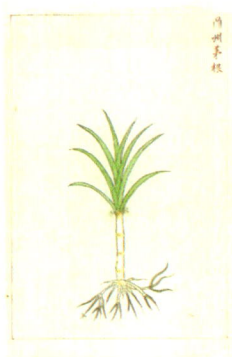

《金石昆虫草木状》白茅根
绘图

传统中医药文献中，宋代陈自明《妇人大全良方》载有白茅花汤，用治鼻衄。

"治鼻衄。以白茅花浓煎汁服。""一方：捣生白茅根，取汁一合，饮之止。"

由此可见，在宋代，既有白茅花汤载于典籍《妇人大全良方》，更有《苏沈良方》中用白茅花治衄血的验案。当然，白茅根也有近似的功效。下面的黄芩茅花汤一方，载于《杏苑生春》卷五，这部医书由宁夏医家芮经（字汝治，号明轩，1522-1598年）汇集而成，经由明代太医院发刻，自当深有影响。芮经与李时珍（1518-1593年）显系同时代人，然而黄芩茅花汤一方却未被《本草纲目》收录。

黄芩茅花汤：治上膈极热而衄。黄芩、茅花各二钱（6克），白芍药钱半（4.5克），甘草一钱（3克）。上咬咀。用水浓煎服。

——明·芮经《杏苑生春》卷五

白茅花少有药用，这确确实实是我的一种误解。我继续发现了白茅花在当代中医临床中的运用。如当代名医张赞臣（1904-1993年）就有"丹芍茅花汤治愈老妇鼻衄"的经验。

丹芍茅花汤是根据多年临床实践总结出来的一张专治鼻衄的验方。方由牡丹皮、生白芍、淡黄芩、白茅花、蚕豆花、仙鹤草、墨旱莲组成。全方攻补兼施，止血而不留瘀。……曾于1979年治疗一赵姓老妪，原有高血压病。感冒后，突然双侧鼻腔反复大量出血已有5天。经急救处理，出血暂止。舌苔干焦无液，脉左细弦而劲，形似雀啄。证属外因引动内因，肝热郁过犯肺，迫血上行。出血颇多，津气已伤。从脉测之，须防出血复作之变。处方：鲜生地黄40克，牡丹皮9克，生白芍9克，白茅花12克，蚕豆花12克，仙鹤草12克，墨旱莲12克，黄芩9克，焦栀子9克，侧柏叶9克，藕节炭12克。4剂。晚间鼻衄果又作，继续服药调治一周，终获痊愈出院。（《长江医话》）

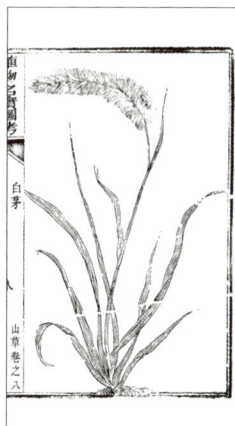

《植物名实图考》卷八白茅绘图

经行鼻衄，又称倒经或逆经。李保良医师曾有"茅花四生丸治疗经行鼻衄21例"的论文刊发。据报道：

取《妇人大全良方》中白茅花汤合四生丸加大黄，组成茅花四生丸（白茅花10克，生地黄30克，生侧柏叶15克，鲜荷叶30克，生艾叶3克，生大黄6克）治疗经行鼻衄，收效满意。系统观察21例，年龄13至28岁，病程4个月至2.5年，以经前或经期出现有规

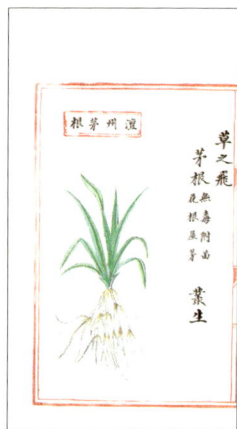

《本草品汇精要》记载的茅根

律的鼻内出血为表现，排除鼻腔器质性病变，用止血药物治疗无效者。每日一剂，从月经周期第一天开始服药，一般连续用药 3 至 6 剂为一个周期。结果除 1 例为合并子宫内膜异位症患者无效外，其余 20 例均治愈，服药最少 3 剂即见效，最长 36 剂，停药 6 个月未见复发。（《山东中医杂志》1993 年 3 期）

白茅花有如此药用价值，说明白茅草不平凡。古代有女子赠男子白茅，以表示有爱慕婚恋之意，正如《诗经·邶风·静女》中赠"荑"之述。有的地方在卖东西特别是家养的动物牲畜时，往往在出卖物身上插一根"茅标"，又称"草标"。即言为茅，或许也与白茅草有关吧。不过好多人认为那是另一种高高大大的茅草，或者草标混用多种草都可以，确实并不似药用那样严格。

白茅根甘寒而清热

说白茅，竟然先述及白茅花的药用。而茅针有用，也入本草。看看苏颂是怎么说它的？

北宋著名的药物学家苏颂（字子容，1020-1101 年）有言：

"（白茅）处处有之。春生芽，布地如针，俗谓之茅针，亦可啖，甚益小儿。夏生白花茸茸然，至秋而枯。其根至洁白，六月采之。"

这是《本草纲目》所著引，李时珍总结茅针其性"甘，平，无毒"。看看吧，小人儿吃它不仅没事，还有益处呢。与白茅根有点儿近似，茅针略有利尿的作用，苏颂言其"下水"。

山野是植物的故乡。春天过后，已无法再采白茅芽（茅针），小孩子若还想那青草的滋味，在白茅身上就仍然有事儿可干：掘出那鲜嫩的白茅根，虽细小而可嚼。地下的茅根当然也有它的特别：

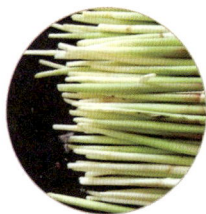

"冒出地面的簇尖的小脑袋里，茅是最特别的。茅的叶片幼时如竹，长成后向外披拂如兰，秋来又柔韧结实如绳，而到那时它土下的根已甜如甘蔗——小孩子爱扯了来嚼，一节一节，源源不断。这是一种有性格的植物，若以人的一生做比，它是童年娇嫩柔顺，青春蓬勃有力，老年坚韧苍劲。"

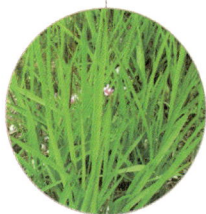

前面述说了茅花既是惹人眼的风景，又是可供药用的。茅草治病之用，药用最重白茅根。那甜如甘蔗的白茅根，在中药里面的功用很大。

最早进入《神农本草经》的，是列为中品的"茅根"，记述茅根的功用为"主劳伤虚羸，补中益气，除瘀血、血闭、寒热，利小便。"因附述"其苗，主下水"，说明已经注意到茅针（"其苗"）的药用，但对茅花的药用并未述及，那必是后来的人们在医疗实践中的新发现。

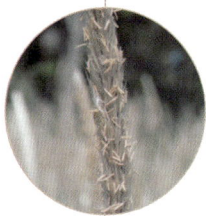

白茅根的药材来源于禾本科植物白茅 *Imperata cylindrica* Beauv. var. *major*（Nees）

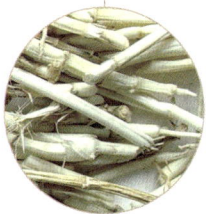

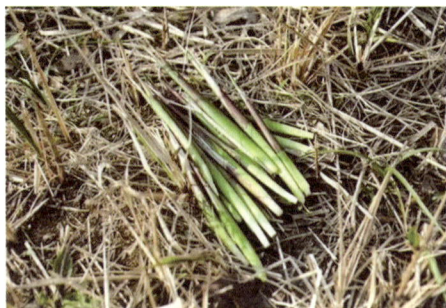

白茅的嫩芽鲜美可食

C. E. Hubb. 的干燥根茎。 一般于春秋二季采挖，洗净晒干，除去须根和膜质叶鞘，捆成小把备用。

现今对白茅根药性的认识：味甘，性寒。归肺、胃、膀胱经。功效凉血止血，清热利尿。可用于血热吐血，衄血，尿血，热病烦渴，肺热咳嗽，胃热呕吐，湿热黄疸，水肿尿少，热淋涩痛等。

白茅根的甘寒药性，最常用其清热，通过清热而能生津，而能润肺，而能除胃热。

其一，清热生津。用于热病烦渴、胃热呕哕、肺热咳嗽，常与芦根同用。其甘寒而不伤胃，利水而不伤阴，适于热证津液不足者。白茅根具有补中益气和利小便的效用，因此常被拿来作为药膳食材。如用鲜白茅根、西瓜皮和瘦肉制成的生津茅根汤，不仅味道鲜美可口，而且具有养阴生津、利尿降压的功效，可用于秋燥伤肺，口干、咽干、咽痛、皮肤干燥或脱屑，大便干结、小便短少，以及咯血、吐血、尿血的病人，是秋季润燥佳品。

其二，清肺止咳。如火热之邪，上灼于肺，伤津劫液，阻遏气道，使肺之肃降无权，其证表现为：咳嗽气粗，痰黄而稠，鼻咽干燥，面唇红赤，烦渴便秘。白茅根可清在肺之热邪，令金气清肃，咳嗽自止。

其三，止胃热呕哕。胃为阳土，喜润恶燥，如过食香燥炙煿之品，助热伤阴，化火上炎，可致胃气逆而不顺，或胃热上冲，表现为食入即吐，呕吐频繁，伴见面赤唇红，口干口渴，舌红苔黄，脉数等。白茅根可清胃热，热清则呕止。

凉血止血并利湿

白茅根甘寒之性，有凉血止血的作用，同时它能清利湿热，清热通淋，故可治湿热癃闭，以及利湿退黄治疗黄疸。

白茅根味甘，性寒，功擅凉血止血。主要用于因风、热、燥等外邪侵犯人体，邪热损伤脉络，迫血妄行，或久病或热病导致的出血证。

白茅根清热通淋。热淋主要表现为小便短数，灼热刺痛，溺色黄赤，少腹拘急胀痛，或有寒热，口苦、呕恶，腰腹疼痛等。常因多食辛热肥甘之品，或嗜酒太过，酿成湿热，下注膀胱，使膀胱气化失司，或因下阴不洁，秽浊湿邪侵入膀胱，酿成湿热，发而为淋。治疗时可酌加具有清热利尿功效的白茅根，针对性清其湿热。

白茅根治湿热癃闭。因白茅根能够清热利尿，故可用于因热邪所致小便不利的实热证。

白茅根利湿退黄。黄疸证见身目发黄如橘子色，其色鲜明，倦怠少食，恶心呕吐，脘腹胀满，腹痛胁痛，小便黄如浓茶等。黄疸多是因湿热之邪侵犯人体，机体疏泄失职，外溢肌肤而发；或由于疫热之邪，熏蒸肝胆，疏泄无权，瘀热不化，病发为黄疸。应用白茅根可发挥其清利湿热、利尿、退黄的作用。

此外，白茅根尚有疏风、利尿功效。治风水水肿，因风热之邪外袭，风舍于肺，肺失宣降，水道不通，以致风遏水阻，风水相搏，流溢肌肤，从而发为水肿。其表现为目睑浮肿，继之四肢及全身皆肿，来势迅速，肢节酸重，小便不利，或有恶寒、发热，咽喉肿痛，苔黄、脉数。用白茅根清宣风热、利尿消肿。

凉血消瘀有医案

《神农本草经》中明言白茅根有"除瘀血"的功效。白茅根下血消瘀的功用，得到后世临床的重视。

清代名医徐大椿（字灵胎，1693–1771 年）著《洄溪医案》，在其肠红病门中有治程春谷"肠红"验案。中医病症名的"肠红"，系指大便出血。该患者病发便血后手足如冰、昏厥，如此奇案，用重剂白茅根为主治疗，发挥其清热凉血止血功用，与原用参附热药的治则恰相反，仅三剂即收效明显。

淮安程春谷，素有肠红证。一日更衣，忽下血斗余，晕倒不知人。急灌以人参一两，附子五钱而苏。遂日服人参五钱，附子三钱，而杂以他药。参附偶间断，则手足如冰，语言无力，医者亦守而不变，仅能支持。急棹来招，至则自述其全赖参附以得生之故。诊其六脉，极洪大而时伏，面赤有油光，舌红而不润，目不交睫者旬余矣。余曰：病可立愈，但我方君不可视也。春谷曰：我以命托君，止求效耳，方何必视。余用茅草根四两作汤，兼清凉平淡之药数品，与参附正相反。诸戚友俱骇。春谷弟风衣，明理见道之士也，谓其诸郎曰：尔父千里招徐君，信之至。徐君慨然力保无虞，任之至。安得有误耶。服一剂，是夕稍得寝，二剂手足温，三剂起坐不眩，然后示之以方，春谷骇叹，诸人请申其说。余曰：血脱扶阳，乃一时急救之法，脱血乃亡阴也。阳气既复，即当补阴。而更益其阳，则阴血愈亏，更有阳亢之病。其四肢冷者，《内经》所谓热深厥亦深也。不得卧者，《内经》所谓阳胜则不得入于阴，阴虚故目不眠也。白茅根交春透发，能引阳气达于四肢，又能养血清火，用之，使平日所服参附之力，皆达于外，自能手足温而卧矣。于是始相折服。凡治血脱证俱同此。

——清·徐大椿《洄溪医案》

患者程春谷因大出血昏厥，使用参附汤使苏醒，此乃治标之法，用之无误。然而从脉极洪大而时伏，面赤有油光，舌红而不润，目不交睫，其表现乃阳气既回，而阴液未复，火热内盛，阳不入阴。徐灵胎别出心裁，用茅草根四两作汤，兼清凉平淡，养血清火，引阳气达于四肢，使平日所服参附之力，皆达于外，又防血再潮动，确有上工之技。读此案与读《神农本草经》者颇多，徐灵胎用白茅根愈此病案，为何不可以从暗合《神农本草经》茅根主"补中益气"功能相联系呢？

福建名医林上卿撰文"白茅根能下血消瘀"，介绍了实用验案，可资学习。

白茅根，一般药书仅记有清热生津、凉血利尿的功能。而《神农本草经》还载有"除瘀血"疗"血闭"的作用。余临床验证确有奇效。

某年春月，余在福鼎县南镇治一姚氏妇人。前医谓水肿病，投附子、桂枝、吴茱萸、干姜、苍术、陈皮、大腹皮等数剂无效，延邀余诊。察其面色暗晦，口唇微绀，口苦且干而不欲饮，心烦不寐，午后低热，腹胀如鼓，按之稍坚，满腹青筋显露，指甲暗紫，大便艰通，小溲短赤，舌暗苔黄，脉象细数。此过服辛燥，伤及胃络，化热动血，瘀血蓄积于肠胃，不得畅通故也。须用甘寒消瘀利水之品治之。我按《神农本草经》对白茅根功用之记述，独取白茅根一斤，剥皮留尖，以米泔水浸泡3小时，用清水半锅，浓煎取汁三碗，嘱患者频频服之。每日1剂，3剂后，下黑便甚多，小溲通利，腹胀渐退。一味白茅根，竟获显效。

再有，浙江平阳有一陈姓妇人。妊娠3个月，虑胎火内炽，自取白茅根120克，煎服之，而致胎漏不止，延医无效，终成小产。《日华子本草》曰："茅根之主妇人月经不匀，通血脉淋沥。"故世有妊娠忌白茅根之说。（《南方医话》）

取效的验案中，单方重剂，一下子就取用白茅根一斤（500克）。皆因白茅根是平常之物，其药性无毒，所以可放心大量使用。

据临床报道，以清热凉血、活血化瘀止血为治则，以茜草、紫草、仙鹤草、旱莲草、益母草、白茅根等组方"五草茅根汤"，用于治疗过敏性紫癜，有很高的临床有效率。从而也提示治疗过敏性紫癜可从瘀论治，并且证实了五草茅根汤的临床价值。

清代赵晴初（字彦晖，晚号存存老人）撰有《存存斋医话稿》。书后附有沈仲圭《吴山散记》，集有治吐血的验方多则，其中有以白茅根为主者。沈仲圭自述"于读书临床之际，遇有验方，随手摘录，日久成帙，额曰《非非室验方选》。"其白茅根治吐血验方，内容如下。

白茅根（去心）、马兰头（连根）、湘莲子（去心）、红枣各四两。先煎茅根、马兰，滤去渣。再入湘莲、红枣。入罐文火炖。随时取食。二旬即愈。

这则单方，沈仲圭曾将其载于《家庭常识》杂志加以推广。他认为："以其俱属食品，自然有益无损，诚虚症吐血之良方也。"

医生的茅根情思

白茅根这样一味极普通的中药，普通到有人对它不屑一顾。

然而就是这么极普通的一味药，因为救了自己一命，令一位医务工作者对它充满了无比感激之情。他在《中国中医药报》（2009 年 3 月 5 日）上写下了自己的"茅根缘"。

认识茅根，最早缘于三十多年前生的那场怪病。1964 年夏季，我还不满 9 岁，一天夜里突然发高烧，继而排出的大便像黑泥似的，身上不时还莫名其妙地隆起包块。我的父母是基层医务工作者，他们发现我的病非同一般，连忙将我转到县医院，但县医院医生也束手无策。县医院从市里请来专家，然而会诊的结果依旧是迷雾茫茫。大概是根据病情发展的推测吧，市里专家宣判我最多只能生存一个月……我还依稀记得，父母当时是眼噙泪水，不少人甚至劝我父母要想开些。

父母把我从县医院接出来后，抱着一线希望去了当时的安徽医学院附属医院。由于床位紧张，费了好大的周折，还是我四舅拿出他在合肥市文化局工作的证件，才为我匆匆办妥了住院手续。看到当时要一次性交押金 80 元，我心疼地小声告诉妈妈："钱太多了，回家吧。"一句发自内心的童言，感动了我四舅和父母，四舅连声说："这孩子懂事，背债也要治好他的病。"在医院住了不少天，做了好多种检查，可究竟是什么病，医生们还是雾里看花。

费用一天天地增加，我羸弱的身体一天天在消耗。在关键时刻，外婆建议说："到省中医学院附院去试试吧。"于是，父母带我去了那里。经过一番望闻问切，一位蓄有长白胡须的老医生皱着眉头说："这孩子的病很罕见。"老医生缓缓说了一串我听不懂的中医名词术语，忽然站起来挺客气地对我父母说："请稍等一下，我马上就回来。"只一会儿工夫，老医生气喘吁吁地手上抓了把草根（后来我才知道是茅根）回到诊室。老医生叮嘱父母：小孩主要是血中有热，把开的药服完后，要坚持几个月煎茅根水当茶饮。十余天之后，在父母的精心照料和中药的共同作用下，我的病奇迹般地"柳暗花明"了。

在以后求学和工作的日子里，只要有机会拔到鲜茅根，我肯定会像现在孩子们吃口香糖那样贪婪大嚼，然后将甜甜的汁液美美地咽下去。我曾查过《现代实用中药》，几乎是救我性命的茅根，又名白茅根、地筋根，它为"缓和营养利尿、清凉剂，治热性病口渴，并有止血作用"，它"补中益气，除伏热，消瘀血，利小便，解酒毒，治吐血、诸出血。"

茅根系多年生草本，一点儿也不娇贵，自生于原野，分布很广，在全国各地均能很容易掘得它那肥肥白白的根。

每每想到茅根便觉得颇为内疚。虽然，当时我曾用非常稚嫩的文字写了封感谢信，可我却并没有记住那位可敬的老中医的姓名，工作后也没有去医院寻找。现如今，他倘若健在，估计至少在百岁以上了。我的心里尽管不太踏实，也只好聊以自慰：记住一位恩人的音容笑貌固然重要，但更重要的是铭记他的高尚思想品德和无私奉献精神，并以此影响和校正自己的人生轨迹。（霍建明／安徽省潜山县梅城医院）

这一由患者亲述的病案，久用白茅根，为何最终取效？仔细揣摩，可否与《神农本草经》中主"劳伤"（因病致羸弱）、"补中益气""除瘀血"（皮肤包块，便黑是否与远血有关）、"寒热"（起病时有高热表现）等记述相联系？此案恰似验证了《神农本草经》所记述的白茅根的综合功效！

无怪乎，白茅根这种茅草有一个美丽的别名——完美茅草！由不识而识之，由使用医院的药材到自采鲜茅根使用，这味廉价而且不苦的中药，成就了救命霍医生之举。医者仁心，由被人救命到做一名医生治病救人，医生是一个伟大而崇高的职业。

"美国杂草"哪种茅

杂草杂草，有时得到人们的喜爱，有时也会背上恶名。

比如在颇为常见的"茅草"中，就有一种茅草，在它的"根据地"越南，却被当地人称呼为"美国杂草"。这是为什么呢？

越南战争简称"越战"，又称第二次印度支那战争，那是 20 世纪的事了，主角是美国和越共的对抗，战争发生在越南的土地上，美国是入侵者，战争的起止时间从 1955 年延续到 1975 年。

入侵他国，却又久拖不下，胜利无望，雨林的环境让美国在越战中陷于了越南军民抗战的泥潭。越南游击队出没在茂密的丛林中，来无影去无踪，声东击西，打得美军晕头转向。越南游击队利用长山地区密林的掩护，开辟了沟通南北的"胡志明小道"，保证了物资运输的畅通。美军为了改变被动局面，切断越共游击队的供给，悍然使用了包含有二噁英等成分的化学武器，实施了一场所谓的"牧场行动计划"，对越南植物"痛下杀手"，以设法清除视觉障碍，使越南军民完全暴露于美军的火力之下。美国空军用飞机向越南丛林中喷洒了 7600 万升化学武器，毒害并清除了遮天蔽日的树木。美军还利用它毁灭越南的水稻和其他农作物，以迫使农村居民迁往南越政府军控制的城市。喷洒的面积占越南南方总面积的 10%，其中 34% 的地区不止一次被喷洒。

　　美军使用的化学武器是一种高效落叶剂，由于当时这种化学物质是装在橘黄色的桶里，容器上的标志条纹为橙色，故得名"橙剂"（Agent Orange）。西方学者都认识到了美军在越南使用"臭名昭著的橙剂"的后果，让我们看看在他们的笔下所描述的情形：

　　"1964 年至 1971 年，美国向越南喷洒了多达 1200 万吨的橙剂。臭名昭著的橙剂是一种混合物，组成成分包括苯氧乙酸类除草剂、二噁英和松节油，被用作落叶剂。美军使用橙剂是为了让整片雨林树叶落尽，从而使越共的部队无处藏身。这一行为可害苦了大量越南百姓，并且已经被《日内瓦公约》所禁止。但这个禁令对这片越南雨林而言已经太迟了，四十多年过去了，这片森林依旧没能从当年的破坏中恢复过来。当年生长着茂密雨林的地方，如今只有一种叫作丝茅的坚韧茅草。丝茅是东南亚森林地表植被的组成物种之一。每当树木落叶，丝茅便会旺盛地生长一小段时间，可一旦树荫重新遮住阳光，丝茅就会默默地退去。所以，当越南的森林因为橙剂而永久性落叶后，丝茅便疯狂地长满了整片林地。人们一次又一次地焚烧丝茅，却似乎只是一次又一次地助长了它们的长势。人们尝试在这片土地上种植柚木、菠萝甚至是强大的竹子以遏制丝茅，却一次次地失败了。于是丝茅不出所料地被当地人称为'美国杂草'。最近丝茅躲在美国从亚洲进口的室内盆栽的包装里潜入了美国，如今正在美国南部各州肆虐，不得不说这种复仇颇有些诗意。"

　　　　　　　　　　　　——〔英〕理查德·梅比《杂草的故事》

越南雨林被橙剂破坏后，只有茅草疯狂而繁茂地生长。越南人民痛恨这种杂草，骂它是"美国杂草"，具体到植物名称，有人说它是"丝茅"。确实，丝茅正是森林砍伐或火烧迹地的先锋植物，也是空旷地、果园地、撂荒地以及田坎、堤岸和路边的极常见植物和杂草。

> "时珍曰：茅有白茅、菅茅、黄茅、香茅、芭茅数种，叶皆相似。白茅短小，三四月开白花成穗，结细实。其根甚长，白软如筋而有节，味甘，俗呼丝茅，可以苫盖，及供祭祀苞苴之用，《本经》所用茅根是也。"
>
> ——明·李时珍《本草纲目》草部

杂草出身有药材，清热利尿白茅根。从《本草纲目》中看到，李时珍认为"丝茅"不过是白茅根的别名。难道，那种被骂作"美国杂草"的丝茅就是中药材白茅根的基源植物？

但在现代植物学分类上，白茅与丝茅是两种植物，其拉丁名不同：白茅 *Imperata cylindrica* (Linn. Beauv.)；丝茅 *Imperata koenigii* (Retz.) Beauv.。二者性状近似。难道，丝茅的根也可以成为白茅根药材的来源吗？

也有人肯定地说，那种被美国人仇恨的外来杂草其实就是来自亚洲的白茅。此说美国的白茅不是来自越南而是来自日本。有文献载，1911年冬天，日本的无核小蜜橘的根从日本海运到阿拉巴马州距离莫比尔地区25英里的"GRAND海湾"。而包裹无核小蜜橘根部的东西正是白茅草。当时的州政府鼓励用白茅草作为饲料作物和防止水土流失作物，于是白茅草在阿拉巴马州落地生根。白茅草在美国的繁殖，后果非常严重，美国本土植物的生活领域被侵占。白茅草从阿拉巴马州蔓延到佛罗里达州、密歇根州，甚至更远。在这些州怎样根除白茅草成为一项课题，有美国专家认为对付白茅草像一场战争，甚至需要和其他州合作。仅 2009 年，美国阿拉巴马州从政府经济刺激计划专款中抽出 600 万美金用于对抗白茅草的入侵。

在 1977 年汇编的《世界上危害最大的杂草》中，排名第七的就是丝茅，排在第一位的是香附。但仅从上述文献中，尚无法将美国杂草的原植物确定为是丝茅还是白茅。希望有懂植物的学者给出一个确切的答案，或通过实地考查予以确认。其实这并不难。

如果危害美国的确定为白茅，那白茅根不是可以成为我们有用的药材资源吗？美国不仅有西洋参，还有像白茅根、葛根这些对他们来说实在"无用"而且要清除的"有害资源"，却不妨值得我们作为中药材资源进行开发与利用。

茅根

神农本草经 ／ 中品

茅根　味甘，寒。主劳伤虚羸[1]，补中益气[2]，除瘀血[3]、血闭[4]、寒热[5]，利小便[6]。其苗，主下水。一名兰根，一名茹根。生山谷、田野。[7]

《名医》曰：一名地管，一名地筋，一名兼杜。生楚地，六月采根。

案《说文》云：茅，菅也；菅，茅也。《广雅》云：菅，茅也。《尔雅》云：白华，野菅。郭璞云：菅，茅属。

《诗》云：白华菅兮，白茅束兮。《传》云：白华，野菅也，已沤，为菅。

　　——清·孙星衍、孙冯翼辑本《神农本草经》

〖注释〗

① 劳伤：因过度劳累而引起的内伤。

② 虚羸：虚弱。唐·元稹《晴日》诗："多病苦虚羸，晴明强展眉"。羸（léi，音累）：瘦弱。

③ 补中益气：中医治则治法术语。补中：中医治疗气虚证的方法，又称补气，属补法。益气：指用补气药物治疗气虚证的方法。

④ 瘀血：中医病因学术语。因血液运行不畅而阻滞于脉中，或溢于脉外，凝聚于某一局部而形成的病变产物。又有恶血、蓄血、败血、污血等别称。

⑤ 血闭：即经闭。《神农本草经》禹余粮条下亦有主"血闭"功效。

⑥ 寒热：其一，寒证和热证的合称。《灵枢·禁服》："必审按其本末，察其寒热，以验其脏腑之病。"其二，用指邪气之寒热性质。同义者如《灵枢·寒热》："此鼠瘘寒热之毒气也。"其三，指寒热相兼的病证。《素问·皮部论》："黄赤则热，多白则寒，五色皆见，则寒热也。"

"寒热"还可用指病状，系发冷发热之症状表现。《素问·风论》："其寒也则衰食饮，其热也则消肌肉，故使人怢栗不能食，名曰寒热。"《诸病源候论·寒热候》有："因于露风，乃生寒热。凡小骨弱肉者，善病寒热。"

⑦ 生山谷、田野：指药材生境。山谷：谓药材生于高山之山沟、山涧处，或广指为高山峻岭之中；田野：指药材在田地与原野上皆有分布者。

桔　梗

梗　直　的　根

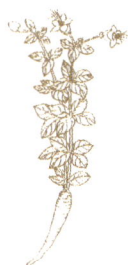

Platycodon grandiflorum
(Jacq.) A. DC. 桔梗

猪苓桔梗最为奇，药笼书囊用有诗。

莫把眼前穷达论，要知良相即良医。

——南宋·谢枋得《赠儒医陈西岩》

桔梗开出美丽的花

桔梗开出美丽的花。

桔梗花具有最平凡的身份。她多野生于山坡草丛之中，这最合她的生长习性，在大自然中野生自盛、春发冬枯。当她开出令人炫目的桔梗花时，人们欣赏它的高雅，却不会把它移离故土，故桔梗花被誉为不慕繁华的"花中处士"。

开放的桔梗花呈蓝紫色。其色紫中带蓝，蓝中见紫，清心爽目，给人以宁静、幽雅、淡泊、舒适的享受。

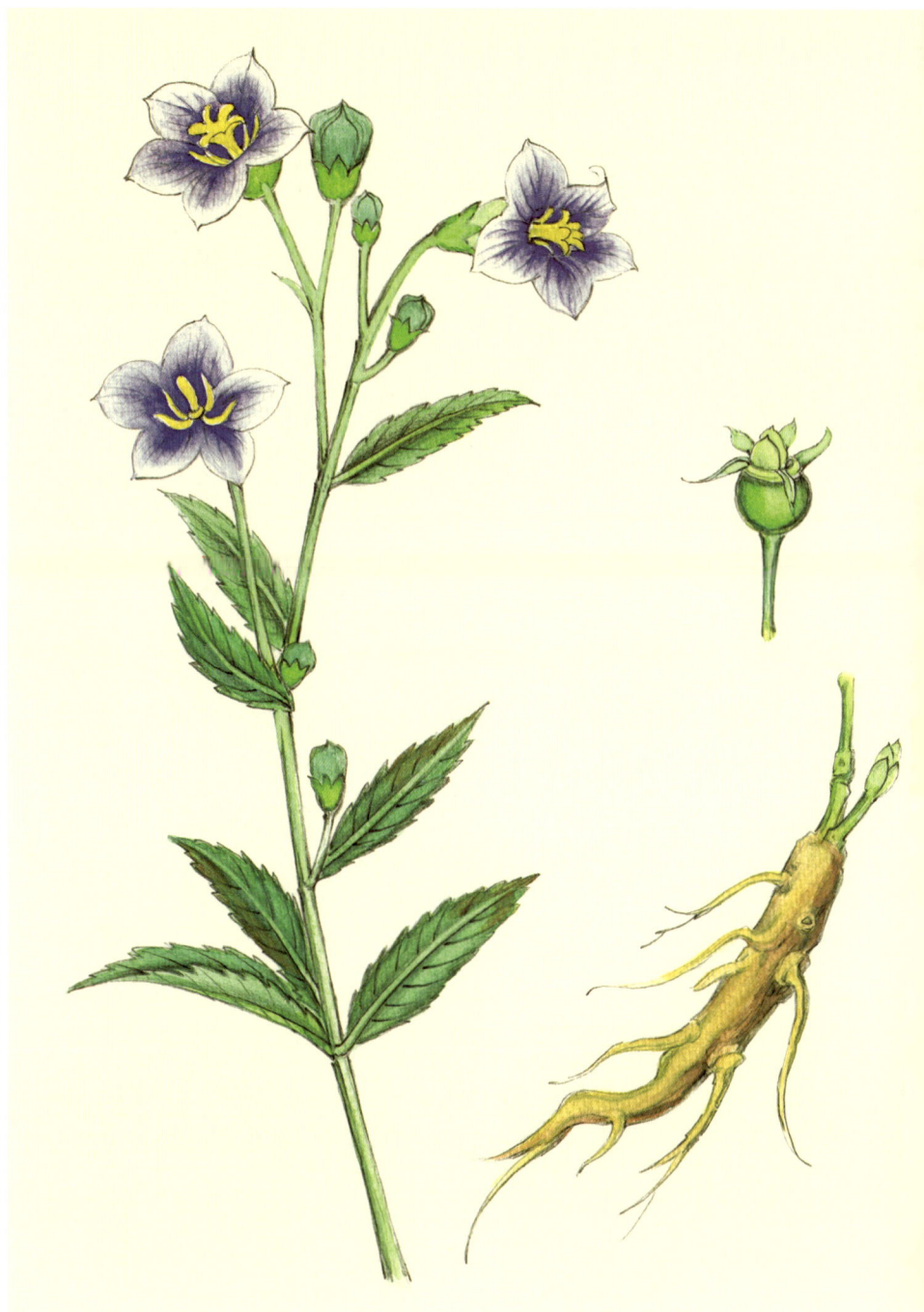

五角形的桔梗花，不仅颜色美，花形也美。未开放时，它的花苞鼓鼓的，像一个个铃铛，或如包袱状，有人看她也像和尚戴的帽子，因此她还有铃铛花、包袱花或僧冠帽的名号。

桔梗的花语，有两种说法：一种是"永恒的爱"或"不变的爱"，另一种则是"无望的爱"。因为她注定不会成为温室中的花朵，令她永远不会成为盆中兰草那样的贵族。

不是贵族也令人喜爱。我国从 20 世纪起开始将桔梗广泛用作观赏植物，栽培于公园庭院之中，清幽淡雅，别具情趣。

有人将生于山间的桔梗，引回平原栽种，因为水肥充足，却发生了一些变化，有的花朵因不适应环境而褪色：那美丽的紫色渐渐变淡，甚至褪变成了白色。难道这是在桔梗身上出现的一种"水土不服"？

要想认识本真的桔梗，就要尽量熟知她的植物学特征。

桔梗为多年生草本宿根花卉。桔梗根肥大肉质，呈圆柱形，不分枝

作者摄校园百草园中
桔梗花开

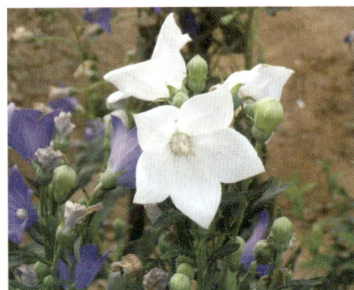

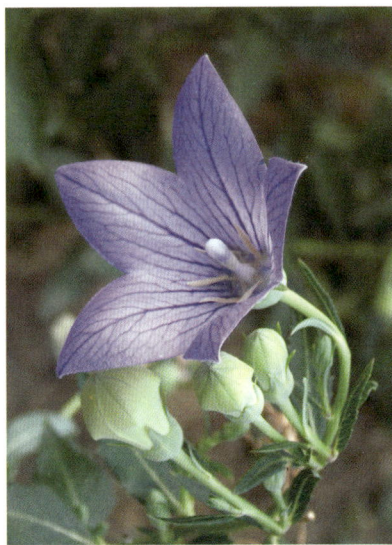

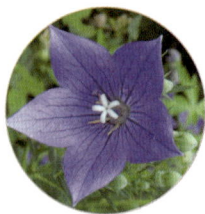

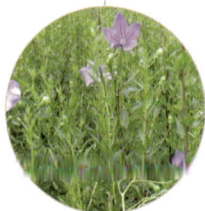

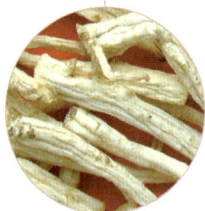

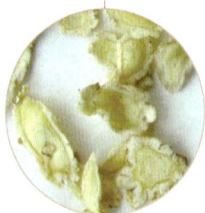

或少分枝。当年主根可长到 15 厘米以上。桔梗的茎直立，高 0.5 ~ 1 米，全株有白色乳汁，通常不分枝或上部稍分枝。叶对生或轮生，叶片卵状披针形，边缘有不整齐的锐锯齿。桔梗不与百花争春，它开花较晚，7 月至 9 月份时，才在茎的顶端开出一朵或数朵蓝紫色的花。其花蕾初现时，从小而大膨胀呈气球形。花冠钟形，先端五裂，倒垂时很像古代的钟，所以又称钟形花。花期过后，8 月至 10 月份结果。

桔梗是一种深根性植物。桔梗根很有用，长得梗直，细嫩而可供食用。它带点儿苦味，据此人们又称它苦根菜或梗草。人们食用它，更由食而药，使它有着十分悠久的药用历史。

桔梗体现的中国文化

野生桔梗好采，因为它普通而常见。在先秦战国时期，用于医药的植物种类有限，其中就已有桔梗在药用了，因为普通易得，从王公贵族到普通民众都可以用得到。

发现并推荐人才，未必是一件像发现桔梗这样容易的事。但历史上就有一次像采桔梗一样发现并推荐人才的故事：

有位黄县（今山东省龙口）人叫淳于髡

（kūn），他生活在战国时期（约公元前 386– 前 310 年），是一位能言善辩者。淳于髡以辩才闻名，善用比喻，不乏幽默，言语平实，道理透彻。于是乎，他被司马迁列在了《滑稽列传》的第一位。《史记》留名，且地位显赫，自非一般人物。

千里马常有，而伯乐不常有，淳于髡即具有伯乐一样的慧眼。就是这位辩才，有一次他竟然一口气给齐宣王推荐了七位"贤人"！

即便淳于髡乃天下名士，即便他侍奉前任齐王功绩卓著，即便眼下的齐宣王求贤若渴，但哪有如此随便，一次性就推荐如此多"贤人"的？

齐宣王压着心中的怒气，向淳于髡发问："我听说，若是千里之内能有个贤士，百代之中能有个圣人，都算是难得了。你这一天就给我推荐了七个，不觉得有点多吗？"

在场的人都感觉到了宣王那已经压抑不住的火气儿。面对齐宣王的疑问，淳于髡不慌不忙地回答说："大王啊，您可知道名贵的药材桔梗吗？"

显然，齐宣王听说过桔梗的大名。

如是，淳于髡慢慢道来："如果去湖泊池沼寻找桔梗，祖孙几代人也不见得能找到一星半点，但到了山的北坡上，桔梗却多得可以一车一车拉。寻找人才也一样啊。他们说人才稀有，是寻找的方法不对，我找到了贤人扎堆儿的地方，所以能够成群地推荐。"

淳于髡并非虚言应对，他所说那人才扎堆之地，就是当年齐国汇集天下名士的"稷下学宫"。人才产出确有其地，人才智慧更能传承。山东人评价黄县人，说他们是"黄县嘴子"——能说，可能该归功于淳于髡的家乡将他高超的辩才一代一代传承发扬之故吧。

桔梗鼎鼎大名，古人识用皆久。战国中期著名的思想家庄子在描述缺医少药的蛮荒年代，称桔梗和乌头（堇）、芡实（鸡壅，俗称鸡头米）、猪苓（豕零）等可谓上古时期的草药之王（"是时为帝者"），这些药品也被尊为"五药"。

古之真人！以天待之，不以人入天。古之真人！得之也生，失之也死；得之也死，失之也生：药也。其实堇（注：乌头）也，桔梗也，鸡壅（注：芡实）也，豕零（注：猪苓）也。是时为帝者也，何可胜言！

——《庄子·杂篇》

北宋名人苏东坡，因为获赠枸杞若干，诗兴大发，干脆将诸多药草写入诗句，其中就引用了庄子的说法，称"鸡壅桔梗一称帝，堇也菖蒲等臣仆"，将桔梗、芡实比作药品中的帝王。苏轼的门生晁补之在苏东坡失势后，因为"苏门四学士"的名头而被牵连入狱，狱中身染风寒，肺痨成疾，困苦之中仍不忘用桔梗煮汤以求愈病。晁补之有诗句曰：

"仆夫无事困薪苏，乌鸟不鸣依室屋。
肺病恶寒望劝酬，桔梗作汤良可沃。"

与此相映射的是，北宋时期，桔梗的广泛应用称得上是它的辉煌年代。宋朝的中药熟水（中药饮料）品种多样，广泛流行，自民间至皇室，都时兴用桔梗煮汤，饮之以调寒热，清肺祛火。宋仁宗皇帝还亲自将原有的甘桔汤（甘草、桔梗）配方加以改良，添加几味药材，命名为"如圣汤"，让它得到更多的流传。

如圣汤（宋仁宗方）。组成：桔梗一两，甘草（生）一两，牛蒡子（炒）一两，麦门冬半两。功效：治痰祛热，利咽喉。别名如圣麦门冬散、

如圣饮子、如圣饮。（据《普济方》卷六十引
《旅舍》）

其根结实而梗直

《神农本草经》所载桔梗，列为下品。明
朝李时珍在《本草纲目》中为桔梗释名曰："此
草之根结实而梗直，故名桔梗"。

桔梗目前是临床的常用药，其药材来
源为桔梗科多年生草本植物桔梗 *Platycodon
grandiflorum*（Jacq.）A. DC. 的干燥根。春秋二
季采挖后，洗净，除去须根，趁鲜剥去外皮或
不剥外皮，干燥后供药用。

《神农本草经》之后，《名医别录》中将"荠
苨"也列为了桔梗的药材来源，从而形成桔梗
与荠苨并用的情况。《本草纲目》中把二者进
行了区分，以味道的差异为标志，桔梗为苦桔
梗，称荠苨为"甜桔梗"。后世又根据二者产
区的不同，区分为北桔梗和南桔梗，产于河北、
山东、山西及内蒙古与东北诸省区者为北桔梗，
产于安徽、江苏、浙江者称南桔梗；北桔梗即
甜桔梗（荠苨），南桔梗即苦桔梗。从植物学
的基源而言，苦桔梗与甜桔梗实来自两种不同
的原植物。后世确立了以苦桔梗作为桔梗正品

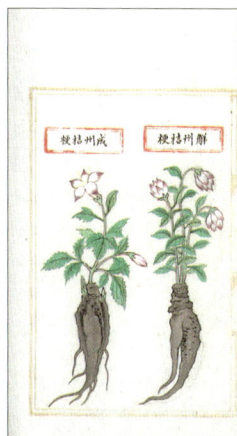

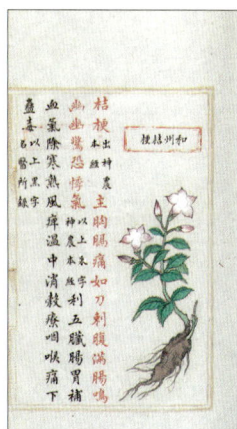

《本草品汇精要》纪录的
桔梗

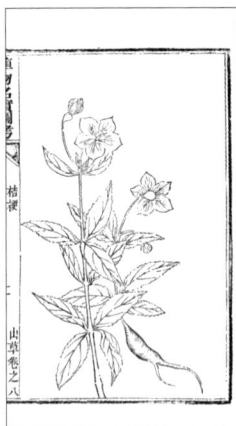

《植物名实图考》卷八桔梗绘图

的药用地位，但因药性的近似，甜桔梗成为桔梗（苦桔梗）的代用品。

甜桔梗与苦桔梗之间药性的差异，有一首本草诗解说得清楚明白。清代朱同樵的《本草诗笺》，依据药性对众多的中药用工整的七言句进行归纳，不过述性味归经功效主治，大多较为平淡无奇。其中的《桔梗》诗，因说明了苦桔梗与甜桔梗的药性不同，让我对它高看一眼。二者因味的苦、甜不同，而令药性的升降有异。

桔梗荠苨有二名，须于甘苦辨分明。
宽舒胸腹开皮腠，通利咽喉引肺经。
用以上升甘可贵，若从下降苦为精。
味辛无毒微寒性，解表还能主悸惊。
——清代朱同樵《本草诗笺》桔梗药性诗

现代对桔梗药性的认识：味苦、辛，性平，归肺经。功能开宣肺气、祛痰止咳、利咽散结、宽胸排脓，临床常用以治疗咳嗽痰多、胸闷不畅、咽痛、音哑、肺痈吐脓、疮疡脓成不溃等病证。

肺经良药主胸胁

桔梗性平，为肺经专药，能开宣肺气，宣肺止咳。无论外感或内伤所致寒热虚实性质的咳嗽都可以选用。如常用中成药通宣理肺丸（麻黄、苏叶、前胡、苦杏仁、桔梗、陈皮、半夏、茯苓、枳壳等）中就选用桔梗，配合麻黄等解表散寒药，共同起到宣肺止嗽作用。

桔梗解表祛邪，可以宣畅上焦，故外感可用。外邪困表易致肺气郁闭，宣降失常。宣畅肺气则有利于解表祛邪。无论风寒表证、风热表证均可应用。适用于治疗外感咳嗽，发热恶寒，鼻塞流涕，头痛无汗，肢体酸痛等症。

桔梗载药上行，宣利肺气，是良好的引经药。既有引药上浮入肺的作用，又有升提肺气的作用，可使病变的水湿由脾到肺而归于常道。如《太平惠民和剂局方》参苓白术散治脾虚夹湿证，即在益气健脾、渗湿止泻的同时，配伍桔梗宣利肺气以通调水道，又兼载药上行以益肺气。

桔梗上行而能利咽散结。早在《伤寒论》通脉四逆汤方中，针对咽喉症状可加用桔梗："咽痛者，去芍药，加桔梗一两"。自《伤寒论》用桔梗治疗少阴咽痛证以来，在气滞、血瘀、

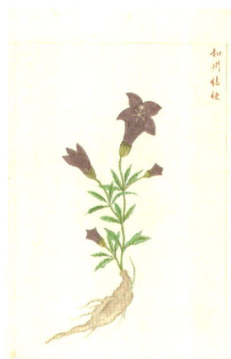

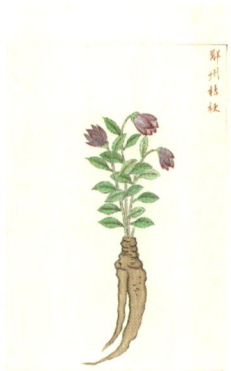

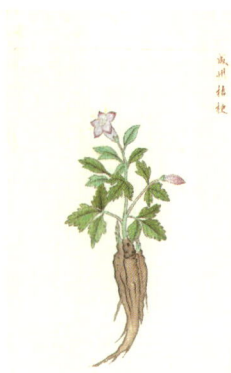

《金石昆虫草木状》桔梗绘图

热结、痰阻所致的各种咽痛证中，皆可配用桔梗。

桔梗如何由上而及下？因"肺与大肠相表里"。桔梗既可宣通肺气，也能畅利二便。《神农本草经》载桔梗主"腹满肠鸣幽幽"，是用其疏通肠胃，故桔梗有治腹满便秘功用可知。正因为肺与大肠的表里关系，肺气郁闭则大肠不能承肺气下行而致便秘。当肺气通畅，则可间接疏通肠胃，下输膀胱，因而桔梗对肠道疾病、小便不利等也有良好效果。

据报道，用竹桔饮（淡竹叶、桔梗各 10 克）治疗痔瘘术后癃闭 20 例，获得满意疗效。桔梗能开肺气之结，与淡竹叶相配一开一利，一升一降，调理气机，宣导淡渗，轻剂以祛实邪。此属"欲降先升"之治法，实乃《黄帝内经》"病在下取之上"以及"提壶揭盖"治法。

桔梗宣畅气机，开胸散结，以主"惊恐悸气"。桔梗并非理气药，但在气滞血瘀、痰阻所致的胸痹中经常应用。此当即《神农本草经》所载桔梗主"惊恐悸气"功效。如《医林改错》血府逐瘀汤为治疗胸中血瘀的专方。方中用药以桔梗配伍枳壳一升一降，开胸行气，"气行则血行"，气机通畅有利于瘀血的祛除，与其他活血化瘀药起到协同作用。药理研究发现，桔梗"能降低冠状动脉的阻力，增加血流量"，对配伍应用桔梗治疗胸痹提供了有力佐证。

《神农本草经》载桔梗"主胸胁痛如刀刺"，这与现代对桔梗主要功效的认识是一致的：桔梗以作用于肺经为主，主治以咳嗽、咽痛、肺痈等上部病症为主。若以气血分言，以上是从气的角度述其功效，最为主流。但也可从血的角度出发进行认识，对桔梗"主胸胁痛如刀刺"有另外一解，即桔梗活血而有治血瘀的作用，此与主"惊恐悸气"联系则更易理解，如主治血瘀的血府逐瘀汤方中用到桔梗。而《肘后百一方》载有单方，用桔梗治"若被打击，瘀血在肠内，久不消，时发动者，取桔梗末，熟水下刀圭。"用其治瘀血是非常明确的。

金匮有方桔梗汤

桔梗具有消痈排脓功用，最有代表性的是《金匮要略》的桔梗汤，仅由桔梗和甘草组成。桔梗汤是治疗肺痈的有效成方，《中医内科学》在肺痈溃脓期亦选取本方加味。

"咳而胸满振寒，脉数，咽干不渴，时出浊唾腥臭，久久吐脓如米粥者。为肺痈。桔梗汤主之。"（《金匮要略》）

金匮桔梗汤适用于肺痈之溃脓期，以吐脓血。桔梗用于肺痈早期可以散邪宣壅，脓成可以托毒排脓，治疗肺痈几乎无他药可以替代。动物实验也证实，桔梗汤能通过增加肺和呼吸道的排泄量，使脓液稀释而易于排出。

桔梗汤组成仅二味，因其简易而多被忽略。近代擅用经方的名医曹颖甫先生对此方从"碱性"出发认识其吐痰功效，可谓新颖观点。

"除痰之药有碱性者为长，故咯痰不出者，用桔梗甘草汤，无不克日取效，以桔梗含有碱性故也。痰黏胸膈而不出，则用有碱性之桔梗以出之，所谓在高者引而越之也。胶痰在中脘，则用有碱性之皂荚以下之，所谓在下者引而竭之也。凡用药有彻上彻下之异，可因此而观其通矣。"（《经方实验录》）

桔梗汤药少而力专，由此而悟。但本方服用颇为刺激胃肠，以饭后服用更佳。有体会认为，在汤药中加味使用本方，似不如原方疗效佳，佐证经方应慎加减。中成药小儿止咳糖浆即取本方制成，但不如汤剂力宏且效捷。

怎可不识桔梗元参汤

桔梗元参汤为清朝名医黄元御所创，是治疗鼻病（鼻炎）的专方："治肺气郁升，鼻塞涕多者"。载于《四圣心源》卷八。该方以桔梗用为主药，其组成为：桔梗9克、元参9克、苦杏仁9克、橘皮9克、半夏9克、茯苓9克、甘草6克、生姜9克。用法：煎半杯，热服。

对于桔梗元参汤，罗大伦博士在《神医这样看病》中有如此妙解：

该方基本属于食疗的范围，里面多半的药都是食物。其中桔梗是升的，开肺气，解毒排脓；元参是升的，润燥解毒；杏仁是降的，降肺金之气；橘皮入气分，清理肺气，化痰降逆；半夏是降的，和胃降逆；茯苓是升的，去除水湿，助脾气之升；甘草是补脾胃的，坐镇中州；生姜是散寒的，可以散在外表之寒。黄元御认为是人体内的气机升降圆圈转得不太灵光了，导致上面的气机堵在那里，所以会出鼻塞等症状。中医以前也说过：九窍不和，皆属脾胃。(《神医这样看病》)

桔梗元参汤一方经过罗大伦的宣讲，在治疗鼻病方面得到广泛运用，且收到很好疗效。以网友"退而结网"介绍的治愈四十年老鼻炎的经历最为传奇：

2011年2月中，爸爸来我家帮忙带小孩子，他那个鼻炎超级严重。

疑问：鼻炎也会遗传吗？这个问题一直困扰了我很多年，因为从我记事起，我的很多亲戚——爷爷、叔叔、姑姑、表兄弟姐妹、堂兄弟姐妹中，有鼻炎的十有七八。父辈的鼻炎基本上都持续了多年，他们都认为是遗传的，我很庆幸，没得到这一遗传。

我爸爸在20世纪80年代初期做过鼻中隔弯曲手术，据他说就是做的那一年很通畅，之后就越来越重，各种滴鼻药都用了，就是不起作用。现在白天不通气，晚上也不通气，只能用嘴巴呼吸，并发咽喉炎。经常感冒，整个人畏寒怕风。并强烈地表示要去做激光手术。当时我几个同事做过激光手术后效果并不明显，而且很快就复发。当时我爸爸迷信这些手术，还以为我舍不得钱。我给爸爸开了桔梗元参汤五剂，每剂药才五元二角钱，要他先试一下。

奇迹出现了：第一剂药喝下去后的第二天早上，爸爸就说昨天晚上鼻子通了一只，基本不用嘴巴呼吸了。第三天早上，爸爸就说昨天晚上鼻子都通了，不用嘴巴呼吸了，睡觉也安稳了。那就继续喝。五剂喝完后咽喉也好了，原来老是咳痰也基本没了。原方不变，再喝五剂。

过几天后，受凉感冒了，感冒治疗好后，鼻炎并没加重，看来效果稳住了。休息个把星期，又喝了十剂。现在冬天已经过完了，到了夏天了，爸爸的鼻子都很好，他对这个效果很满意。那可是三四十年的老鼻炎啊。

之后，我叔叔也喝了15剂，效果也很好，也是三十多年的老鼻炎。

过年的时候，我堂弟到我家来玩，说起他自己和他的一个伯父激光手术后，分别只好了一个月与一年，而且手术过程还是很痛苦的，加上中药的效果很好，爸爸就打消了做手术的念头。

结合爸爸体质，如果进一步使用温通脾阳肾阳的药物治疗，效果应该更好一些。……通过这些实例，我现在相信鼻炎是不会遗传的。

（——引自：http://blog.sina.com.cn/s/blog_73b391c60102w879.html）

单方医案说本源

有位基层老中医，他的一位邻居长年进城干零活，每天带着工具，骑上自行车，出门吆喝生意，由于感觉吆喝时气力不够，还时有气喘，就买了喇叭，但还是体力不支，无力蹬车，难以继续工作，遂回家养病。虽也吃了一些中西药物，并没有显著效果。

有一天，这位邻居的家属突然来找这位老中医，说她老公病情加重卧床，胸中憋闷，好像有什么东西堵塞着不得出气。考虑到对邻居的体质、病情状况有所了解，平素颇有气喘的宿疾，根据自己的判断，暂予治标处治，老中医就开了一味药：桔梗30克研粗末，嘱取回后用童便煎服。次日病人向这位中医复述："昨天服药后不到半小时，我就吐了一地痰，大约两大碗还多，顿时心胸开朗，堵在胸口的东西没了，真是谢谢你。"老中医告诉病人，治病求本。还要针对病根继续服药，才能根治避免复发。

碰巧当时有位习医的年轻大夫在旁边，就询问老中医用药桔梗的根据。这位老中医说，当时因不能面诊患者，故未开出复杂的处方，出于对患者的了解，以此桔梗单方应急，是本于《简要济众方》中的记述：

"治痰嗽喘急不定：桔梗一两半。捣罗为散，用童子小便半升，煎取四合，去滓温服。"

丁甘仁轻灵用桔梗

民国时期"孟河医派"的重要代表人物丁甘仁（1865–1926 年），

名泽周，他早期创办上海中医专门学校，培养中医人才，成绩卓著。他主张伤寒、温病学说统一；于临床打破常规，经方、时方并用治疗急症热病，开中医学术界伤寒、温病统一论之先河。

具体到用药经验，丁甘仁对桔梗的运用也颇具特色。据统计，在《丁甘仁医案》中，他运用桔梗的医案共计 48 则 60 次，包括治疗痢疾 8 次、喉痧 5 次、肺痈与风温各 4 次、咳嗽 3 次、外科应用 20 次等。在不同疾病中灵活运用桔梗，剂量极轻，最大量用 3 克计 52 次，他用药轻灵的特点在桔梗一药上有着明显的体现。兹录《丁甘仁医案》中其治肺痈首案：

沈左。外感风温，内蕴湿热，熏蒸于肺，肺脏生痈，咳嗽胸膺牵痛，痰臭脓血，身热口干，脉滑数，苔黄。重症也。急拟辛凉清温，而化痰瘀。

薄荷叶八分，冬桑叶二钱，粉丹皮二钱，桃仁一钱，生甘草八分，桔梗一钱，银花五钱，连翘壳三钱，光杏仁三钱，象贝母三钱，生苡仁五钱，冬瓜子四钱，活芦根（去节）二尺，鲜丝金荷叶（去背上白毛）十张。另单方，金丝荷叶一两（去毛打汁），陈酒一两，杏仁粉五钱，川贝粉五钱，炖温服之。

前方连服三剂，咳嗽脓血均减，身热亦退大半。原方去桃仁及薄荷叶，加轻马勃八分，通草八分。（《丁甘仁医案》）

丁甘仁在《药性辑要》中有对桔梗药性的总结：

"桔梗为舟楫之剂，引诸药上至高之分以成功，肺经要药也。风症、郁症、肺症皆不可缺。"

至于配伍，丁甘仁在临证中以桔梗与杏仁相配开宣肺气，桔梗与白芍药相伍止痢疾腹痛，桔梗与皂角刺、穿山甲相合排脓行血，但多并非用为主药，用量均有轻微轻灵的特点。

中成药与简便方

桔梗广泛用于中成药配方，如银翘解毒片、桑菊感冒片、牛黄解毒片、复方川贝精片、祛痰灵、痰咳净、健民咽喉片、小儿化痰止咳颗粒、神奇枇杷露等中成药，药物组成中均含有桔梗。这些中成药较为常用，也体现了桔梗的主要作用。

以下是几则桔梗的简便单验方，属于民间传抄比较广的那类，在专业人士的眼中，多少会有些"小儿科"。

治痰咳喘急：桔梗研末，每服 3 ～ 9 克，日服 2 次。

治急慢性气管炎：桔梗、苦杏仁、知母、远志各 6 克，黄芩 9 克，水煎服。

桔梗汤治肺痈、咳嗽胸满、脓痰等症：桔梗 30 克，甘草 60 克，加水煎汤，分次温服。若减少药物的用量，如桔梗、甘草各用 6 ～ 9 克煎服，可治外感、咳痰不爽。

枳壳汤治伤寒痞气、胸膈满闷：桔梗、炙枳壳各 30 克，加水煎汤，去渣，分 2 次服。

治咽喉肿痛：取桔梗 6 克，薄荷、牛蒡子各 9 克，生甘草 6 克，水煎服。

治热咳痰稠：取桔梗 6 克，桔梗叶 9 克，桑叶 9 克，甘草 3 克；水煎服，日 1 剂，连服 2 ～ 4 天。

治疗肺炎（细菌感染者）：桔梗 15 克，鱼腥草 36 克，水煎服，日 3 ～ 4 次。可配合适当抗生素。

治疗小儿喘息性肺炎：桔梗、半夏、枳壳、陈皮各 4 克，神曲、茯苓各 5 克，甘草 1.5 克。以上为三岁小儿用量，每日服 1 ～ 2 剂。

治疗急性扁桃体炎：桔梗 10 克，生地黄 30 克，麦冬 12 克，甘草 5 克，水煎服，日 1 剂。

根据现代研究，桔梗主要含有桔梗皂苷，含量约 2%，还有桔梗皂苷元、远志酸、桔梗酸、桔梗聚糖、菊糖、α - 菠菜甾醇、白桦脂醇、三萜烯类等物质；其有效成分为桔梗皂苷，内服少量桔梗皂苷能刺激咽喉黏膜及胃黏膜反射性，引起呼吸道黏膜产生分泌亢进，稀释并排除潴留于支气管和气管中的痰液。药理实验证实，桔梗有抗炎、镇咳、祛痰、抗溃疡、降血压、扩张血管、镇静、镇痛、解热、降血糖、抗胆碱、促进胆酸分泌、抗过敏等广泛作用。但桔梗如用量过大，容易引起恶心呕吐，严重者可见四肢出汗、乏力和心烦，用药时需注意。对于虚证咳嗽、干咳无痰及有咯血倾向者，不宜使用桔梗。

1970 年以前，桔梗药材主要依赖野生资源，1970 年以后人工栽培获得成功，其药材来源问题已得到了较好地解决。桔梗是我国传统出口商品，大量出口韩国、日本等。

动听的桔梗谣

"桔梗哟，桔梗哟，桔梗哟桔梗，白白的桔梗哟长满山野。只要挖出一两棵哟，就可以满满的装上一大筐。哎咳哎咳哟，哎咳哎咳哟，哎咳哟，这多么美丽，多么可爱哟，这也是我们的劳动生产。"

这是朝鲜族民歌《桔梗谣》的汉译，又名《道拉基》。"道拉基"是朝鲜族人民喜爱吃的一种野菜，即桔梗。这首朝鲜民歌最初产生于江原道，后流传全朝鲜半岛。歌词不一，曲调平缓流畅。传说桔梗（道拉基）是一位姑娘的名字，当地主抢她抵债时，她的恋人愤怒地砍死地主，结果被关入监牢，姑娘悲痛而死，临终前要求葬在青年砍柴必经的山路上。第二年春天，她的坟上开出了紫色的小花，人们叫它"道拉基"（桔梗）花，并编成歌曲传唱，赞美少女纯真的爱情。每年春天，朝鲜妇女结伴上山挖桔梗，边采集桔梗边唱的这首歌表达了朝鲜妇女在劳动中愉快的心情。《桔梗谣》音乐轻快明朗，生动地塑造了朝鲜族姑娘勤劳活泼的形象。

　　朝鲜族对桔梗特别有感情。在朝鲜半岛、日本把桔梗当作食用疏菜十分普遍。朝鲜族民众素有食用鲜桔梗的习俗，在韩国超市中常有小包装的保鲜、冷藏或腌制桔梗出售，把它当作是餐桌上必不可少的一种菜肴。韩国过去曾大量地栽培和加工桔梗，但精明的韩国人发现我国的桔梗质优价廉，因而转向从我国大量进口桔梗，并把它加工成药菜产品销往日本、美国及其他国家和地区，获利匪浅。

　　桔梗在我国各地野生广泛。我国的许多地区也用桔梗根制作腌菜，颇具风味，并深得人们的喜爱。此外，桔梗可酿酒、制粉做糕点，种子可榨油食用。

桔梗

神农本草经

下品

桔梗 味辛，微温。主胸胁痛如刀刺，腹满，肠鸣幽幽①，惊恐悸气②③。生山谷。

吴普曰：桔梗，一名符扈，一名白药，一名利如，一名梗草，一名卢如。神农、医和：苦，无毒；扁鹊、黄帝：咸；岐伯、雷公：甘，无毒；李氏：大寒。叶如荠苨，茎如笔管，紫赤，二月生。④

《名医》曰：一名利如，一名房图，一名白药，一名梗草，一名荠苨。生嵩高及冤句⑤，二八月采根，暴干。⑥

案《说文》云：桔，桔梗，药名。《广雅》云：犁如，桔梗也。《战国策》云：今求柴胡，及之睾黍梁父之阴，则郄车而载耳。桔梗于沮泽，则累世不得一焉。《尔雅》云：苨，菧苨。郭璞云：荠苨。据《名医》是此别名，下又出荠苨条，非，然陶弘景亦别为二矣。

——清·孙星衍、孙冯翼辑本《神农本草经》

〔**注释**〕

① 腹满，肠鸣幽幽：腹满指腹部胀满症状，肠鸣幽幽指胃肠道有连续的肠鸣音。《本草崇原》有"腹中寒则满，肠中寒则鸣。腹者土也，肠者金也。桔梗禀火土金相生之气化，能以火而温腹满之土寒，更能以火而温肠鸣之金寒也。"幽幽：象声词。幽为呦的通假字。《诗·小雅·鹿鸣》："呦呦鹿鸣。"朱熹《集传》："呦呦，声之和也。"

② 惊恐：惊慌害怕，恐惧。如《史记·陈涉世家》："皆夜惊恐"。

③ 悸气：即心悸。因心悸多与气有关，故名。《说文》："悸，心动也。"

  关于惊恐悸气，《本草崇原》述："惊恐悸气，少阴病也。心虚则惊，肾虚则恐，心肾皆虚则悸。"《本经疏证》："惊者，气乱也；恐者，气下也；悸者，气不行，则水内侵心也。"

④ 荠苨：植物与中药材名称。植物又名地参、杏叶沙参，为桔梗科沙参属多年生草本植物。根味甜，可入药，药性、药材形态皆与桔梗近似，区别点在于荠苨药材（甜桔梗）味甘淡而不苦辛，断面无"菊花心"，功效清热、解毒、化痰。

⑤ 嵩高：中岳嵩山，五岳之一。在河南登封市北。

⑥ 冤句：古县名，又作宛朐。故城在今山东菏泽市西南。

桃　仁
（桃核仁）

血瘀血闭专药

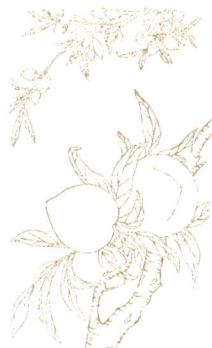

Prunus persica (L.) Batsch　桃
Prunus davidiana (Carr.) Franch.　山桃

程子精微谈谷种，谢公近似喻桃仁。

要须精别性情异，方识其言亲未亲。

——宋·真德秀《咏仁》

[注：程子，指程颐，曾言"心譬如谷种，其中具生之理是性，阳气发生处是情"。谢公，指谢灵运，其《山居赋》述本草药物有"三核六根，五华九实"，三核之药当指桃核仁、杏核仁、蕈核仁。]

桃红又是一年春

"日丽风清花满径，桃红又是一年春。"

闲暇时读到上面的两句诗，感觉很好，就随手记录了下来。但终因学识短浅，很惭愧未能查到究竟是何人的大作。《红楼梦》中述"武陵别景"题的就是"桃红又是一年春"，揣测恐是脱胎于"桃红又见一年春"。后者出于宋代谢枋得《庆全庵桃花》诗，显然系化用

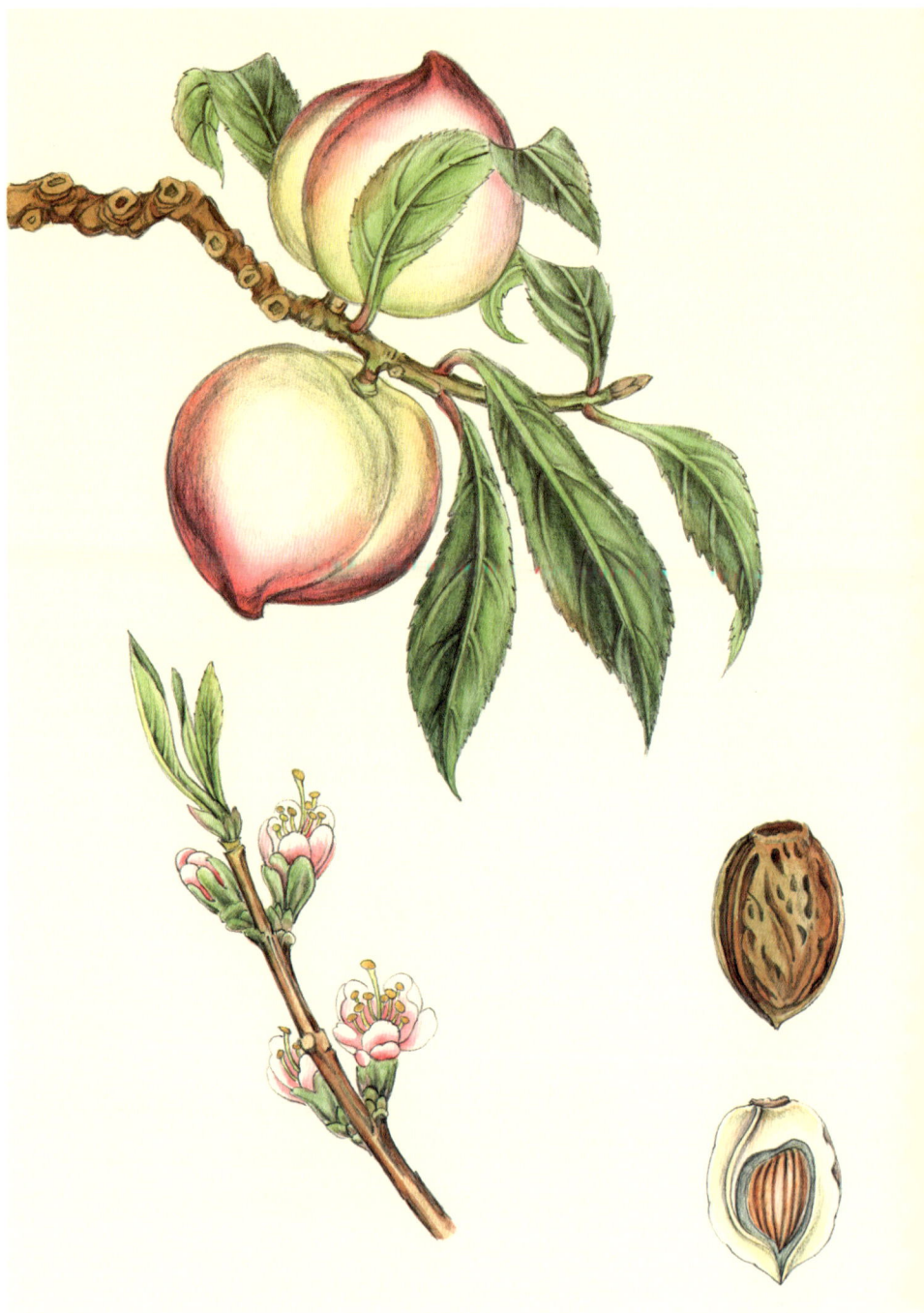

了桃花源之典。

> "寻得桃源好避秦，桃红又见一年春。
> 花飞莫遣随流水，怕有渔郎来问津。"

桃树，原产于我国，后经"丝绸之路"引种到世界各地。桃是与苹果、梨并列的世界"三大果树"之一。中国元素的桃具有很多寓意。桃蕴含着图腾崇拜，有着生育、吉祥、长寿等民俗象征意义。据《神异经》载："东方有树名曰桃，其子径三尺二寸，和核羹食之，令人益寿。"过去奉桃为"仙果"，是福寿的象征，认为食之益寿不老。

说桃，可从上古神话中找引子——夸父逐日，杖化桃林。夸父与太阳赛跑，一直追赶到太阳落下的地方。他感到口渴，想要喝水，就到黄河、渭水去喝。黄河、渭水的水不够他喝，就往北去大湖找喝水。还没到大湖，在半路因口渴而死。他的手杖丢弃在地，化成一片桃林。这正是《山海经》神话所述：

> "夸父与日逐走，入日。渴，欲得饮，饮于河、渭。河、渭不足，北饮大泽。未至，道渴而死。弃其杖，化为邓林。"

《山海经》中还专门记载有夸父之山，"其山有林焉，名曰桃林，是广员三百里，其中多马。""邓林在其（注：指博父国）东，二树林"。

道家著作《列子》以寓言教化，也有相似的记载：

"夸父不量力，欲追日影，逐之于隅谷之际。渴欲得欢，赴饮河渭。河渭不足，将走北饮大泽。未至，道渴而死。弃其杖，尸膏肉所浸，生邓林。邓林弥广，数千里焉。"

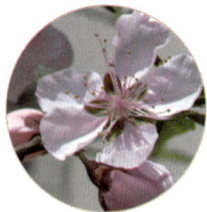

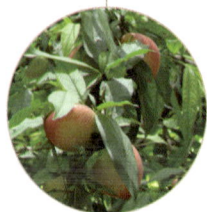

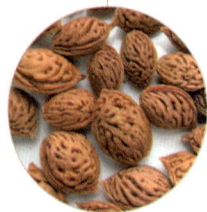

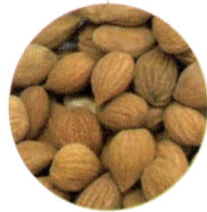

联系起来看，可见夸父逐日中的邓林即桃林。这片桃林既是夸父丢下的手杖所化，又靠他的尸体的肉和油浸渍而生长。邓林的面积有几百里或几千里那么宽广。上古的神话，如此豪放。

一般认为，夸父逐日神话代表的是一种追求光明的精神，因此神话中的"桃木"，后来就有了"克阴"的功能，成为制鬼的神木。自秦汉以来，桃木就有驱鬼的专用。如睡虎地出土的秦简《日书》中，有许多以桃制鬼的记录，如制鬼"以桃为弓，牡棘为矢，羽之鸡羽，见而射之，则已矣"。东汉王充《论衡》中，说对付恶害之鬼，有"黄帝乃作礼，以时驱之，立大桃人"的办法。高诱注《淮南子》有"鬼畏桃也"之说。

古人认为鬼魅是危害人类健康和性命的主要祸害，既然桃能制鬼，桃自然也就与长寿产生出了联系，成为长寿的象征。于是，王母娘娘的蟠桃宴和手捧桃子的老寿星，成为民间与长寿联系最多的传说和物象。

桃文化不仅在中国人心中，人们从古代起就广植桃树，观花食果并供药用，得益良多。

春日欣赏桃花开。诗句说："人间四月芳菲尽，山寺桃花始盛开。"各地桃花开放的时间不尽相同，与当地气候等环境客观因素有关。

在我国西南地区，一般 2 月中下旬就有桃花开放，而黄河流域桃花开放要在阳历 3 月中旬至 4 月上中旬不等。每朵桃花开放约三五天，但由于树上的桃花并非一起同时开放，所以整体延续下来，花期持续可达 10 天左右。

"山桃红花满上头，蜀江春水拍山流。"物候有差异，一般说来，总是山桃开花在先，而后桃花才开放。农历三月为桃花的盛开期，故三月又称为"桃月"。古人三月游春，观赏桃花盛开。苏东坡说桃花"争开不待叶，密缀欲无条"。有的人就是区分不开哪是桃花哪是山桃花，其实它们都是先花后叶，桃和山桃都是五枚花瓣，但桃的花萼有短柔毛，而山桃花萼光滑。桃花的植物特征很明显，它是人们传统印象中的"全乎花"：花瓣、萼片、雌蕊和雄蕊一样不缺，看得明明白白。

另外，那些栽培后专门用于观赏却不结桃子的，多是碧桃花，碧桃属于桃的变种，很早就被当作园林花卉栽种，分为红碧桃和白碧桃，碧桃的花瓣重叠多数，因此只要数数花瓣，就可辨识。因碧桃多观花，较少结果，因此它与药用桃仁无缘。

桃木制鬼，桃而益寿，有古人的精神寄托在其中。而真正实用的，是桃仁的祛邪治病，在实践经验积累的基础上，中医药学已沿用了几千年。

桃仁药用《本经》始

药食同源。桃仁的药用当从其食用而始，通过食用发现其特殊治病功效的。

食用桃仁，文献中是可见的。"（腊八粥）外用染红桃仁、杏仁、瓜

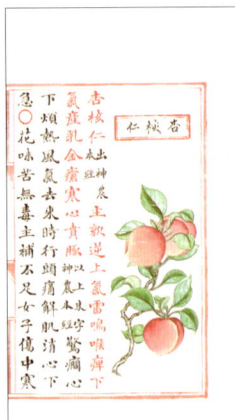

《本草品汇精要》杏核仁
绘图

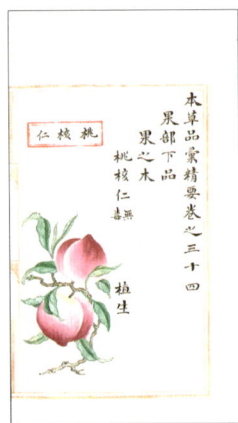

《本草品汇精要》桃核仁
绘图

子……以作点染。"清代富察敦崇《燕京岁时记·腊八粥》，记述煮腊八粥，最终以桃仁、杏仁等为原料用作点染装饰。这种腊八粥，今日很少见了，因为大家都熟知，桃仁有相对较强的活血药性，而用到杏仁，食用专取甜杏仁，药用专取苦杏仁，它们是有明确区别的。

宋代苏轼《仇池笔记》有"王翊梦鹿剖桃核而得雄黄"，记述偶然从桃核中发现了雄黄，这未必真实，但属于食用过程中有所发现。其故事但可姑妄听之：

"一日，有村妇林中见一桃过熟而绝大，独在木杪，乃取而食之。翊适见，大惊。妇人食已，弃其核。翊取而剖之，得雄黄一块如桃仁。"

桃仁药用，在本草中的记载始自《神农本草经》，列为下品。其药材来源于蔷薇科植物桃 *Prunus persica*（L.）Batsch 或山桃 *Prunus davidiana*（Carr.）Franch. 的干燥成熟种子。果实成熟后采收，除去果肉及核壳，取出种子，晒干。在《神农本草经》上记载其"主瘀血、血闭"。而《本经逢原》更强调"桃仁，为血瘀血闭之专药"。李时珍在《本草纲目·果部》强调"桃仁行血，宜连皮尖生用。"

现代对桃仁药性的认识，味苦、甘，性平；归心、肝、大肠经。功能活血祛瘀，润肠通便。临床用于主治经闭、痛经、癥瘕痞块、跌扑损伤、肠燥便秘等。

桃仁为治血瘀血闭之专药，苦以泄滞血，甘以生新血。凡因瘀血、蓄血引致的疾病，均可随证选用桃仁。例如：

——妇女血瘀经闭：可用桃红四物汤（桃仁、红花、当归、川芎、熟地黄、赤芍）随证加减。

——下焦蓄血，瘀阻膀胱：伤寒病热邪与瘀血蓄结于下腹部，症见小腹胀满、大便黑、小便利、烦躁谵语、发热如狂，名为膀胱蓄血。可用桃仁承气汤（桃仁、大黄、芒硝、甘草、桂枝）随证加减。

——肺痈：多由热毒内郁、气血瘀滞所致。可用千金苇茎汤（桃仁、冬瓜仁、生薏苡仁、芦根）随证加减。

——肠痈：由于热毒内聚，气血凝滞，肠道传导不利，气血壅塞、蕴结成痈，初起恶寒发热，腹部疼痛拒按，腿喜屈蜷，如急性阑尾炎。可用大黄牡丹皮汤（大黄、牡丹皮、桃仁、冬瓜仁、芒硝）随证加减。

——跌扑损伤以化瘀血：可用桃仁配合当归尾、赤芍、苏木、姜黄、红花、乳香、没药等同用。

——痈毒：痈肿毒疮初起，可用桃仁配合金银花、连翘、赤芍、红花、天花粉、炙穿山甲、乳香、没药等同用。

清代名医王清任发展了中医活血化瘀理论，在《医林改错》一书中，共有33首处方，除了外治方玉龙散和4首单方（抽葫芦酒、刺猬皮散、小茴香散、木耳散，仅由单味药组成）外，其余28首处方中全部使用了桃仁。桃仁成为王清任使用活血化瘀药物中的代表药物。其中桃仁、红花配伍使用的有12首方，在所有与桃仁配伍对药中居于首位，如血府逐瘀汤、身痛逐瘀汤、会厌逐瘀汤、解毒活血汤、通窍活血汤、急救回阳汤等。

由于桃仁性善破血，散而不收，泻而无补，过用及用之不当，能使血下不止，损伤真阴，故使用时不可不慎。

以桃仁为主药的古今名方桃仁承气汤（《金匮要略》桃核承气汤）、桃红四物汤（《医垒元戎》），均有重要的临床应用，值得详究其用。

《神农本草经》中记载了"桃核仁"，没有记载"核桃仁"。可有人就说核桃仁始载于《神农本草经》。客官你不能这样乱说，因为我有好多的理由：我读书少，需要别人赐教于我；我很懒，不是经常去翻书核对；我很笨，正确的知识点不容易记住，往往被挖坑的带到沟里去。不过还好，《神农本草经》我还能偶尔翻一翻。都说经典不易学，且不说那几本常被挂在嘴边儿供炫耀的中医经典，作为真正的中医药人，还能偶尔翻它一翻多给点儿雨露吗？

妇科名方桃红四物汤

四物汤被称为"妇科养血第一方"，最早见于宋朝《太平惠民和剂局方》中，由当归、川芎、熟地黄、白芍四味药组成。在四物汤的基础上，加入桃仁和红花，就成为妇科名方——桃红四物汤。桃红四物汤是明代徐彦纯《玉机微义》转引《医垒元戎》（元代王好古撰）中的一个成方，也称加味四物汤，清朝太医院《医宗金鉴》中收录此方。

药物组成：桃仁、红花、熟地黄、白芍、当归、川芎。水煎内服。

功效：养血活血。用于妇科血虚兼血瘀证，对多种月经病有治疗作用，可助行经顺畅，减轻腹痛、贫血、头晕目眩等症状。

桃红四物汤还具有滋润肌肤等美容效果，对妇女面色晦暗、黄褐斑、蝴蝶斑等十分有效。

关于桃红四物汤的美容功效，有这样的故事流传，但故事不说桃红四物汤是王好古（约1200-1264年）所创，而将功劳放在丹溪翁朱震亨（1281-1358年）身上，对此虽经查核，却未得到确切的证据，或为演义。故事说：

公元1321年，元代名医朱丹溪出游路过桃花坞，见当地女子个个面若桃花，白里透红。经过一番调查后，他发现当地的女子爱喝一种汤——自制的桃红汤。桃红汤中，有桃仁还有红花。他经过验证发现，桃仁能健身心、养容颜，红花更能祛暗黄、晦暗肤色。朱丹溪据此而创立了经典养颜妙方——桃红四物汤。

桃红四物汤以祛瘀为核心，辅以养血、行气。方中以活血功效较强的桃仁、红花为君药，活血化瘀为主；以甘温的熟地黄、当归滋阴补肝、养血调经；用芍药养血和营，增强补血之力；用川芎活血行气、调畅气血，以助活血。全方配伍精当，能祛瘀血、生新血、调畅气机，化瘀生新是该方的显著特点。

《金石昆虫草木状》桃核仁与杏核仁绘图

桃红四物汤也是治疗骨折的基本方。其治疗骨折的机制主要是化瘀血，促进血液循环。该方能明显改善骨折早期疼痛、肿胀等症状，同时对瘀斑、局部压痛、功能障碍等体征亦有加速恢复的作用。

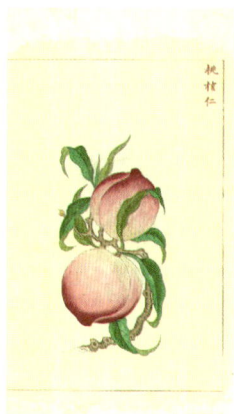

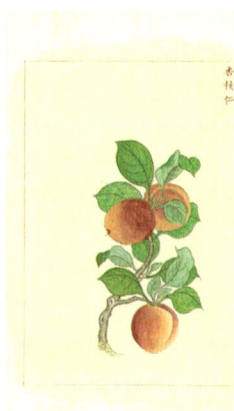

单方两治卒心痛与魇寐

事有诡异，药有传奇。一味桃仁单方，你说它能主卒心痛与魇寐两种不同的病？

先述早在《肘后备急方》卷一中记载的一则桃仁单方。

"治卒心痛方：桃仁（去皮尖、熟研）七枚，水合顿服，良。亦治患三十年者。"

卒心痛，又名真心痛，相当于现今医学诊断之冠心病心绞痛。

桃仁活血散瘀之力较强，适用于血滞不畅所致的心胸疼痛。《名医别录》称其能"消心下坚"。《食疗本草》则称其能"止心痛"。现代临床用桃仁、栀子研末，以炼蜜或蛋清调成糊状，敷于心前区，治疗冠心病心绞痛，取得较好疗效。此法在1981年首次由张仲全报道，50例观察结果（《中级医刊》1981年4期），后又屡经验证，如王慧亦用治50例，经治疗1个疗程（贴敷6次）症状无改善者仅6例，其余44例症状均有好转，症状改善显著者22例，最快者敷药当日症状明显减轻；心电图显著改善7例，改善18例，无改变25例。（《中国民间疗法》2005年3期）

从散瘀血的机制出发，桃仁同样适用于瘀血所致的胃脘痛，可单用，更可配入复方。对于胃脘痛的瘀血见症，如《症因脉治》卷一称："遇夜痛甚，逢冷即痛，按之有形，或饮食入胃，从半边而下，此瘀血痛也。"《医学三字经》卷一记述："瘀血作痛，痛如刀割，或有积块，脉涩，大便黑。"此大便黑，更可能是潜血的表现。

以上是单用桃仁治卒心痛和胃脘痛。文献中也有用桃仁单方治魇寐的记载。据明代倪朱谟《本草汇言》卷十五载：

"治人多魇寐，用桃核仁二十一个，去皮研如泥，以白汤调服。"

睡眠时常有惊怪恶梦，或如有重物压身，遂因此而突然惊觉，称作"魇"，也称"梦魇"或"魇寐"。魇寐之人，血脉多有瘀血，以桃仁活血化瘀治之，正是治本之法。

恶梦治从活血化瘀的依据在于：血为精神意识思维活动的物质基础，瘀血停滞可影响神魂的潜藏。《医林改错》中论述："夜睡梦多，是血瘀。"但王清任只信任血府逐瘀汤，认为"此方一两副痊愈。外无良方。"显然他没有认识到单用桃仁，也能有良好疗效。清代唐宗海《血证论·瘀血》中也论述："瘀血……烦梦不宁，遗精白浊……梦见先亡。"治宜活血化瘀。

其实，除了桃仁单方，成方血府逐瘀汤、通窍活血汤、桃仁丸等，也适用于治疗血瘀之多梦、梦魇、梦游、梦交、梦遗等症。

如上，魇寐与卒心痛，竟可单用桃仁一方统治之。从中医学认识，是因为其有瘀血的共同病机。那么，魇寐与卒心痛之间，是否有密切联系呢？

是有联系的，确有密切的联系。从它们之间的联系上，正可以对桃仁单方的作用做出很好的说明。

多梦、恶梦与冠心病有直接联系，并能产生直接的危害。据临床报道，通过对 165 例经西医确诊为冠心病的患者进行长达 12 年的调查，发现多梦和恶梦是冠心病的临床指征之一，能加快和加重冠心病的进程和程度，有可能是冠心病患者夜间突然死亡的原因之一。在临床上重视多梦或恶梦这种致病因素及其致病机制，就可能从诊断到治疗及预防增添一种新的认识。(高武强、封生荣 : 对 165 例冠心病患者与多梦恶梦关系观察结果分析。《广州中医药大学学报》1995 年 1 期)

西药左氧氟沙星合用克拉霉素时的不良反应个案对此也可作为一例旁证。临床发现，二者合用曾导致一例患者同时出现心悸、失眠及恶梦。症状之间的相关性，其实正是因为相同的原因(病因)——瘀血阻滞。(朱晓兵等 : 左氧氟沙星合用克拉霉素致心悸、失眠及恶梦。《药物不良反应杂志》2005 年第 4 期)

由此也提示，恶梦纷纭之时，不妨考虑到是否患有冠心病的潜在可能。如是，则针对冠心病采取适宜的治疗措施，恶梦可愈。如果排除了冠心病呢，对于非冠心病引起的恶梦，桃仁是否继续适用？ 这就要切记辨证论治的精髓了 : 只要恶梦的发生与瘀血有关，用桃仁则适宜。"有是证用此方"，此为辨证论治之妙。

至于其他原因造成瘀血，从而导致发生恶梦，也有医案可以说明。

福建余宗南医师运用胸椎小关节整复法治疗一些运用常规治疗难以奏效的内科病，取得意想不到的良效。他所举验案中，有一例为外伤后的失眠患者，其失眠当与血瘀有关。

失眠案 : 患者陈某某，女，33 岁，1993 年 4 月 7 日诊。患者诉 3 个月前因车祸造成失眠、多梦，每晚难以入睡，入睡后恶梦不断，2 ~ 3 小时醒后就再无法入睡，并有头痛，头晕，纳呆，精神疲倦，精神恍惚，健忘，烦躁不安等症。内科诊为失眠，经中西药内服疗效差。查 : 车祸时背部受伤处，现仍有疼痛，触诊 T3 ~ T4 棘突向左偏歪，压痛明显。治疗 : 采用胸椎小关节整复法治疗 1 次，手法成功后患者自觉症状有显著改善，心情好转，当晚睡眠 5 小时，恶梦消失。共治疗 3 次，睡眠正常。一年后随访，未复发。(余宗南:胸椎小关节整复法在内科病中的应用。《中恶梦是一种症状表现，并非所有的恶梦都仅由瘀血所致，即瘀血并非是造成恶梦惟一的病机，所以桃仁也并非适宜于所有的恶梦患者。据日本学者通过临床观察后认为，对于慢性恶梦多梦，伴有口渴、呼吸困难、咳嗽等呼吸系统症状，属于气虚津亏、虚热上冲者，用竹叶石膏汤治疗则多有良验。（《汉方与临床》1985 年 12 期）

再如，治疗失眠、多梦，中医最常用的宁心安神法也是不能忘记的。有是证，用是药。用药关键是要对证啊，否则如何取效？

桃仁为治肝硬化专药

沪上中医儿科名家王玉润（1919–1991 年），系上海市杨浦区引翔港人。他出生于中医世家，并曾跟随名师徐小圃（1887–1959 年）侍诊。其毕生最为重要的研究成果就是发现了桃仁是治疗肝硬化的特效药。有病例，有实验数据，且一研究就是几十年，方得出确切结论。

王玉润曾深入江、浙、皖、赣农村，研究血吸虫病防治数十年。他

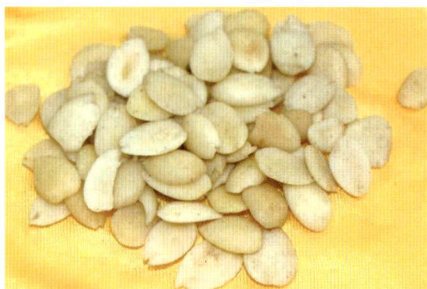

桃仁已去皮

着重研究晚期血吸虫病所致肝硬化，发现晚期血吸虫患者的证候表现，颇似中医典籍中所述"气滞血瘀"证候，在研究了晚一期血吸虫病肝硬化患者的病理解剖及病理、生理状态后，提出了晚期血吸虫肝硬化的病机在于"经隧阻塞，气滞血瘀"，指出活血化瘀是治疗该病的大法。他选用以桃仁为主药的"桃红饮"（出自《类证治裁》，组成桃仁、红花、川芎、当归尾、威灵仙）为基本方，经过对 104 例住院患者进行临床观察，均有显著疗效。运用动物模型进行实验研究，经反复筛选发现，桃仁的作用最明显，与活血化瘀流浸膏的疗效渐趋一致。而后又将桃仁的各种制剂——桃仁霜、桃仁油、桃仁提取物分别进行动物实验，经过反复对照比较，证实有效部位是桃仁提取物，这成为治疗肝硬化克疾制胜的武器。他证明桃仁提取物具有抗肝纤维化作用，是治疗晚期血吸虫病肝硬化的有效药物。这是王玉润获得识病、识药和治本的重大成就。

王玉润经过认真分析比较后定论，桃仁提取物对血吸虫病性肝内弥漫性纤维组织增生引起的"肝络阻塞、气滞血瘀"有明显治疗作用。通过实验研究审证求因，他认识到病证"肝络阻滞，血瘀气滞"背后的实际意义。即桃仁提取物抗肝纤维化的药理机制，是通过提高肝组织胶原酶活性，促进肝内胶原纤维的降解这一途径实现的。肝纤维化一旦发生逆转，致使肝内纤维含量减少，就极大地改善了肝脏供血状况，又进一步促进了组织内蛋白合成。这跟患者的临床表现，以及生化、免疫方面的指标变化，还有腹腔镜检的肝脏表面与电子显微镜下肝组织亚微结构的观察等相吻合。王玉润揭开了晚期肝硬化的转归机制和桃仁有效成分中断纤维化自然病程作用机制的神秘面纱。

基层医生王幸福，对王玉润用桃仁治疗肝硬化的这一研究成果如获至宝，马上运用于临床进行验证，多年实践，证实了研究结论的可行性。桃仁治疗肝硬化效果斐然，用与不用大不一样。王幸福从此把桃仁列为治疗肝硬化必用之药。使用桃仁后可以改善肝功能，使肝质变软，表面结节减少，肝脏纤维化有不同程度的减轻，肝结缔组织减少，纤维束变松等变化。桃仁的用量，每次应控制在 10 ～ 15 克之间，令肝纤维化慢慢逆转消失。桃仁有毒而不宜一次大量使用，只能少量频用，缓收其功。王幸福列举了一治验病例进行说明：

雷某，男，52 岁。家族性乙肝，轻度肝纤维化。经某肝病医院治疗 3 个月余，无效，反致极度消瘦，便溏，每日三四次。后又经某肝病世家治疗 3 个月，使用大量丹参亦不见效。后慕名求诊于我处，出示肝功能检查报告，肝轻度纤维化，门静脉变粗，脾大，转氨酶及黄疸指数均高，血清提示小三阳，心情郁闷，精神紧张。刻诊见面黑红，舌暗紫，苔白腻，纳呆，便溏泻，每日三四次，疲乏无力。辨为肝郁脾虚，处柴胡桂枝干姜汤加减。处方：柴胡 12 克，黄芩 10 克，桂枝 12 克，干姜 30 克，天花粉 12 克，牡蛎 60 克，炙甘草 10 克，苍术 30 克，桃仁 10 克，鳖甲 15 克，白蒺藜 15 克，合欢皮 12 克。15 剂，水煎服，每日 3 次。

半月后复诊，精神好转，便溏每日一次，纳开。效不更方，上方干姜、苍术减为 10 克，牡蛎减为 30 克，桃仁加为 12 克，又加枳壳、木香各 6 克，山药 30 克，同时去掉黄芩，换为白花蛇舌草 30 克。续服 3 个月，人稍胖，大便正常不溏。化验肝功能正常，二对半仍提示小三阳，B 超检查门静脉和脾均已缩小。患者很高兴，要求继续治疗，半年后检查肝纤维化消失，门静脉和脾脏恢复正常，仍以上方为主，每半个月微调一次处方，主旨不变，桃仁、鳖甲不移，一年后小三阳转阴，患者无比兴奋，又介绍了不少患者来我处诊治并谢礼。

按：此病之所以治愈，除了辨证用方正确，疏肝理气、活血软坚、健脾益气外，坚持用治疗肝硬化的专药特效药桃仁、鳖甲，甚为重要，

方中其他药均可随证变化，但此二味药始终不移，终获佳效。（王幸福《医灯续传》）

肝硬化属于较为顽固性疾病，晚期肝硬化难以逆转，而治疗早期与中期肝硬化，从专药的角度来说，桃仁与鳖甲乃有效药对。

桃树流出琥珀泪

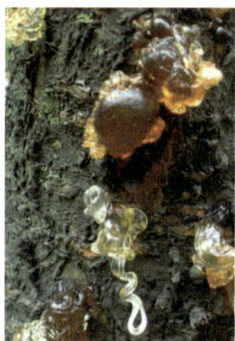

桃胶产桃树上

细心的人不难发现，桃树有"流泪"的特性：从桃树皮中可流出一种黏稠的液体，闪着琥珀色的光，半透明，碰一碰，有弹性，还有点黏糊糊。它就是大家所说的桃胶。

桃胶又名桃油、桃脂、桃树胶或桃花泪。它是桃树的一种自然分泌物，或者是在外力作用下因树皮产生了伤口，分泌桃胶有利于伤口愈合。

桃胶是一种浅黄色透明固体天然树脂，由桃树树皮中分泌而来。经过干燥，可粉碎为固体颗粒状。夏秋季采收桃胶，是一款具有良好养生保健的食材及中药。

桃胶的成分与阿拉伯树胶大致相同，主要由半乳糖、鼠李糖、α - 葡萄糖醛酸、碳水化合物、脂肪和蛋白质等物质组成。

桃胶的药用，其味甘、苦，性平，无毒。

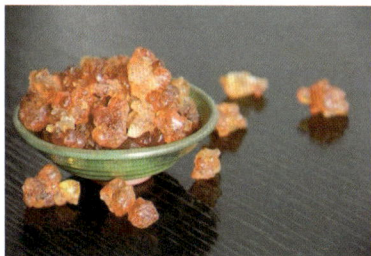

具有清热止渴、养颜抗衰老、润肠道等功效。桃胶在古代多用于治疗石淋、血淋、痢疾。清代医家张璐《本经逢原》记载："桃树上胶，最通津液，能治血淋，石淋。痘疮黑陷，必胜膏用之。"

埋藏千年的琥珀，多来自于今生的桃胶与松脂。这中间的转化需要的正是千年时间的沉寂。中医人从取类比象的观察角度上，认识到桃胶与琥珀在药性上的某些近似，比如它们都有药性趋下、重浊沉降的特性，能化石而治石淋。

在《本草纲目》中，李时珍对桃胶功效的认识是"和血益气，治下痢，止痛"，对此他特别注明。李时珍也关注到，历史上诸如仙方中有使用桃胶服食等记述，为什么后世应用并不广泛呢？他认为"其功未必如是之殊"，说明他对仙方神话是持保留态度的，具有求实的精神。

古今运用桃胶，有一些验方流传。

《杨氏家藏方》桃胶散治血淋：石膏、木通、桃胶（炒作末）各半两。上为细沫。每服二钱，水一盏，煎至七分，通口服，食前。

《妇人大全良方》治产后下痢赤白，里急后重疠痛：桃胶（焙干）、沉香、蒲黄（炒）各等分。为末。每服二钱，食前米饮下。

《古今录验方》治石淋作痛：桃木胶如枣大，夏以冷水三合，冬以汤三合和服，日三服，当下石，石尽即止。

孙思邈《备急千金要方》治虚热作渴：桃胶如弹丸大，含之咽津。

《小儿卫生总微论方》桃胶汤治疮疹黑靥，发擂危困：桃胶煎汤饮之。一方水熬成膏，温酒调下，无时。

桃胶堪称美人泪。如今桃胶因具有美容养颜的功效，被视为嫩肤养颜保健的佳品。据传，桃胶也曾是当年慈禧太后钦点御用的养颜补品。

桃胶有足够的水溶性和适当的黏度，用清水浸泡十多个小时后泡发变软。桃胶经过长时间浸泡后，会变成果冻一般的透明物质，本身无味，但细细品来，却有一点清香，口感则极似果冻，鲜嫩滑爽。虽说桃胶有排毒养颜的效果，但桃胶不宜用于孕妇和经期的女性。

桃花令人好颜色

《神农本草经》不仅记述了桃仁的药用，还记述了桃花、桃凫、桃蠹虫等。这在《本草纲目》中也有记载。综合利用，恰当配伍，可用于如妇科、儿科及外科方面的多种疾病。尤以桃花的美容祛斑功效值得解说。

所谓桃凫，即碧桃干，又称桃奴，为蔷薇科植物桃或山桃的未成熟果实。味酸、苦，性平。归肺、肝经。功能敛汗涩精，活血止血，止痛。可用治盗汗，遗精，吐血，疟疾，心腹痛；妊娠下血。

许多人都知道，食梨腹泻的人，用梨核可治，因梨核性涩。物性如此，桃子与桃凫就颇类似。偶尔一用，也能解决大困惑。李时珍收载的桃凫附方就是例子：

"食桃成病。桃凫烧灰二钱，水服取吐即愈。陆光禄说，有人食桃

不消化作病时，于林间得槁桃烧服，登时吐出即愈。此以类相攻也。张
文仲《备急方》。"

唐朝的张文仲（约 620–700 年）著《随身备急方》三卷。李时珍
这老头儿在引用唐朝张文仲的案例时，随手用了"陆光禄说"还有"不
消化"等词语，直让人觉得是明朝的他倡导了白话文。这是多么活泼的
文风！李时珍不仅博学广识，而且精专医药，还能文风独特。怎能令人
不佩服他呢！把《本草纲目》当成百科全书来读的人们，可有细心人发
现李时珍竟身体力行倡导白话文？

艳丽的桃花，入药与桃仁并列于《神农本草经》中。现今对其药性
的认识，具有利水、活血化瘀、养颜功效。主治水肿、脚气、痰饮、利
水通便、砂石淋、便秘、闭经、癫狂、疮疹等。

如唐代《孟诜方》中载，治心腹痛，"桃花晒干杵末。以水服二钱匕，
小儿半钱。"唐代《备急千金要方》载，治大便难，"水服桃花方寸匕"。
取鲜白桃花 30 克，加入面粉 100 克，做饼食之，可食治小便不利。

桃花具有峻利滑泄之性，能攻逐活血、利水消饮。对桃花的药性，
李时珍结合《儒门事亲》中的桃花食治案例进行了说明。

按张从正《儒门亲事》载。一妇滑泻数年，百治不效。或言，此伤
饮食有积也。桃花落时，以筷针刺取数十萼，勿犯人手。以面和作饼，
煨熟食之，米饮送下。不一二时，泻下如倾，日六七行至数百行，昏困。
唯饮凉水而平。观此，则桃花之峻利可征也。

——明·李时珍《本草纲目》果部

李时珍还在《本草纲目》中引述了一则桃花愈狂病的案例：唐代时

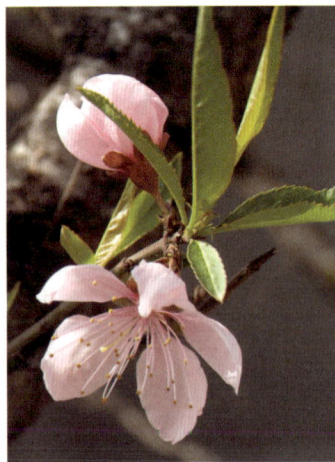

作者摄山桃花开

有一位妇女，因丈夫亡故，日夜思虑，以致精神失常，得了癫狂症。她手舞足蹈，甚至登高上墙，家人只好把她锁在房中。一天晚上，她破窗而出，攀登上树。时值桃花盛开，她一夜之间，竟将一树桃花吃光。次晨家人发现，连忙把她接下树来，而她的狂病竟霍然而愈。桃花治愈癫狂，是因桃花具有消积散瘀的功效。

苏颚《杜阳编》载，范纯佑女丧夫发狂，闭之室中，夜断窗棂，登桃树上食桃花几尽。及旦，家人接下，自是遂愈也。珍按：此亦惊怒伤肝，痰夹败血，遂致发狂。偶得桃花利痰饮、散滞血之功，与张仲景治积热用承气汤，蓄血发狂用桃仁承气汤之义相同。

——明·李时珍《本草纲目》果部

桃花具有很好的美容作用，在《神农本草经》中明确记述为"令人好颜色"。李时珍则不仅重复了桃花《神农本草经》"令人好颜色"记述，更说它有"悦泽人面"的功效。至于其应用，《大清方》载有"酒渍桃花饮之，除百病，益颜色"。更有一些外用内服的简便方。

取桃花干品、冬瓜子（去壳）各50克，研为末，加白蜜调匀，可涂治雀斑。

桃花增白方：桃花干100克，冬瓜仁120克，橘皮80克，一起研成极细末，放入瓶中备用。每次1克，每日3～5次，饭后用温热的糯米酒送服。具有活血化瘀、除斑增白、润肤悦色功效，用于颜面较黑或面有黄褐斑者。

桃花白芷酒是一则供内服兼以外用的实用药酒方：

采集花苞初放的桃花300克，白芷40克，同放于瓶中，加上等白酒1000毫升，密封，一个月后开封取用。每日早晚各饮桃花白芷酒一盅，同时倒少许药酒于手掌之中，双手对擦，待手心发热后，来回擦揉面部。有活血祛斑功效。能祛除脸部黑斑，治疗面色无华、黑斑及产后脸色暗黑等。一般使用40～60天，可达到美白祛斑的作用。

桃花自可入食用，就有时令桃花粥。远在唐代，寒食节前后，河南洛阳人就有以新鲜桃花瓣煮粥的习俗，至明末此俗犹存。唐代冯贽《云仙杂记》载："洛阳人家，寒食装万花舆，煮桃花粥。"清代孔尚任《桃花扇·寄扇》说："三月三刘郎到了，携手儿妆楼，桃花粥吃个饱。"

桃花粥对妇人有血瘀表现者，如脸色暗黑、月经中有血块、舌质显紫斑、大便长期干结，尤为适宜，既有美容作用，又可以治疗血瘀病症。但此粥不宜久服，且月经期间不宜服，月经量过多者则忌服。

谁最眷恋桃花以求结缘？恐非唐朝的崔护莫属！他留下了千古的遗憾：

"去年今日此门中，人面桃花相映红。

人面不知何处去，桃花依旧笑春风。"

　　美人不知何处去了，桃花也会很快开败。美妙的时刻竟然如此短暂，不幸的是人们还要经受疾病的折磨。所以，一定不要忽视桃仁、桃花等良药，恰当运用可为人们解除某些病痛，而恢复健康更能让人绽放出如桃花般的笑脸！

桃核仁

桃核仁　味苦，平。主瘀血[1]，血闭[2]，瘕邪[3]，杀小虫。桃花[4]：杀注恶鬼，令人好颜色[5]。桃枭[6]：微温。主杀百鬼精物（《初学记》引云：泉桃在树不落，杀百鬼）。桃毛[7]：主下血瘕，寒热[8]，积寒无子。桃蠹[9]：杀鬼邪恶不祥。生川谷。

《名医》曰：桃核，七月采，取仁，阴干；花，三月三日采，阴干；桃枭，一名桃奴，一名枭景。是实著树不落，实中者，正月采之；桃蠹，食桃树虫也。生太山。

案《说文》云：桃，果也。《玉篇》云：桃，毛果也。《尔雅》云：桃李丑核。郭璞云：子中有核仁。孙炎云：桃李之实，类皆有核。

——清·孙星衍、孙冯翼辑本《神农本草经》

神农本草经　下品

〖注释〗

① 瘀血：中医病因学概念。凡离经之血积存体内，或血行不畅，阻滞于经脉及脏腑内的血液，均称之。瘀血是疾病过程中形成的病理产物，又是某些疾病的致病因素。在中医文献中，瘀血又称恶血、衄血、蓄血、败血、污血等。

② 血闭：即经闭。亦名不月、月闭、不月水、月水不来、月经不通、月事不来、月事不通、月不通。《神农本草经》禹余粮条目下亦有主"血闭"功效。

③ 瘕（jiǎ）邪：中医病因学概念。引致瘕症的病邪。瘕：其义有二。妇女腹中结块的病变；腹内寄生虫病。妇科有八瘕之病名，即黄瘕、青瘕、燥瘕、血瘕、脂瘕、狐瘕、蛇虾、鳖瘕，出《诸病源候论》卷三十八，其成因"八瘕者，皆胞胎生产，月经往来，血脉精气不调所生也。"另唐容川《血证论》载："瘀血在经络、脏腑之间，结为瘕。"

④ 小虫：中医病因学概念，同"细虫"。小虫、细虫致病，多具有蚕食样损害和传染性特征，往往有瘙痒表现。其实质当如后世所阐明的诸如能引发疥癣等症状的病原微生物。

中医学"虫"的概念，多从症状表现而言，其病变有可能涵盖如后世所认识的导致皮肤瘙痒等的微生物。此处"杀小虫"可与《神农本草经》中主"杀三虫""下三虫"等功效互参。

⑤ 杀注恶鬼：古人谓传染性或症状表现奇异如遭受鬼邪所致的一类病症，多用恶鬼、鬼注（疰）、毒注、邪注等概念描述。《圣济总录》："鬼注者，忽因鬼邪之气排击，当时即病，心腹刺痛，闷绝倒仆，如中恶状，余势不歇，停积弥久，有时发动，连滞不已，乃至于死，死则注易旁人，故谓之鬼注。"可与《神农本草经》楤实条目下所主"鬼疰恶毒"互参。

⑥ 桃凫（fú）：桃的果实着生树上经冬不落者，又称桃奴。即碧桃干。

⑦ 血瘕：病症名。为八瘕之一。"血瘕病，妇人月水新下，未满日数而中止，饮食过度，五谷气盛，溢入他脏；若大饥寒，汲汲不足，呼吸未调，而自劳动，血下未定，左右走肠胃之间，留络不去，内有寒热，与月水合会，为血瘕之聚。令人腰痛，不可以俯仰，横骨下有积气，牢如石，小

腹里急苦痛，背脊疼，深达腰腹下挛，阴里若生风冷，子门擗，月水不时，乍来乍不来，此病令人无子"（《诸病源候论·卷三十八·八瘕候》）。亦可参《诸病源候论·卷四十三·产后血瘕痛候》。

⑧ 寒热：其一，寒证和热证的合称。《灵枢·禁服》："必审按其本末，察其寒热，以验其脏腑之病。"其二，用指邪气之寒热性质。同义者如《灵枢·寒热》："此鼠瘘寒热之毒气也。"其三，指寒热相兼的病证。《素问·皮部论》："黄赤则热，多白则寒，五色皆见，则寒热也。"

⑨ 桃蠹（dù）：食桃树的蠹虫。《本草纲目·虫三·桃蠹虫》[集解]："《别录》曰：食桃虫也。"蠹，蛀蚀器物的虫子。

巴　豆

巴　蜀　菽　豆

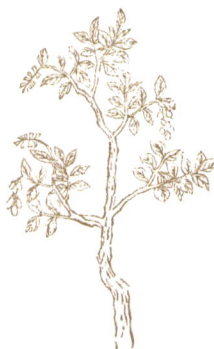

Croton tiglium L. 巴豆

我嚼着苦汁营生，

像一条吃巴豆的虫，

把个心提在半空，

连呼吸都觉得沉重。

——臧克家《烙印》诗句

巴豆药性令人腹泻

巴豆树是一种常绿乔木，分布于我国南方。树高可达近十米，叶子长得比较宽大。

巴豆树上结巴豆。巴豆树结出的果实呈卵圆形，每颗果实有三枚种子，它为人类提供了中药材巴豆。药材巴豆正是来源于大戟科常绿乔木巴豆 *Croton tiglium* L. 的成熟种子。

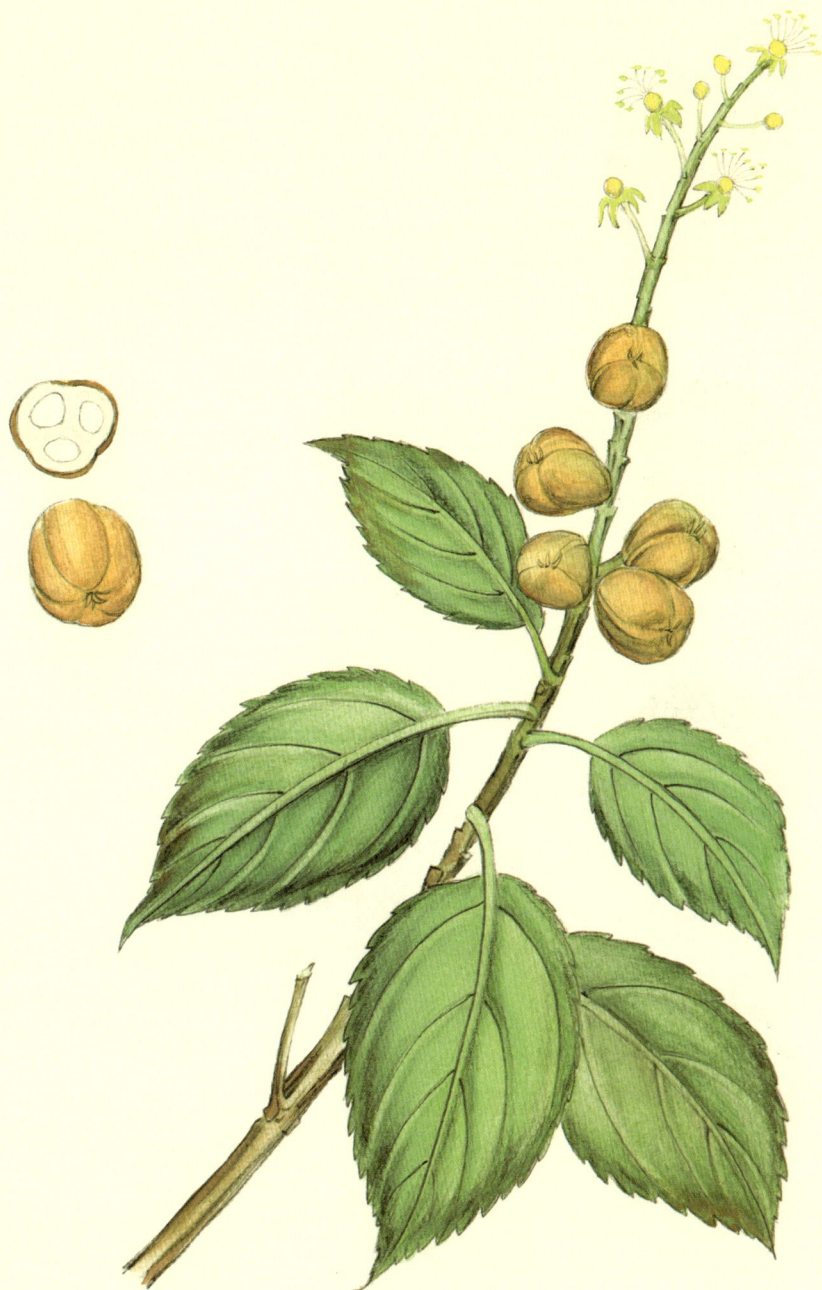

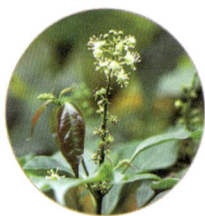

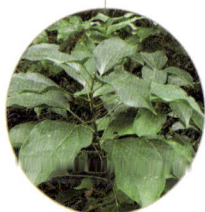

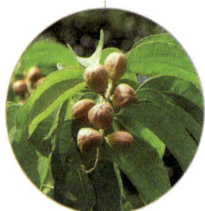

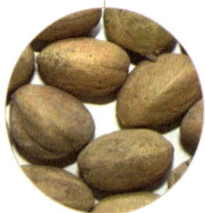

巴豆树高6～10米，幼枝绿色，二年生枝灰绿色。枝上叶互生，卵形或长圆状卵形，叶边有疏浅锯齿，有叶柄。春日开花，花期3月至5月，总状花序顶生，花细小，上部着生雄花，下部着生雌花，亦有全为雄花者。夏季结蒴果，呈长圆形至倒卵形，有三钝角，美丽得像一把金瓜小锤，那一串果实挂在枝头，有成堆成簇的感觉。那金瓜小锤样的三分果实，里面各包含一枚种子，所以每个果实有种子三枚。种子呈长卵形，淡带褐角，像个"豆"。

巴豆主产于四川，古人早就给它一个"巴菽"的别名。李时珍在《本草纲目》中对此的解释是："此物出巴蜀，而形如菽豆，故以名之。"

巴豆有毒性，能令人腹泻！所以元曲中的《唐兀歹·巴豆》（作者"迷迷糊糊"。曲牌名"唐兀歹"，又名"倘兀歹"）就说的那样滑稽："有道是巴豆说来太神奇，害演拉稀。可明它痰喘平胀也逐水，畅好是消食么么积。"

从网文中读到，有一位在南方农村长大的"女汉子"，向别人交流自己儿时记忆中吃巴豆。那情形多少有点儿"污"，我这儿照本宣科有意取之，你那儿不妨含笑读之，姑妄听之。

我妈说我小时候，一天下午放学回家，在路上看见巴豆树上结的巴豆，不知道是啥子，就吃了！结果回家就开始拉肚子！到了晚饭时间，有我最喜欢吃的腊肉肠，而我只能蹲厕所！最后你们想都想不到，我让我妈把饭菜端到厕所里，我边吃饭边腹泻！听我妈说，我吃得可欢了，还吃了两碗饭！（"糗事百科"）

好笑！确实太稀奇，但也是真实的生活场景！

重要的是，中医人从古代就充分认识了巴豆的致泻以及其他方面的作用，而将它用于治病救人。如果你不识它的药性，又怎么能够充分地利用它，让它发挥出应有的正面作用呢？

如果不采收，冬天巴豆树是会落子的。那就采收了供药用吧。巴豆药材主产于四川，在广西、云南、贵州、台湾等地也有出产。

巴豆能泻下，人皆知之，取用当随其所需方可，取利避害。君有闻唐代有人吞舍利，然后服巴豆泻下的故事吗？事出《太平广记》，也载《古今笑史》。

唐洛中，顷年有僧，以数粒所谓舍利者，贮于琉璃器中。昼夜香火檀越之礼，日无虚焉。有士子迫于寒馁，因请僧，愿得舍利，掌而观之。僧遂出瓶授与，即吞之。僧惶骇如狂，复虑闻之于外。士子曰："与吾几钱，当服药出之。"僧喜闻，遂赠二百缗。乃服巴豆泻下。僧取濯而收之。（出《尚书故事》）

——宋·李昉《太平广记》卷第二六二

如此这般，我们尽量把一味毒药也言说得轻松愉快一些。从古代应用至今，现代对中药巴豆药性的认识：巴豆味辛、性热，有大毒，归胃、大肠经。生巴豆仅适量外用蚀疮，用于恶疮疥癣、疣痣，研末涂患处，或捣烂以纱布包擦患处。

巴豆秘方传书生

《稽神录》是五代时的一部志怪小说集，由南唐宋初的徐铉（916—991年）编撰。其中载有一则与巴豆治病有关的故事：

> 明经赵瑜，鲁人，累举不第，困厄甚矣。因游太山，祈死于岳庙。将出门，忽有小吏自后至曰："判官召。"随之而入。至工厅事，帘中有人云："所重者生，君何为求死？"对曰："瑜应乡荐，累举不第，退无归耕之资，洇厄贫病，无复生意，故祈死耳。"良久，闻帘中检阅簿书，既而言曰："君命至薄，名与禄仕皆无分。然不可置家，置家则贫矣。"瑜拜谢而出，至门外，空中飘大桐叶至瑜，前视之，乃书巴豆丸方于其上，与人间之方正同。瑜遂称前长水令，卖药于夷门，市饵其药者，病无不愈，获利甚多。道士李德阳亲见其桐叶，已十余年，尚如新折者。
>
> ——宋·李昉《太平广记》卷三百十三

鲁地有一叫赵瑜的穷书生，想金榜题名，求得一官半职，但年年应试，却次次名落孙山，为此悲伤不已，渐有轻生之念。一日，他到泰山东岳庙烧香礼拜后，走进山中树林，欲上吊自尽，正在危急时刻，恰巧被一位老者救下。老者问赵瑜为何轻生，赵瑜说，十年应试，屡次不第，家境贫寒，无耕食之资，不如一死。老人劝他，人穷不可志穷，除了高官厚禄，生路还有很多。你既与高官厚禄无缘，我有一秘方传于你，既可为百姓治病，也可解你生活之困，可保衣食无忧。老人所传之方为巴豆丸。后来赵瑜用巴豆制成巴豆丸售药医病，果然疗效显著，求诊者络绎不绝，令赵瑜获利很多。——"子不语怪力乱神"，祛魅的故事可以这样讲。

巴豆丸其主治很广，诸如冷积、腹满、血瘕、痰癖、水肿、疥疮、顽癣、喉风喉痹。《神农本草经》收录巴豆，列为下品，明示了其毒性，然而它的功效也十分丰富，古人对它的认识如果不是经历了无数次的成功与失败，又自何来呢？

毒药能杀人。历史上有一则用巴豆合药的毒杀案。合毒药的是晋武帝司马炎时的太医令程据，贾皇后在面临被废时，让程据以巴豆杏子丸毒杀太子。由于太子司马十分警觉，使得毒杀阴谋一直没有机会得逞，最后程据派亲信孙虑混到太子家中，用药杵打死了司马。事情败露后，程据终于难逃一死。

> 贾后……使太医令程据合巴豆杏子丸。三月，矫诏使黄门孙虑斋至许昌以害太子。初，太子恐见鸩，恒自煮食于前。……虑乃逼太子以药，太子不肯服，因如厕，虑以药杵椎杀之，太子大呼，声闻于外。时年二十三。
>
> ——唐·房玄龄等《晋书·列传第二十三》

有巴豆药方用于杀人，有巴豆药方救了病人。历史的长河中任时间在流淌，人们对巴豆的应用与认识也越来越深入。

现代人还在继续深入探究它。为了认识巴豆到底如何使用才好，就有现代书生用冷水送服生巴豆以试药的真实事例。在此将网文存照，以资参考。

本人亲自使用生巴豆的经过 / 网名"金骨玉髓"

大家好，看到"风中百合"发的一种毒药的使用经验（治疗腰椎间盘突出"万能神药"曼陀罗），我也介绍一下本人亲自使用生巴豆的感受，或许能给各位同仁一些借鉴。

也就是在不久前一个星期吧（注：发帖时在 2012 年 5 月 15 日），本人突然开始腹泻，就是那种水泻，自来水一样的，拉了一天，人都拉瘦了很多，自己在《圣济总录》上看到巴豆可以用来止泻这个方法（现代的人看到一定会吓倒了），就拿了一粒巴豆，去壳后，用冷开水吞下，过了 5 小时后又拿了一粒生巴豆去壳后吞下，并且同时吃了 6 粒复方丹参片，以后如是办几次，一天一次，连服了两天。后来又吃了 6 粒制五加片，吃了两天，腹泻就好了。期间没有用其他药物。大概在吃了两次巴豆加复方丹参片后，水泻就止住了，但大便还不很干，后来就越来越好了。

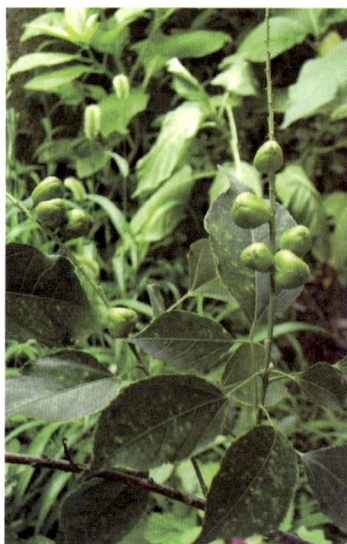
巴豆树结果

在论坛中，首先引起网友（网名"北国的雪花2"）的怀疑："巴豆不是导致腹泻的吗？"接下来，有网友（网名"jinsir"）回复说："巴豆泻下作用是油，囫囵吞下里面的油起不到泻下作用。如果烧炭，还可止泻。"另有网友（网名"希有"）说："服巴豆后腹泻可饮冷开水，很快止泻。本人在20世纪80年代初用过。"还有网友（网名"s133764"）说："这个是通因通用，《儒门事亲》里面有一个类似的案例。"

针对网友们参与讨论，"金骨玉髓"互动回答说：

"这种吃巴豆的方法，至少还有20个患者吃过，有一个严重支气管哮喘的患者就是要吃这个，每次一粒，每天三次，他在我诊所不知道吃了有多少，别的不良反应没有发现，就是大便有一点点稀，但绝对不是大泄不止。年龄最小的是5岁，只吃了半粒，是完整吞下去的，也没发现什么不良反应。

"书本上写的东西，亲身实践了就知道怎么回事了，否则总是纸上谈兵。"

《圣济总录》中记载有用巴豆止泻？经搜寻查检，当为《圣济总录》卷一四三"肠风下血"篇所载的理血剂"决效方"：

"治泻血不止。决效方：巴豆一枚去皮。上一味，以鸡子开一小窍，纳巴豆一枚入鸡子窍中，以纸塞定，别以湿纸裹，用火煨熟透。去壳并巴豆，只一味吃尽鸡子，其病即止，不得稍生气。虚人分作二服。"

生命圣重切勿游戏，大毒之药不可轻尝。对于毒药巴豆还宜谨慎再谨慎，否则就有违于"医乃仁术"之训了。

功用以峻下寒积为主

巴豆有毒，它的毒性是因为种子中含有毒蛋白类成分。为了减轻毒性，巴豆在临床应用时，需将生品巴豆仁研碎，用多层吸油纸压榨去油后，碾细过筛制成巴豆霜使用；或将巴豆仁炒黑焦后用。所以处方时一般写作"巴豆霜"或"焦巴豆"。

据2015年版《中国药典》记述：巴豆霜味辛，性热，有大毒；归胃、大肠经。功能峻下积滞，逐水退肿，豁痰利咽；外用蚀疮。临床用于寒积便秘，乳食停滞，腹水臌胀，二便不通，喉风，喉痹，外治痈肿脓成不溃，疥癣恶疮，疣痣。

巴豆辛热，能峻下寒积，开通肠道闭塞之症，张元素喻其有"斩关夺门之功"。多用于寒积便秘急症，阻结肠道，致心腹冷痛，大便不通，甚至气急、口噤暴厥。可单用巴豆霜装入胶囊中服用；或配大黄、干姜制丸服，此三药组方即为《金匮要略》的三物备急丸。

巴豆与大黄同为攻下之药，但二者作用不同。《本草通玄》有论述："巴豆、大黄，同为攻下之剂，但大黄性冷，腑病多热者宜之；巴豆性热，脏病多寒者宜之。故仲景治伤寒传里恶热者，多用大黄；东垣治五积属脏者，多用巴豆。"清代龙之章《蠢子医》作巴豆（"巴头"）赞，其中即有"大黄行火不行寒，巴头行寒又行火。"

《神农本草经》言巴豆"主……留饮，痰癖，大腹水胀"，而巴豆确有很强的峻下逐水退肿作用，"荡涤五脏六腑，开通闭塞，利水谷道"，可见其作用峻烈。可用于腹水臌胀，以消除腹水。如用巴豆配绛矾，组方为含巴绛矾丸，用于治疗晚期血吸虫病肝硬化腹水，以达到消水除满的效果。

古方中有一首巴豆制剂"走马汤",因其泻下之效迅猛,如走马,故名。出自《备急千金要方》卷十三。亦为《外台秘要》卷七引张仲景方"飞尸走马汤"之异名。

走马汤制作简单,效果肯定,实属治疗中医急症的良剂。处方:巴豆二枚(去心皮,熬),杏仁一枚(去尖皮)。上药取绵缠,捶令极碎。投热汤二合。指捻取白汁便饮之。食顷当下。老小量服之。主治(引张仲景)"寒疝;鬼击有尸疰者;中恶,心痛腹胀,大便不通"。后世应用该方,总结其辨证要点如下:急性暴发性疾患,毒迫咽喉,胸膈胸内苦闷,陷于人事不知等症情激烈,病在胸腹,痰涎食毒且确属于寒证实证者。本方作用迅猛剧烈,应根据患者的年龄、体质等酌情掌握剂量,中病即止,不可滥用。

走马汤之治验,可举例《一得集》中霍乱症治验八条之末案。

又一农夫史姓,年四十许,偶入城患干霍乱,腹痛如绞,不吐不泻,倒地欲绝,四肢厥冷而脉伏,与立生(注:当指《温病条辨》卷二立生丹)二服不效,又急制独胜散(注:当指白马通,方出王孟英《霍乱论》),用热酒冲服,仍不效,唇面青惨,鼻尖寒冷,痛益剧,其势甚危,不得已与外台走马汤,巴豆霜用五分,服下半时许,腹中大鸣而大便下,臭秽难闻,痛乃稍缓,扶至城内亲戚家将息,次日竟能缓行归家矣。

——清·心禅僧撰《一得集》卷三(刊于1890年)

中医火神派的重庆名医补晓岚(1856-1951年),注重人体脏象的内在联系,认清疾病的癥结所在,紧守病机处治。他常说:"培树先培根,救人先救命"。认为人之生命活动全赖肾中阳气,气为阳,主动主升,是生命之机,不动则神机化灭。他治病主张抓脾肾为根本,重在扶阳。

又以导引、吐纳并施，汗吐下和并用，并行不悖，以候全效。他有一用巴豆巧治肝硬化腹水案，妙用取效。

一患者腹大如鼓，饮食难进，四肢乏力，痛苦异常，八方求医，治疗无效。补晓岚先用"大药方"加减治之，待其肾阳固正后，继用多年奇方：巴豆500克，鸡蛋7枚。二者同入锅内，加水适量，用文火煮三昼夜后，除去巴豆，让患者食用鸡蛋。每日一枚药鸡蛋，7天一疗程。患者服用后，腹水逐渐消失，继以调养而愈。

《神农本草经》言巴豆"去恶肉"，临床巴豆外用有蚀疮作用，可暂用于疮疡脓熟未溃者。如验方咬头膏，是以巴豆配伍乳香、没药、木鳖子等，使用时外敷患处，可促使疮疡溃破而排除脓液。巴豆也可外用于疗癣等皮肤疾病。

《神农本草经》言巴豆主"坚积，留饮，痰癖"，故巴豆还有祛痰、消积作用，可用于治疗小儿痰壅、乳食停滞甚则惊悸。小儿对巴豆的毒性耐受性较成人大，而且年龄越小，用巴豆产生的峻泻等不良反应越小，所以小儿科的中成药中有多种丸散用到巴豆，如保赤散、铁娃散等。当然所用巴豆用量极微，取"峻药轻投"之意。

巴豆祛痰两医案

巴豆有除痰利咽作用。用于喉痹，痰涎壅塞气道，呼吸急促，甚至窒息欲死者，用巴豆霜吹入喉部，引起呕吐，以排出痰涎。

《本草纲目·木部》在巴豆附方中录有一验案，系治有形之痰，用巴豆涌吐之。

"（治）寒痰气喘。青橘皮一片，展开入刚子（注：巴豆之别名）一个，麻扎定，火上烧存性，研末。姜汁和酒一钟，呷服。天台李翰林用此治莫秀才，到口便止，神方也。张果《医说》。"

另一案系明代李中梓（1588–1655年）治素以医术著称的王肯堂（1549–1613年）"脾泄"案，见载于清代毛祥麟《墨余录》。

李中梓，字士材，……。时金坛王肯堂（宇泰）亦精岐黄术，年八十，患脾泄。群医咸以年高体衰，辄投滋补，病益剧。乃延李诊视。诊毕，语王曰：公体肥多痰，愈补则愈滞，当用迅利药荡涤之，能勿疑乎？王曰：当世知医，惟（你）我二人。君定方，我服药，又何疑？遂用巴豆霜，下痰涎数升，疾顿愈。

——清·毛祥麟《墨余录》卷十

王肯堂所患"脾泄"，以药测证，系属"痰饮遏阻"。这是治无形之痰，祛痰而泄止。若从泄泻考虑，则用巴豆属"通因通用"治法。巴豆是味"劫霸"药，功擅泻下逐水劫痰，诚如《本草正义》谓："推荡脏腑开通闭塞之药……气甚热烈，性甚刚猛……"若用之不当，则祸不旋踵，故众医畏之如虎蝎，不敢轻用。且患者时已年高八十，但李中梓辨证精确，竟用险药而取效。

以上两个病案皆用巴豆，所治之病却大不同，一为气喘，一为泄泻，这其中所体现的是中医"异病同治"之法。相同者，乃巴豆主"痰癖"之用。

时珍巴豆愈冷痢案

　　著名的药物学家李时珍用巴豆治冷积泻痢，是中医"热者寒之，寒者热之"（即热性病治以寒性药物，寒性病治以热性药物）治法的忠实体现。病案既是李时珍亲手经治，又系将毒药巴豆制成丸药以应临床，十分珍贵。

　　王海藏言其（指巴豆）可以通肠，可以止泻，此发千古之秘也。一□□□□□□□，□□□□□□□，□□、□□、□□□□□□。□□□□□、止涩诸药，入腹则泄反甚。延余诊之，脉沉而滑，此乃脾胃久伤，冷积凝滞所致。王太仆所谓大寒凝内，久痢溏泄，愈而复发，绵历数年者。法当以热下之，则寒去利止。遂用蜡匮巴豆丸五十粒与服，二日大便不通亦不利，其泻遂愈。自是每用治泄痢积滞诸病，皆不泻而病愈者近百人。妙在配合得宜，药病相对耳。苟用所不当用，则犯轻用损阴之戒矣。

　　　　　　　　　　——明·李时珍《本草纲目》木部

　　这可视为李时珍总结蜡匮巴豆丸的绝好论文。观察药物：成药蜡匮巴豆丸。病例：泄痢患者近百例。入选标准：冷积所致者。病机：脾胃久伤，冷积凝滞。治则：热下冷积。疗效：用药后不泄泻而止泻。病案举例：年六十余的老妇，患溏泻五年，病属大寒，治用热药。在服下五十粒蜡匮巴豆药丸后，不再泻下，二日未解大便，冷痢从此痊愈。讨论：配合得宜，药病相对。最后李时珍还专门交代注意不良反应：避免"损阴"。李时珍总结巴豆治冷积泄痢的经验诚为宝贵。

　　古代以巴豆治痢是比较多见的，见诸文献的有如：宋代《太平惠民

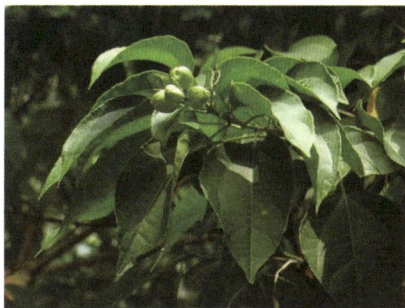

巴豆树结果

和剂局方》水浸丹，以巴豆治"伏暑伤冷，霍乱吐利"。元代危亦林《世医得效方》针头丸，以巴豆治"夏月水泻不止"；元代沙图穆苏《瑞竹堂经验方》用巴豆同猪肝为丸，治"气痢"；明代寇平《全幼心鉴》用巴豆治"小儿下痢赤白"。以上文献皆早于李时珍《本草纲目》，前人的宝贵经验也必定成为李时珍运用巴豆治痢的重要参考。

从俗语中的智慧说起

有俗语说："巴豆未开花，黄连已结籽。"

这句俗语是直接对巴豆、黄连生长季节的描述：巴豆树上的花还没有开放，黄连就已经结籽了，刚好可以用黄连来解巴豆之毒。后延伸为，有来之者，必有治之者。

巴豆 3 ~ 5 月开花，黄连 3 ~ 6 月结籽。在本草典籍《本草经集注》《药对》中，均有以黄连"解巴豆毒"的记载。说明古人对巴豆、黄连的生长状况是经过长期细致观察的，对二者药性的认识是符合医学科学的。

巴豆的毒性，若服用巴豆油 20 滴即可使人中毒死亡，故用之宜慎。

巴豆中毒可速用绿豆汤、豆汁、冷米汤等解救。

有人在网上问："吃巴豆拉肚子了怎么办？"有人想减肥，自服巴豆产生腹泻，可这实在不是减肥应该使用的办法。

在某寻医问药网站上，有一位女性网友问："吃巴豆拉肚子了怎么办？今天早晨吃了巴豆，拉个不停，浑身没劲，还有点想吐，怎么办？"

此求助得到了热心的回答，让我们带着学习的态度去看看。

张某（医学生）：立刻蒸3个鸡蛋羹吃就好了，有一个鸡蛋要去掉蛋清，也即三个蛋黄两个蛋清，先加少许盐搅打后，再加适量冷开水。马上见效。

吕某某（医师）：巴豆是泻药，吃了巴豆拉肚子，浑身没劲还有点想吐都是腹泻引起的。建议你在家熬点小米粥。小米粥是巴豆的解毒药，喝了小米粥，你的腹泻会好些。

更可以从中看到一些相关知识的宣传普及。

汪某某（医师）：巴豆味辛，性大热，大毒。是峻下药，服用会腹泻不止，是处方药，没有处方不会卖给你的。减肥是减少体内脂肪，不是通过减少体内水分达到减肥。巴豆通过泻下，排出体内水分让体重减轻，不是真正减肥，用了对身体有害。建议：最好的减肥方法是适当控制饮食，多参加体育运动。既能减肥，又增强体质。（系针对"巴豆一次吃多少、怎么吃才能起到减肥的作用，药店不卖巴豆"之问的回答。）

穆某某（主治医师）：巴豆含毒性球蛋白，小儿多因误服过量而中毒。中药解毒的药物有甘草汁、葛根汁、菖蒲汁等。建议中毒后速送医院西医对症治疗，再联合中医治疗。（系针对问"巴豆中毒了，用什么解救排出毒物"的回答。）

赵某（二级营养师）：巴豆对身体的刺激性非常大，您这种情况可能是使用量不足导致的，但是您加大用量可能会导致死亡，您是想通过这种方式减肥吗？这是不可以的，身体健康才是最重要的，如果您想拉肚子，平和点的做法是喝荷叶茶，千万不要再食用巴豆。（系针对问"我吃了巴豆之后只拉了三次，吐了一次，并不是拉一天,怎么回事"的回答）

过去有在药店中干过的学徒说，药材的损耗，在不同的品种是不同的。比如损耗较大的药材有枸杞、桂圆、麦冬等，历来店主都严厉告诫大家，不能乱补啊。只有丢失巴豆，没见他叫唤过。即使他对人叫唤也是废话，有人去偷巴豆吃吗？那一般都是老鼠干的。

曾借用小老鼠偷油吃的儿歌，解说过老鼠偷青葙子明目的故事。老鼠偷中药吃，除了青葙子，它还喜欢偷巴豆，这是老鼠的习性之一。

巴豆又叫"肥鼠子"。为什么？因为巴豆对老鼠来说并不是毒药，反而是补药。所以，老鼠会偷吃巴豆，并且老鼠在吃了巴豆之后会变肥。老百姓观察到这一现象，就把巴豆叫成了肥鼠子。

从老鼠偷吃巴豆的习性出发，古代的老鼠药配方中一般是要加入巴豆的。因为老鼠一闻到巴豆的味道，就逸得不得了，所以就没命地要吃有此味道的东西，这一下子可就上当，吞吃了真正有毒的毒药。用巴豆配上狼毒、八步紧等毒鼠药，就构成了传统的老鼠药，据说灵得很，百发百中。

在不同的人群中，对巴豆毒性的耐受力也是不同的。儿童一般比成年人更能耐受巴豆的毒性。所以在一些儿童用药品种如七珍丸、保赤散中就用到巴豆。另外在妇科通经丸、胃肠安丸中也含有巴豆。

关于老鼠偷吃中药，讲过的故事既有这儿的巴豆，还有那味明目的青葙子。小老鼠可真是与中药有缘哪，现代视角令小老鼠们成为了检验中药的"主角"，它们是各种中药动物实验应用最多的"明星"动物！

若以巴豆与青葙子这两味中药当作代表，它俩在人身上体现的药性，与在小老鼠身上体现的药性，明显是不同的，对吧？通过老鼠偷吃的习性，我们知道了：对人，青葙子明目，对小老鼠，青葙子也明目，这是一致的；对人，巴豆的毒性很大，对小老鼠，巴豆的毒性，就不大起作用了，这是完全不一致的。假若人们事先不知道这样的结果，用老鼠进行动物实验的结果来作为依据，对它们进行解读与阐明，那结果可就有对有错啦，对巴豆来说那错误就可怕的不得了。中医药学那上千年来的经验积累是不是无比珍贵？如果说现今动物实验必不可少，那么要排除错误的结果，应当有一个前提：首先肯定药物在人体与小老鼠等实验动物的效应必须是一致的，在这一前提确定后其结果才有参考价值。试问现今所有的动物实验，都有这样的前提吗？又有谁来保证这样的前提呢？（此宁季子之问！）我不知道那么众多的中药，体现在老鼠等动物身上，在与人体药效反应的对应上，它们该是与青葙子相似呢，还是会与巴豆相似呢，或者就与这两种模式又都不相似呢？所有的动物实验，谁来申明一下，自己的实验前提已排除了实验动物与人体反应不同的情况？

传统医学的经验积累毕竟来得久远，想来，这该是宝贵的优势而绝不是劣势。验证中医药学依靠动物实验，既有重要的启示，也存在一些谬误，要走的路会很长很长，更还有许多需要从根本上来完善与提高……

成分、药理与中毒解救

巴豆内服用量为 0.1 ~ 0.3 克（巴豆霜），一般情况下多入丸、散剂中使用。服巴豆时不宜同时食热粥、饮开水及饮酒，以免加剧泻下。若服巴豆后泻下不止者，可用黄柏、黄连煎汤冷服，或食冷粥，缓和其泻下作用。巴豆与巴豆霜均禁用于孕妇，不宜与牵牛子同用。无寒实积滞、体弱者忌用。

巴豆含有巴豆油、毒性蛋白、巴豆树脂、生物碱、巴豆苷、β-谷甾醇等成分。巴豆油含量约为34%～57%，其中含巴豆油酸和甘油酯，尚有巴豆醇二脂和多种巴豆醇三脂。如不慎接触巴豆油，会对皮肤及黏膜产生极强的刺激作用，使局部皮肤发红、发泡，甚至坏死。口服1～2滴即能产生口腔及胃黏膜的烧灼感及呕吐，少量巴豆油在肠内遇碱性肠液，析出巴豆酸，刺激肠道分泌和蠕动增强而使人泻下，在短时间内大量水泻并伴有剧烈腹痛和里急后重。人服巴豆油20滴可中毒致死。据研究，巴豆油、巴豆树脂、巴豆醇酯类有弱的致肿瘤活性，使用应慎重。巴豆煎剂对金黄葡萄球菌、白喉杆菌、流感杆菌、绿脓杆菌均有不同程度的抑制作用。巴豆提取物对小鼠肉瘤180、艾氏腹水瘤等有明显抑制作用。

如内服巴豆过量或误食巴豆会发生严重的口腔炎、咽喉炎、剧烈腹痛、水泻或黏液血便，脉搏快而弱，血压下降，面色青紫，甚至出现休克。解救方法：早期洗胃；服用蛋清及活性炭；静脉滴注葡萄糖盐水；给予微温的流汁饮料；腹剧痛可注射吗啡、阿托品；如面色青紫可给氧，注射呼吸兴奋剂；出现休克可闻稀氨水以及针刺疗法等对症治疗。

巴豆

巴豆 味辛，温。主伤寒①，温疟，寒热②，破癥瘕结聚，坚积③，留饮④，淡癖，大腹水胀⑤，荡练五脏六腑，开通闭塞，利水谷道，去恶肉⑦，除鬼毒蛊注邪物⑨（《御览》作：鬼毒邪注：），杀虫鱼⑥。一名巴叔（旧作椒，《御览》作菽）。生川谷。

吴普曰：巴豆，一名巴菽。神农、岐伯、桐君：辛，有毒；黄帝：甘，有毒；李氏：主温热寒。叶如大豆，八月采（《御览》）。

《名医》曰：生巴郡⑩，八月采，阴干，州之，去心皮。

案《广雅》云：巴菽，巴豆也。《列仙传》云：元俗饵巴豆。《淮南子·说林训》云：鱼食巴菽而死，人食之而肥。

——清·孙星衍、孙冯翼辑本《神农本草经》

〔注释〕

① 伤寒：《神农本草经》所称伤寒是一切外感热病的统称。《素问·热论》："人之伤于寒也，则为热病。""今夫热病者，皆伤寒之类也。"

② 温疟：含义有三。一者，疟疾的一类。《金匮要略》"温疟者，其脉如平，身无寒但热，骨节疼烦，时呕，白虎加桂枝汤主之。"二者，疫病的一种。《温疫论》之温疟，"设传胃者，必现里证，名为温疟，以疫法治之生，以疟法治之死。"三者，在《神农本草经》中当泛指多种疟疾。由于当时历史条件的限制，对疟疾的分类还处于笼统的状态。

③ 结聚坚积：所涉病症包括因大便秘结造成的腹部实满，或腹部结块而或胀或痛，浊痰凝聚造成的瘰疬、瘿气，久疟而胁下结成癥块等症。结，积也，聚也。

结聚坚积或可省文称"结坚"或"积聚"。《难经·五十五难》："积者，五脏所生，聚者，六腑所成也。积者，阴气也。其始发有常处，其痛不离其部，上下有所终始，左右有穷处。聚者，阳气也。其始发无根本，上下无所留止，其痛无常处。"

④ 留饮：《金匮要略·痰饮咳嗽病脉证并治》："留饮者，胁下痛此缺盆，咳嗽则辄止。"《诸病源候论》卷二十有"留饮候"："留饮者，由饮酒后饮水多，水气停留于胸膈之间，而不宣散，乃令人胁下痛，短气而渴，皆其候也。"

⑤ 淡癖：即痰癖。《诸病源候论·癖病诸候·痰癖候》："痰癖者，由饮水未散，在胸腹之间，因遇寒热之气相搏，沉滞而成痰也，痰又停聚流移于胁肋之间，有时而痛，即谓之痰癖。"淡，通"痰"。"痰"字本作"淡"，淡者，澹也，水摇之貌。故痰本由来于澹也。

⑥ 水胀：此指水肿。《灵枢·五癃津液别》："水溢则为水胀。"此处的"大腹水胀"与《神农本草经》郁李仁下之"大腹水肿"意颇同。有辑本作"水张"，张，通"胀"。

⑦ 恶肉：包括疣赘及瘢痕疙瘩。《肘后备急方》："恶肉者，身中忽有肉，如赤小豆粒突出，便长如牛马乳，亦如鸡冠状。"

⑧ 鬼毒：又称毒注。《诸病源候论·毒注候》："毒者，是鬼毒之气，因饮食入人腹内，或上至喉间，状如有物，吞吐不出，或游走身体，痛如锥刀所刺，连滞停久，故谓之毒注"。其所述似为食物中毒一类的疾患。

⑨ 蛊注：《诸病源候论·蛊注候》："注者，住也，言其病连滞停住，死又易注人也。"蛊，可参"蛊毒"，在《神农本草经》中见于天麻、麝香条下。此处鬼毒蛊注并称，则蛊毒与蛊注其义当近。

⑩ 巴郡：郡名。周"巴子国"地。秦惠文王灭巴，置巴郡。汉晋沿置。治地包括今重庆市与四川部分区域。

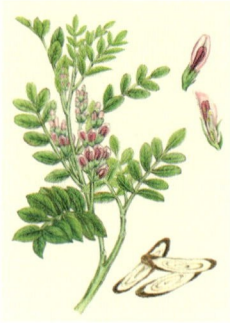

Glycyrrhiza uralensis Fisch. 甘草
Glycyrrhiza glabra L. 光果甘草
Glycyrrhiza inflata Bat. 胀果甘草

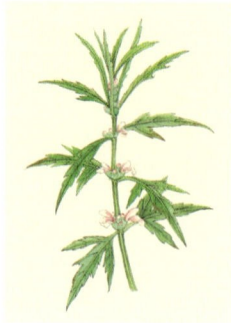

Leonurus japonicus Houtt. 益母草

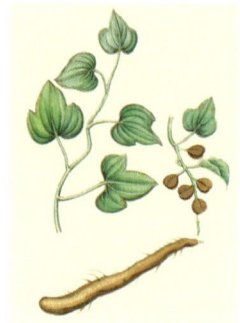

Dioscorea opposita Thunb. 山药

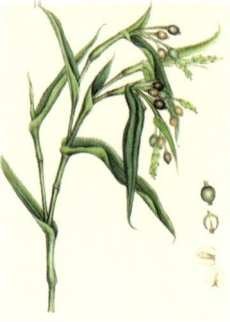

Coix lacryma-jobi L. var. *mayuen* (Roman.) Stapf 薏苡

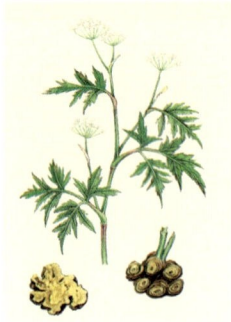

Ligusticum chuanxiong Hort. 川芎

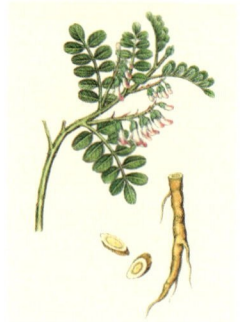

Astragalus membranaceus (Fisch.) Bge. 膜荚黄芪
Astragalus membranaceus (Fisch.) Bge. var. *mongholicus* (Bge.) Hsiao 蒙古黄芪

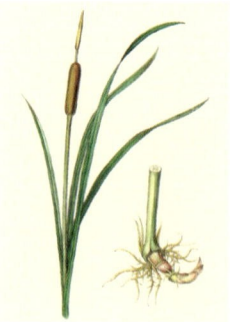

Typha angustifolia L. 水烛香蒲
Typha orientalis Presl 东方香蒲

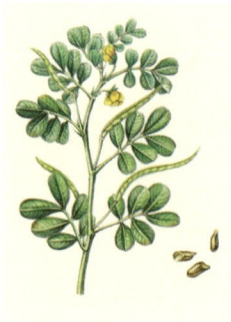

Cassia obtusifolia L. 决明
Cassia tora L. 小决明

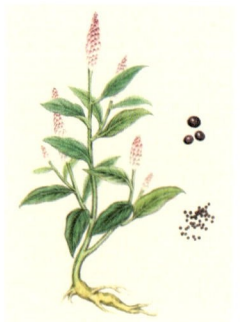

Celosia argentea L. 青葙

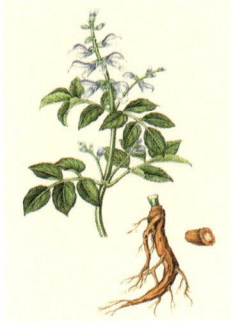

Salvia miltiorrhiza Bge. 丹参

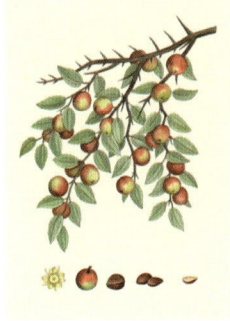

Ziziphus jujuba Mill. var. *spinosa* (Bunge) Hu ex H. F. Chou 酸枣

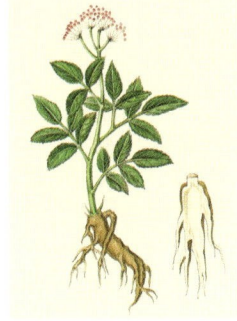

Angelica sinensis (Oliv) Diels. 当归

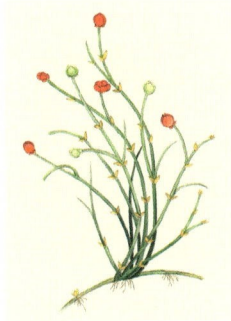

Ephedra sinica Stapf 草麻黄 (华麻黄)
Ephedra equisetina Bge. 木贼麻黄
Ephedra intermedia Schrenk et C. A. Mey. 中麻黄

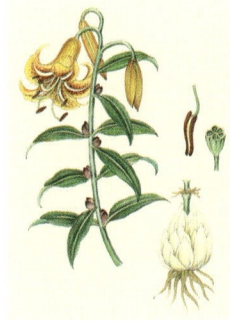

Lilium lancifolium Thunb.
卷丹 (卷丹百合)
Lilium brownii F. E. Brown var.
viridulum Baker 百合
Lilium pumilum DC. 细叶百合 (山丹)

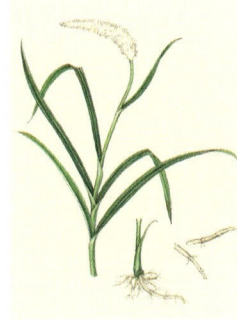

Imperata cylindrica Beauv. var.
major (Nees) C. E. Hubb. 白茅

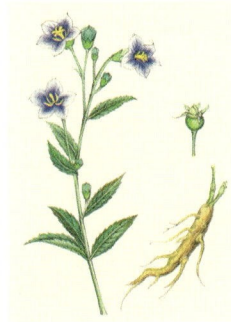

Platycodon grandiflorum
(Jacq.) A. DC. 桔梗

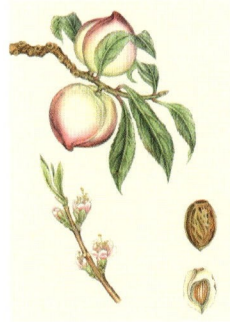

Prunus persica (L.) Batsch 桃
Prunus davidiana (Carr.) Franch.
山桃

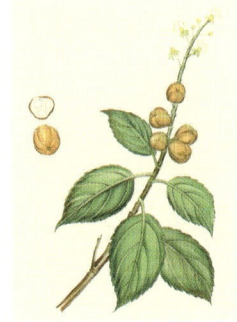

Croton tiglium L. 巴豆